W0059599

Checklisten der Zahnmedizin

Parodontologie

Hans-Peter Müller

Geleitwort von K. H. Rateitschak

241 Abbildungen
33 Tabellen

Georg Thieme Verlag
Stuttgart · New York

Prof. Dr. med. dent. Hans-Peter Müller
Fachzahnarzt für Parodontologie
Spezialist der DGP
Universitätsklinik für Mund-, Zahn- und Kieferkrankheiten
Im Neuenheimer Feld 400
D-69120 Heidelberg

Die Deutsche Bibliothek – CIP-Einheitsaufnahme

Müller, Hans-Peter:
Parodontologie : 33 Tabellen / Hans-Peter Müller. Geleitw. von K. H. Rateitschak. – Stuttgart ; New York : Thieme, 2001
(Checklisten der Zahnmedizin)

Wichtiger Hinweis: Wie jede Wissenschaft ist die Medizin ständigen Entwicklungen unterworfen. Forschung und klinische Erfahrung erweitern unsere Erkenntnisse, insbesondere was Behandlung und medikamentöse Therapie anbelangt. Soweit in diesem Werk eine Dosierung oder eine Applikation erwähnt wird, darf der Leser zwar darauf vertrauen, dass Autoren, Herausgeber und Verlag große Sorgfalt darauf verwandt haben, dass diese Angabe **dem Wissensstand bei Fertigstellung des Werkes** entspricht.
Für Angaben über Dosierungsanweisungen und Applikationsformen kann vom Verlag jedoch keine Gewähr übernommen werden. **Jeder Benutzer ist angehalten**, durch sorgfältige Prüfung der Beipackzettel der verwendeten Präparate und gegebenenfalls nach Konsultation eines Spezialisten festzustellen, ob die dort gegebene Empfehlung für Dosierungen oder die Beachtung von Kontraindikationen gegenüber der Angabe in diesem Buch abweicht. Eine solche Prüfung ist besonders wichtig bei selten verwendeten Präparaten oder solchen, die neu auf den Markt gebracht worden sind. **Jede Dosierung oder Applikation erfolgt auf eigene Gefahr des Benutzers.** Autoren und Verlag appellieren an jeden Benutzer, ihm etwa auffallende Ungenauigkeiten dem Verlag mitzuteilen.

Rüdigerstraße 14, D-70469 Stuttgart
Unsere Homepage: http://www.thieme.de
Printed in Germany
Umschlaggestaltung: Renate Stockinger, Stuttgart
Satz und Druck: Druckhaus Götz, Ludwigsburg

ISBN 3-13-126361-X 2 3 4 5 6

Die *Checklisten der Zahnmedizin* des Thieme Verlages dienen dazu, bestimmte Begriffe eines Fachgebiets fast wie in einem Lexikon nachzuschlagen. Darüber hinaus werden die aufgelisteten Termini teils stichwortartig, teils ausführlich beschrieben und analysiert. Das vorliegende Werk von Hans-Peter Müller erfüllt diesen Zweck ganz ausgezeichnet, ist aber weit mehr als „nur" Checkliste und Nachschlagewerk: es ist gleichzeitig ein kurzgefasstes Lehrbuch von hohem Niveau für Studierende, aber auch für Praktiker.

Auf der Grundlage eigener Forschungen, der Zusammenarbeit mit anderen Wissenschaftlern und umfassender Kenntnis der Weltliteratur gelingt es dem Mühlemann-Preisträger des Jahres 1992, den heutigen internationalen Wissensstand der Parodontologie darzustellen. Dies beginnt schon bei der Nomenklatur. Es wird weder die alte deutsche noch die alte AAP-Nomenklatur berücksichtigt, sondern die neueste Klassifizierung, wie sie 1999 auf dem *International Workshop for a Classification of Periodontal Diseases and Conditions* in Oak-Brook, Illinois, von führenden Mitgliedern der American Academy of Periodontology (AAP) und der European Federation of Periodontology (EFP) beschlossen wurde.

Viel Raum nimmt die Beschreibung der Ätiologie und Pathogenese der Parodontitis ein. Gerade in diesen Bereichen hat sich in den letzten Jahren ein Paradigmawechsel vollzogen. Nicht nur den bakteriellen Ursachen der Parodontitis wird heute große Bedeutung beigemessen, sondern vor allem der Antwort des Wirtes auf den Infekt. Im Mittelpunkt stehen nicht mehr nur die entzündlich-zellulären und humoralen Abwehrvorgänge an sich, sondern – auf molekularer Ebene – die sie steuernden Mediatoren (Botenstoffe). Letztere sind genetisch und damit vorerst unveränderbar geprägt oder durch veränderbare Risikofaktoren (Rauchen, Alkohol, Allgemeinleiden, Stress, soziales Umfeld u. a.) beeinflussbar.

Diese neuen Erkenntnisse haben natürlich Auswirkungen auf die Diagnostik der Parodontitis. So können die klassischen Parameter wie Indizes, Sondierungstiefen, Röntgenstatus usw. heute durch unterschiedliche bakteriologische Tests und Untersuchungen des Wirtsstatus ergänzt werden. Bekannt sind immunologische und molekularbiologische (DNA-)Tests oder der Nachweis erhöhter Entzündungsmediatoren wie Prostaglandin E2 oder von IL-1-Genpolymorphismen.

Bessere Kenntnisse über die Ursachen einer Erkrankung einerseits und damit genauere Diagnosen andererseits führen unweigerlich auch zu neuen Therapieansätzen. Zwar ist die kausale (antiinfektiöse) mechanische Zahn- und Wurzelreinigung – ob geschlossen oder chirurgisch offen durchgeführt – immer noch der „Goldstandard" der Parodontitisbehandlung; die Therapie erfolgt aber zielgerichteter und beinhaltet, wenn immer möglich, die Reduktion veränderbarer Risikofaktoren. Zudem sind lokal und/oder systemisch angewandte Medikamente heute sinnvoller einsetzbar, in Zukunft werden vielleicht sogar Wachstumsfaktoren therapeutisch verwendet.

Last but not least weist der Autor darauf hin, dass nicht nur Allgemeinleiden die Parodontitis fördern, sondern umgekehrt die Parodontitis, besonders die aggressiven Formen, Allgemeinleiden (Diabetes, Herz-Kreislauf-Leiden u. a.) komplizieren können.

Die vorliegende *Checkliste Parodontologie* beschreibt anschaulich und auf hohem Niveau den modernen Stand des Faches. Sie wäre fast zu schade, um mit ihr nur einzelne Begriffe zu „checken". Zur Erweiterung des eigenen Wissens und zum Wohle unserer Patienten sollte man am besten das ganze Werk studieren!

Basel, im Februar 2001 — Klaus H. Rateitschak

In der zahnärztlichen Ausbildung hat sich im Verlauf des letzten Jahrzehnts ein unübersehbarer Wandel vollzogen. Der Schwerpunkt liegt heute nicht mehr in einem technisch dominierten, reparativen Therapiekonzept. Vielmehr hat sich eine auf biologischen Grundlagen beruhende, kurative Behandlungsphilosophie durchgesetzt. Diese begreift die beiden Haupterkrankungen der Mundhöhle – Zahnkaries und entzündliche Parodontalerkrankungen – als Störung der Balance zwischen der mikrobiellen Herausforderung von Oralpathogenen und den Abwehrmechanismen des Individuums. Die daraus abgeleiteten präventiven Maßnahmen und die Entwicklung neuer zahnärztlicher Materialien und Technologien haben zu einer deutlichen Anhebung der Qualität zahnärztlicher Behandlungen geführt. An praktisch allen Universitäten wird heute in der studentischen Ausbildung ein synoptisches Behandlungskonzept vermittelt, das die fundamentalen Vorteile einer systematischen Sanierung gegenüber einer sporadischen Behandlung einzelner Symptome herausstellt.

In der Parodontologie wurde in den letzten 10 Jahren eine bemerkenswert eigenständige Entwicklung deutlich: Grundlagenforschung und klinische Forschung konvergieren.[1] Parodontale Forschung wird heute in Arbeitsgruppen betrieben, in denen Kliniker zusammen mit Biologen, Verhaltenswissenschaftlern, Epidemiologen und Fachärzten anderer Disziplinen zusammenarbeiten. Dies führt dazu, dass sich der Fortschritt in der Parodontologie exponentiell beschleunigt. Das Fach findet heute nicht mehr seinen Platz allein in der Zahn-, Mund- und Kieferheilkunde. Wechselseitige Beziehungen zwischen chronischen Infektionen der Mundhöhle und kardiovaskulären, respiratorischen und Stoffwechselerkrankungen bringen es mit sich, dass sich die Zusammenarbeit vor allem mit Fachärzten intensiviert.

Hauptanliegen der vorliegenden *Checkliste Parodontologie* ist, das aktuelle parodontologische Grundwissen zu vermitteln, das für die Realisierung eines modernen zahnärztlichen Behandlungskonzepts unabdingbar ist. In diesem Konzept steht der Sanierungspatient im Mittelpunkt. Ziel ist die Wiederherstellung einer unter gesunden Verhältnissen optimalen Situation, die den Bedürfnissen des Patienten an Ästhetik und Kaukomfort gerecht wird und gleichzeitig bei konsequent durchgeführter, unterstützender Nachsorge über die Jahre stabil bleibt. Zahnärztliche Kunst ist dabei, die im Einzelfall angemessene Therapie zu planen und sowohl Überbehandlungen wie Unterversorgungen zu vermeiden.

Dieses Buch ist auf der Basis eines Skripts entstanden, das im Rahmen der Vorlesung „Grundlagen der klinischen Parodontologie" für Studierende der Zahnheilkunde herausgegeben wurde. Es soll den dort erarbeiteten Stoff in kurz gefasster Form prägnant darstellen. Auf eine umfassende Darstellung der ständig wachsenden Literatur musste daher verzichtet werden. Die Checkliste kann oder soll ein klassisches Lehrbuch nicht ersetzen. Zudem ist die klinische Parodontologie ein operatives Fach, das sich nicht rein theoretisch erlernen lässt. Zielgruppe sind in erster Linie die Studierenden der Mund-, Zahn- und Kieferheilkunde. Gleichwohl soll jedoch auch der engagierte Kollege angesprochen werden, der im Praxisalltag rasch das eine oder andere Detail nachschlagen möchte. Es bleibt zu hoffen, dass die Checkliste beide Leserkreise gleichermaßen erreicht.

Mein besonderer Dank gebührt den beteiligten Mitarbeitern des Thieme-Verlags, die mir bei der Realisierung dieses Projekts stets fachmännisch zur Seite standen.

Heidelberg, im Januar 2001 Hans-Peter Müller

[1] Page RC. Milestones in periodontal research and the remaining critical issues. J Periodont Res. 1999; 34: 331–339

Allgemeines

- Der Begriff „Parodont“ (von griech.: *para*, „bei, neben, entlang“, und *odons*, „Zahn“; engl. *periodontium*) beschreibt die Gewebe, die:
  - die Zähne im Kieferknochen verankern
  - die interdentale Verbindung der Zähne in der Zahnreihe gewährleisten
  - die epitheliale Auskleidung der Mundhöhle auch im Bereich des durchgebrochenen Zahnes aufrechterhalten.
- Die entwicklungsgeschichtliche, biologische und funktionelle Einheit *Parodont* besteht aus 4 unterschiedlichen Gewebearten:
  - Gingiva, das marginale Parodont
  - Wurzelzement
  - eigentlicher Alveolarknochen
  - Desmodont.
- Die *Gingiva* umgibt auf Höhe des Zahnhalses als keratinisiertes Weichgewebe den Zahn und Teile des Alveolarfortsatzes.
- Die mineralisierten, dem Knochen nicht unähnlichen Formen des *Wurzelzements* und der *eigentliche Alveolarknochen*, ein Teil des Alveolarfortsatzes, werden durch den *desmodontalen Faserapparat* verbunden.
- Die desmodontalen Kollagen- und zum kleineren Teil auch Oxytalanfaserbündel inserieren auf der einen Seite teilweise in der alveolären Innenkortikalis, auf der anderen Seite zum Teil im Wurzelzement.
- Die Fasern sind im Desmodontalspalt funktionell ausgerichtet und unterliegen während der Gebrauchsperiode einer ständigen Erneuerung, die von Fibroblasten gesteuert wird.
- Die Anteile der Fasern des parodontalen Ligaments, die entweder im Wurzelzement oder im eigentlichen Alveolarknochen eingebettet sind, werden *Sharpey-Fasern* genannt.
- Anzahl und Form der Zähne sind streng genetisch determiniert. Am Beginn der Zahnentwicklung steht in der 5.–6. Woche der Embryonalentwicklung eine epitheliale Verdickung der ektodermal-epithelialen Auskleidung des Stomodeums im Bereich der späteren Kieferbögen: das odontogene Epithel, die Zahnplatte oder *Zahnleiste* genannt.
- Ausgehend von dieser epithelialen Zahnleiste wird die Zahnentwicklung durch eine Kette von Zell- und Gewebeinteraktionen gesteuert (Abb. 1.**1**). Ektodermale wie ektomesenchymale Zellen erreichen zunehmend höhere Grade der Differenzierung und entwickeln sich schließlich zu hoch differenzierten, Schmelzmatrix bzw. Prädentin sezernierenden Amelo- und Odontoblasten.

Kronenentwicklung

- Zwischen der 6. und 8. Woche proliferieren Zellen der Zahnleiste in bestimmten Bereichen (den späteren Positionen der Milchzähne) in das darunter liegende mesenchymale Gewebe. Sie induzieren hier eine Verdichtung des von der kranialen Neuralleiste abstammenden Ektomesenchyms, das *determiniertes Zahnmesenchym* genannt wird.
- Während der Morphogenese des Zahnkeims entsteht aus dem *Knospenstadium* in der 8.–12. Woche das *kappenförmige Schmelzorgan*. Das odontogene Mesenchym teilt sich in 2 Zelllinien auf:
  - Die Zahnpapille enthält die Vorläuferzellen der Odontoblasten und der späteren Pulpa.
  - Aus dem Zahnsäckchen, das den Zahnkeim umgibt, entwickelt sich der Zahnhalteapparat.
- Im Kappenstadium differenzieren sich die Zellen des Schmelzorgans in 4 zytologisch und funktionell abgrenzbare Straten:

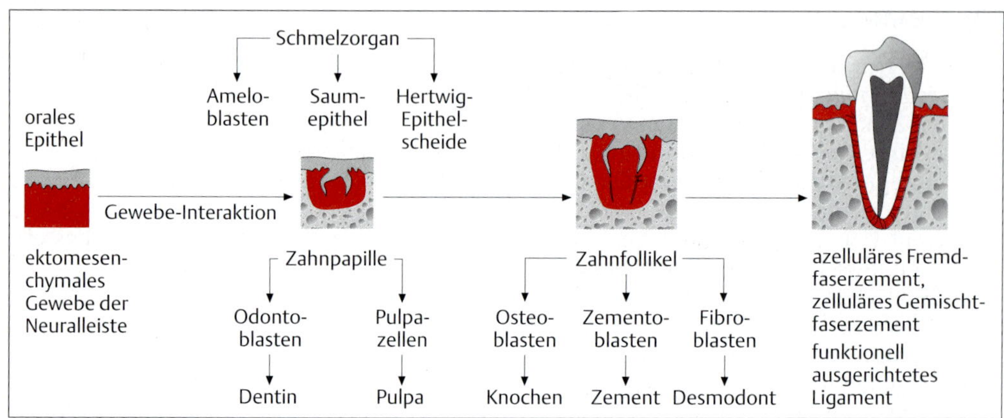

Abb. 1.**1** Die Entwicklung des Parodonts ist Teil der Zahnentwicklung. Durch Interaktion zwischen dem Epithel und dem darunter liegenden ektomesenchymalen Gewebe der Neuralleiste kommt es zur Einleitung der Kronenentwicklung (Schmelz, Pulpa, Dentin). Die Gewebe des eigentlichen Parodonts (Zement, eigentlicher Alveolarknochen und Desmodont) entstammen dem eigentlichen Zahnfollikel. Durch Proliferation der Hertwig-Epithelscheide (HES) wird die Wurzelbildung eingeleitet (nach McNeal & Somerman 1999).

- äußeres Schmelzepithel
- Stratum reticulare
- Stratum intermedium
- inneres Schmelzepithel.

➤ Schließlich bildet sich das *Glockenstadium* des Zahnkeims aus, das bereits die spätere Form des Zahnes erahnen lässt.

➤ Die Schmelz-Dentin-Grenze wird festgelegt, wenn sich Odontoblasten und anschließend Ameloblasten differenzieren und im Bereich der späteren Höcker bzw. Schneidekanten mit der Sekretion von Prädentin- und Schmelzmatrix beginnen. Zahnpapille und Schmelzorgan werden vom Zahnsäckchen umgeben, das die Zahnpapille gegen das umgebende Mesenchym abgrenzt.

➤ Im Verlauf der Odontogenese proliferiert die Zahnleiste der Milchmolaren nach distal und ist für die Entstehung der Zuwachszahnkeime des bleibenden Gebisses verantwortlich, die somit zur 1. Dentition gehören.

➤ Die Anlagen des bleibenden 1. Molaren entstehen zwischen der 13. und 15. Woche der Embryonalentwicklung.

➤ Die Anlagen der Ersatzzähne werden zwischen dem 5. Monat pränatal (mittlere Schneidezähne) und dem 10. Lebensmonat postnatal (2. Prämolaren) gebildet und entwickeln sich aus der als Ersatzzahnleiste apikal verlängerten lateralen Zahnleiste zunächst lingual bzw. palatinal der Milchzahnkeime.

Wurzelbildung

➤ Die *Wurzelbildung* beginnt, wenn die Dentin- und Schmelzbildung die Verbindung zwischen dem inneren und äußeren Schmelzepithel erreicht hat, die spätere Schmelz-Zement-Grenze. Die Kronenbildung ist jetzt abgeschlossen.

➤ Durch weitere Proliferation des Schmelzepithels bildet sich die *Hertwig-Epithelscheide* aus, die sich im Raum zwischen der Zahnpapille und dem eigentlichen Zahnsäckchen befindet:

- Apikal knickt sie als Diaphragma nach zentral um.
- Die zweischichtige Epithelscheide ist für die Differenzierung der das Wurzeldentin bildenden Odontoblasten verantwortlich.
- Sie stellt sozusagen die Gussform der späteren Zahnwurzel dar.

➤ Während sich die Dentinröhre verlängert, kommt es zur Eruption des Zahnes, da das Diaphragma an Ort und Stelle verweilt.

➤ Nach koronal verliert die Hertwig-Epithelscheide den Kontakt zur Wurzeloberfläche. Sie desintegriert als Scheide und wird zu einem losen Maschenwerk aus Epithelsträngen, den *Mallassez-Epithelresten.*

Zementogenese

➤ Anders als das innere Schmelzepithel des Schmelzorgans differenziert sich das innere Schmelzepithel der Hertwig-Epithelscheide nicht zu Schmelz bildenden Ameloblasten:
- Zell-zu-Zell-Interaktionen bewirken die Differenzierung von Zellen des benachbarten ektomesenchymalen Gewebes der Zahnpapille zu Odontoblasten, die mit der Prädentinbildung beginnen.
- Unmittelbar anschließend kommt es zur ersten Ablagerung eines schmelzartigen Materials auf der Oberfläche des Prädentins.
- Diese induziert die Differenzierung der Zementoblasten aus dem Zahnsäckchen und ermöglicht die Verankerung des Zements auf der Dentinoberfläche.

➤ Nach der Desintegration der Epithelscheide kommen Zellen des eigentlichen Zahnsäckchens in Kontakt mit der neu gebildeten Wurzeloberfläche (Zell-Matrix-Interaktionen). Sie beginnen mit der eigentlichen Zementbildung (Abb. 1.**2**).

➤ Die Zellen des eigentlichen Zahnsäckchens bilden außerdem den Ursprung für die Zellen und Faserbündel des parodontalen Ligaments und den eigentlichen Alveolarknochen.

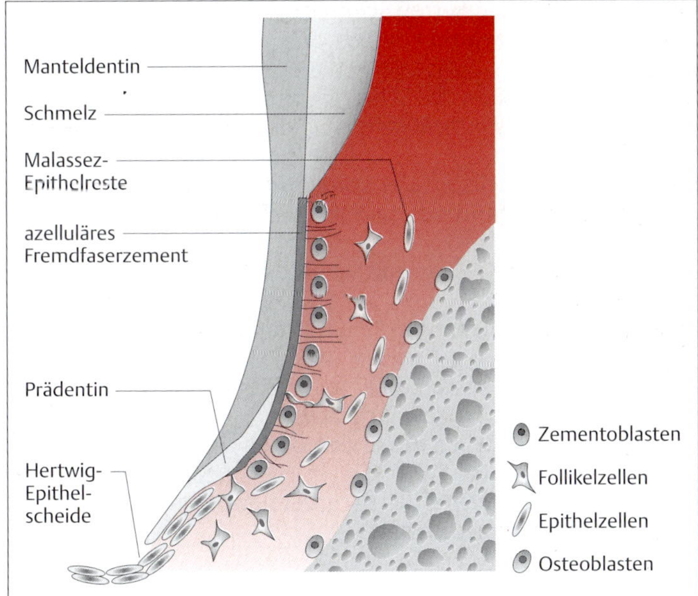

Abb. 1.**2** Initiale Stadien der Bildung des azellulären Fremdfaserzements. Fibroblasten des Zahnsäckchens kommen im Bereich der apikalen Kante nach Desintegration der Hertwig-Epithelscheide in Kontakt mit dem Prädentin und beginnen nach Anhaftung und Differenzierung zu Zementoblasten, Kollagenfibrillen zu bilden. Es entsteht ein initialer Fasersaum mit maximaler Faserdichte. Die Mineralisationsfront erreicht die Faserbasis und schreitet im initialen Fasersaum voran (nach McNeal & Somerman 1999).

- Kurz nach Beginn der Schmelz- und Dentinbildung im Bereich der Höcker formieren sich bei mehrwurzligen Zähnen im Bereich der zervikalen Schlinge des Schmelzepithels 2 bzw. 3 epitheliale Knoten:
  - Epithel proliferiert zungenförmig über die Zahnpapille hinweg nach zentral.
  - Es trifft sich und verschmilzt bei zunehmender Größe des Schmelzorgans im Bereich des zukünftigen Fornix der Furkation.
  - Der zukünftige Dentinboden der Furkation entsteht.
- Die Ausbildung des Furkationsbereichs ist also ein Teil der Kronenentwicklung:
  - Die Hertwig-Epithelscheide leitet die Bildung der Zahnwurzeln ein.
  - Sie bestimmt deren jeweilige Form.
  - Sie teilt sich bei mehrwurzligen Zähnen in 2 – 3 Zweigrohre auf.
  - Die Anwesenheit eines Schmelzepithels erklärt die häufige Bildung von *Schmelzparaplasien* im Furkationsbereich:
    - Schmelzprojektionen
    - Schmelzzungen
    - Schmelzperlen.
  - Die Epithelzungen liegen im Bindegewebe der Zahnpapille und schließen Teile des ektomesenchymalen Gewebes von dem sich entwickelnden Zahnkeim aus. Im Bereich der Vereinigung des Epithels finden sich daher häufig *Zementauflagerungen* in Form von:
    - Zementkämmen
    - Zementwülsten.

Marginales Parodont

- Der epitheliale Anteil der Gingiva ist ektodermalen Ursprungs. Man unterscheidet:
  - Saumepithel
  - orales Sulkusepithel
  - orales Gingivaepithel.
- Das *Saumepithel* ist ein Abkömmling des reduzierten Schmelzepithels, das präeruptiv die Zahnkrone umgibt. Das reduzierte Schmelzepithel besteht aus:
  - in der Höhe *reduzierten Ameloblasten*
  - Zellen des ehemaligen *Stratum intermedium* des Schmelzepithels.
- Das Epithel ist in Form eines *primären Epithelansatzes* über Hemidesmosomen am Schmelz verankert.
- Während des Stadiums des Zahndurchbruchs erfolgt von koronal nach apikal die Umwandlung des reduzierten Schmelzepithels in das Saumepithel (*sekundärer Epithelansatz*):
  - Die kuboiden Ameloblasten ändern ihre Gestalt und werden zu den lang gestreckten Zellen des Saumepithels.
  - Die Zellen des Stratum intermedium erlangen ihre Teilungsfähigkeit wieder und werden zu Basalzellen des Saumepithels.
- Posteruptiv ist das Saumepithel ein sich selbstständig erneuerndes Gewebe.
- Auch die *De-novo-Bildung* des Saumepithels ist gewährleistet:
  - Nach Gingivektomie migrieren zunächst Zellen des oralen Gingivaepithels in Richtung dentogingivale Region.
  - Diese Zellen entwickeln aufgrund des Einflusses des darunter liegenden Bindegewebes (Desmodont) die Charakteristika des Saumepithels:
    - keine Keratinisation
    - 2 Schichten
    - Haftung an der Zahnoberfläche.

Schleimhäute der Mundhöhle

- Die Schleimhäute der Mundhöhle werden traditionell nach ihrer Funktion klassifiziert in:
  - auskleidende Mukosa
  - spezialisierte Mukosa
  - mastikatorische Mukosa.
- Die nichtkeratinisierte *auskleidende Mukosa* umfasst:
  - die Alveolarmukosa
  - die Schleimhaut des Vestibulum oris
  - die Schleimhaut der Wangen und Lippen
  - die Schleimhaut des Mundbodens und der ventralen Seiten der Zunge
  - die Schleimhaut des weichen Gaumens.
- Die auskleidenden Schleimhäute der Mundhöhle besitzen ein dreischichtiges, nichtkeratinisiertes Epithel:
  - Stratum basale
  - Stratum filamentosum
  - Stratum distendum.
- Die *spezialisierte Mukosa* des Zungenrückens vermittelt Tast-, Temperatur- und Geschmacksempfindungen.
- Die keratinisierte *mastikatorische Mukosa* umfasst die Gingiva und die Schleimhaut des harten Gaumens:
  - Die Gingiva umgibt die Zähne und den Alveolarknochen und erstreckt sich bis zur mukogingivalen Grenze. Auf der palatinalen Seite besteht sie aus einem schmalen Rand, der in die Schleimhaut des harten Gaumens übergeht.
  - Im Wesentlichen gleichen die strukturellen Charakteristika des Epithels der Mukosa des harten Gaumens denen der Gingiva:
    - Die Gingiva weist ein inhomogenes, unterschiedlich dickes Stratum corneum auf, bei dem die meisten Zellen ihren Kern behalten: *Parakeratinisation.*
    - Die Schleimhaut des harten Gaumens besitzt ein regelrechtes *orthokeratinisiertes* Epithel mit gleichmäßig dickem Stratum corneum ohne pyknotische Zellkerne.
    - Sowohl das Epithel des harten Gaumens als auch das der Gingiva sind im Durchschnitt etwa 0,3 mm dick.

Gingiva

- Klinisch wird die gesunde Gingiva, d. h. das marginale Parodont, durch bestimmte Merkmale der Form, Farbe und Konsistenz charakterisiert (Abb. 1.3):
  - Die *Girlandenform* äußert sich in der Ausbildung mehr oder weniger ausgeprägter Interdentalpapillen, deren vestibulärer und oraler Anteil durch ein sattelförmiges *Col* verbunden wird.

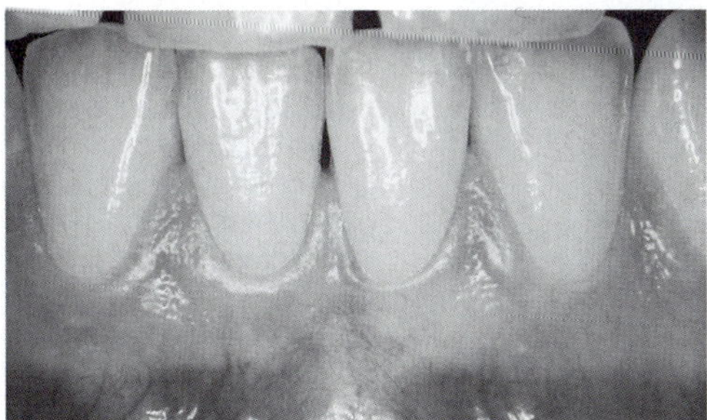

Abb. 1.**3** Klinische Charakteristika der gesunden Gingiva

- Bei Menschen nordeuropäischer Herkunft ist die Gingiva blassrosa, korallen- oder malvenfarben. Melanozyten können in südeuropäischen, afrikanischen und asiatischen Populationen eine mehr oder weniger dunkle Farbe der Gingiva bewirken.
- Die orangenschalenähnliche *Stippelung* der Oberfläche wird durch zapfenförmig einstrahlende Bindegewebsfortsätze der Lamina propria im Bereich der befestigten Gingiva erzeugt.
- Eine *gingivale Furche* trennt häufig die auf der Schmelzoberfläche adhärierende freie oder marginale von der befestigten Gingiva. Die freie Gingiva überlappt die Schmelz-Zement-Grenze um ca. 1 – 2 mm.
- Eine kleine Einsenkung am Zahn von 0,1 – 0,5 mm wird als *gingivaler Sulkus* bezeichnet:
  - Der Sulcus gingivae wird von der Zahnoberfläche, dem oralen Sulkusepithel und den koronalen Zellen des Saumepithels begrenzt.
  - **Merke**: Die Tiefe des Sulkus ist mit parodontalen Sonden nicht zu bestimmen.
- Die *mukogingivale Grenze* oder Linea girlandiformis begrenzt die Gingiva nach apikal.

➤ Histologisch finden sich drei unterschiedliche Epithelien:
- das *orale Gingivaepithel* auf der Außenseite der freien und befestigten Gingiva
- das lateral den Sulcus gingivae begrenzende *orale Sulkusepithel*
- das nichtkeratinisierte *Saumepithel*, das sich auf der Innenseite der den Schmelz oder auch die Wurzeloberfläche bedeckenden freien Gingiva findet.

➤ Orales Sulkusepithel und orales Gingivaepithel sind keratinisierte, vierschichtige Epithelien (Abb. 1.**4a**) mit:
- Stratum basale
- Stratum spinosum
- Stratum granulosum
- Stratum corneum.

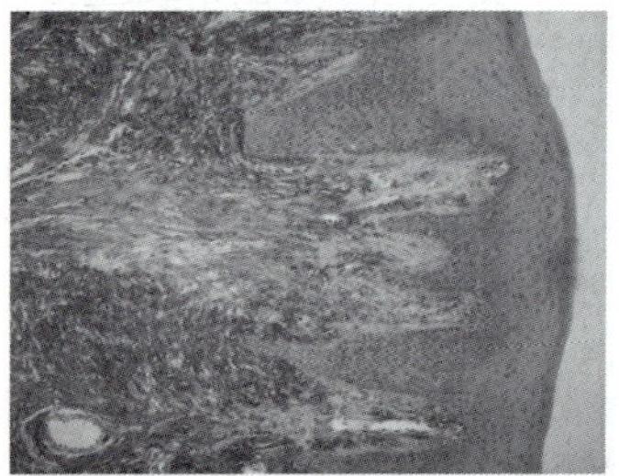
a

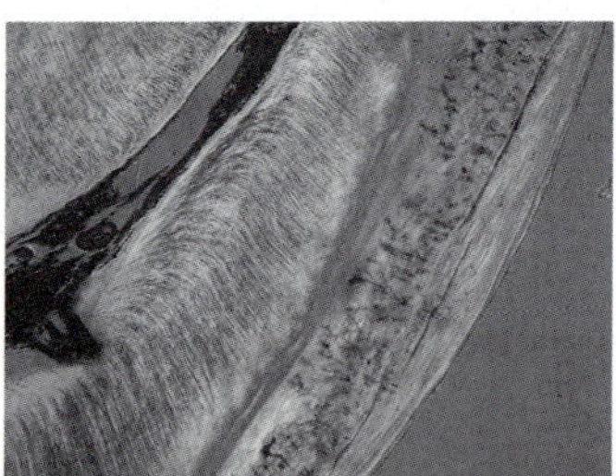
b

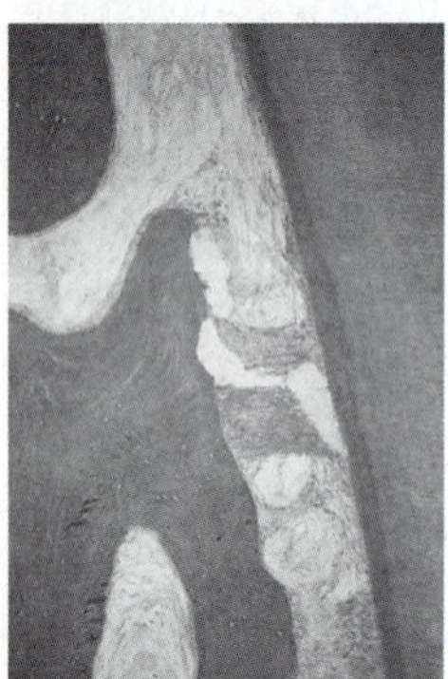
c

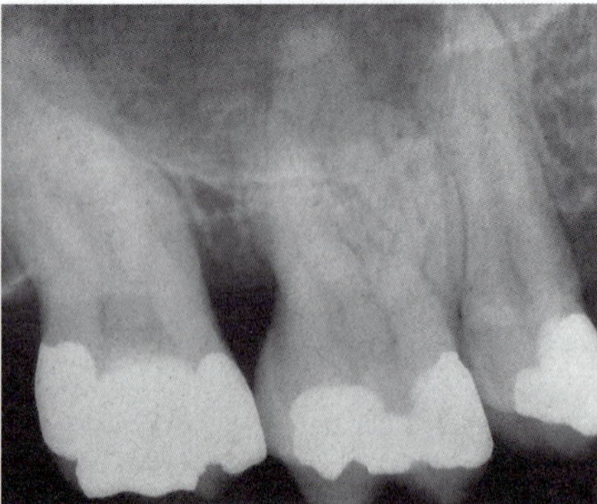
d

Abb. 1.**4** Gewebe des Parodonts.
a Lamina propria und orales Gingivaepithel mit Stratum basale, Stratum spinosum, Stratum granulosum und Stratum corneum. Das Epithel ist hier orthokeratinisiert.
b Zelluläres Gemischtfaserzement mit Schichten von zellulärem Eigenfaserzement (CIFC) und azellulärem Fremdfaserzement (AEFC), das die Oberfläche bedeckt.
c Parodontales Ligament zwischen eigentlichem Alveolarknochen und AEFC.
d Der eigentliche Alveolarknochen erscheint auf Röntgenbildern als Lamina dura (z. B. mesiale Fläche von Zahn 17).

Tabelle 1.1 Zusammensetzung des supraalveolären Faserapparates der Lamina propria

Primärer Faserapparat	Sekundärer Faserapparat
Dentogingivale Fasern	transgingivale Fasern
Dentoperiostale Fasern	intergingivale Fasern
Alveologingivale Fasern	interpapilläre Fasern
Zirkuläre Fasern	periostal-gingivale Fasern
Transseptale Fasern	interzirkuläre Fasern
	semizirkuläre Fasern

- Das orale Gingivaepithel enthält stets eine Reihe nichtepithelialer Zellen:
  - Melanozyten
  - Antigen präsentierende Langerhans-Zellen
  - Merkel-Zellen, die als sensible Mechanorezeptoren für Tast- und Druckrezeption operieren
  - kleine Lymphozyten, v. a. zytotoxische T-Zellen, weniger T-Helferzellen.
- Das Saumepithel ist nicht keratinisiert, es weist 2 Schichten auf:
  - Stratum basale
  - Stratum suprabasale.
- Orales Gingivaepithel und orales Sulkusepithel sind zu 70 – 80% *parakeratinisiert*, d. h. es finden sich noch pyknotische Zellkerne im Stratum corneum. In 20 – 30% der Fälle ist die befestigte Gingiva *orthokeratinisiert* (Abb. 1.**4a**), d. h. in den dicht aufeinander gelagerten Hornschuppen sind keine Zellkerne mehr zu finden.
- Das Saumepithel gewährleistet die epitheliale Auskleidung der Mundhöhle während und nach dem Durchbruch des Zahnes in die Mundhöhle.
- Der Haftmechanismus des Saumepithels auf den Strukturen der Zahnoberfläche, (Schmelz, Zement, Cuticula dentis) oder der Implantatoberfläche wird vermittelt durch:
  - eine *interne Basallamina* aus Glykoproteinen und Kollagen
  - über *Hemidesmosomen*.
- Die Gingiva besteht neben dem Epithel aus derb fibrösem Bindegewebe, der Lamina propria. Eine Submukosa fehlt. Der supraalveoläre Faserapparat der Lamina propria setzt sich aus dem primären und sekundären Faserapparat zusammen(Tab. 1.**1**). Die Fasern des sekundären Faserapparates verbinden die primären Faserbündel.

Wurzelzement

- Wurzelzement entsteht präeruptiv während der Wurzelbildung und zeitlebens nach Abschluss des Wurzelwachstums. Verantwortlich für die Zementbildung sind Tochterzellen der ektomesenchymalen Zellen des Zahnsäckchens:
  - Zementoblasten
  - Zementozyten
  - Fibroblasten.
- Nach Vorkommen und Funktion werden verschiedene Arten von Zahnwurzelzement beschrieben (Tab. 1.**2**).
- **Azelluläres afibrilläres Zement** (AAC) findet sich nur auf dem Schmelz in Form von Zungen oder Inseln, wenn nach der Entwicklung der Zahnkrone der Schmelz in Kontakt mit dem Bindegewebe kommt. Seine Funktion (falls es sie gibt) ist unbekannt.
- Das 20 – 250 µm dicke, lamellierte **azelluläre Fremdfaserzement** (AEFC) findet sich im zervikalen und mittleren Wurzeldrittel:

Tabelle 1.2 Formen menschlichen Wurzelzements (nach Schroeder 1992)

Zementtyp	Kürzel	Organische Komponenten	Lokalisation	Funktion
Azelluläres, afibrilläres Zement (acellular afibrillar cementum)	AAC	homogene Matrix, keine Zellen, keine Fasern	an der Schmelz-Zement-Grenze, auf dem Schmelz	unbekannt
Azelluläres Fremdfaserzement (acellular extrinsic fiber cementum)	AEFC	Kollagenfibrillen (Sharpey-Fasern), keine Zellen	zervikal bis zur Wurzelmitte	Zahnverankerung
Zelluläres Eigenfaserzement (cellular intrinsic fiber cementum)	CIFC	Kollagen-Eigenfasern, Zementozyten	apikale und interradikuläre Wurzeloberflächen, Resorptionslakunen, Frakturspalten	Adaptation, Reparation
Azelluläres Eigenfaserzement (acellular intrinsic fiber cementum)	AIFC	Kollagen-Eigenfasern ohne Zellen	apikale und interradikuläre Wurzeloberflächen	Adaptation
Zelluläres Gemischtfaserzement (AEFC + CIFC/AIFC) (cellular mixed stratified cementum)	CMSC	Kollagen-Eigenfasern und Kollagenfasern als Sharpey-Fasern, Zementozyten	apikale und interradikuläre Wurzeloberflächen	Adaptation, Zahnverankerung

  - AEFC besteht aus dicht gepackten (30.000 pro mm^2), etwa 4 μm dicken, senkrecht orientierten Kollagenfaserbündeln (Sharpey-Fasern).
  - Die Fasern setzen sich im parodontalen Ligament fort und verbinden die Zahnwurzel mit dem Alveolarknochen.
  - AEFC wird zunächst von Fibroblasten des eigentlichen Zahnsäckchens gebildet und ist somit ektomesenchymalen Ursprungs (Abb. 1.**2**).
  - Später wird es von Fibroblasten des parodontalen Ligaments produziert.
  - **Merke**: AEFC dient ausschließlich der Verankerung des Zahnes.
- **Zelluläres Eigenfaserzement** (CIFC) ist ein reines Produkt der Zementoblasten des eigentlichen Zahnsäckchen, später des parodontalen Ligaments:
  - CIFC enthält Zementozyten.
  - Kollagenfasern verlaufen zirkulär oder spiralförmig um die Wurzel herum (d. h. parallel zur Wurzeloberfläche).
  - In CIFC finden sich keine Sharpey-Fasern.
  - CIFC ist einerseits Reparaturzement, darüber hinaus ist es Teil des zellulären Gemischtfaserzements (CMSC).
- **Zelluläres Gemischtfaserzement** (CMSC) ist ein geschichtetes Gewebe mit alternierenden Lagen von AEFC und CIFC/AIFC (Abb. 1.**4 b**):
  - Inhomogen mineralisiert, teilweise porös, unterschiedlich dick (100 bis > 600 μm).
  - V. a. im apikalen Wurzeldrittel und Furkationsbereich mehrwurzliger Zähne.
  - Dient der funktionellen Anpassung, d. h. der dynamischen Änderung der äußeren Form der Wurzel während der Zahnbewegung:

    - Mesialwanderung
    - okklusale Drift.
  - Falls von AEFC bedeckt, verankert CMSC den Zahn in der Alveole.
  - Gelegentlich wird in CMSC *azelluläres Eigenfaserzement* (AIFC) gefunden.

Parodontales Ligament

- Das parodontale Ligament oder *Desmodont* ist ein zell- und faserreiches derbes Bindegewebe, das über das Wurzelzement und den eigentlichen Alveolarknochen den Zahn in seiner Alveole verankert (Abb. 1.**4c**):
  - Es leitet sich entwicklungsgeschichtlich ebenfalls von ektomesenchymalen Zellen des eigentlichen Zahnsäckchens ab.
  - Der desmodontale Raum ist im Bereich der Wurzelmitte schmaler (0,12 – 0,17 mm) als am Limbus alveolaris (0,17 – 0,23 mm) und am Apex (0,16 – 0,24 mm). Die jeweils höheren Werte stammen von Heranwachsenden, die niedrigeren von älteren Erwachsenen.
  - Funktionelle Beanspruchung kann zur Verbreiterung des Parodontalspalts und zur Zunahme der Dicke der Kollagenfaserbündel führen.
- Bei den desmodontalen Faserbündeln werden unterschieden:
  - suprakrestale Fasern
  - horizontale Fasern
  - schräge Fasern
  - interradikuläre Fasern
  - apikale Fasern.
- Zelluläre Elemente sind:
  - Fibroblasten
  - Zementoblasten und Dentoklasten
  - Osteoblasten und Osteoklasten
  - Epithelzellen (Malassez-Epithelreste)
  - Abwehrzellen und neurovaskuläre Elemente.
- Das Desmodont ist stark vaskularisiert. Man unterscheidet:
  - den gingivalen Venolenplexus
  - den desmodontalen Gefäßkorb:
    - Seitenäste der Aa. alveolares und Aa. infraorbitales
    - Aa. linguales und Aa. mentales.
- *Lymphgefäße* bilden ein weit verzweigtes korbartiges Netz, das mit den Lymphgefäßen der Gingiva und der alveolären Knochensepten anastomosiert.
- Es werden sensorische und autonome Nervenfasern gefunden:
  - Somatosensorische, afferente Fasern als Endäste des N. trigeminus erreichen apikal als Seitenäste des N. dentalis und lateral über Foramina der Lamina cribriformis das Desmodont.
  - Freie Nervenendigungen sensorischer Fasern sind für die *Schmerzperzeption* verantwortlich.
  - Ruffini-Körperchen-artige Endigungen als *Mechanorezeptoren* nehmen propriozeptive Reize (Druck) auf. Die Druckempfindung ist außerordentlich verfeinert.
  - Marklose *sympathische Fasern* sind für die lokale Regulation der desmodontalen Gefäße verantwortlich.

Eigentlicher Alveolarknochen

- Auch der eigentliche Alveolarknochen leitet sich vom Zahnsäckchen ab, ist also ektomesenchymalen Ursprungs:
  - Auf Röntgenaufnahmen erscheint er als *Lamina dura* (Abb. 1.**4d**).
  - In den eigentlichen Alveolarknochen strahlen *Sharpey-Fasern* ein, die mit den Fasern im Desmodont in Verbindung stehen.
- Der Alveolarknochen kann bei prominent im Kiefer stehenden Zähnen vestibulär fehlen. Man spricht von:
  - Fenestrationen bei marginalem Erhalt des Knochens
  - Dehiszenzen, wenn der Knochen auch marginal fehlt.
- Drei Zelltypen werden unterschieden:
  - *Osteoblasten:*
    - Desmodontale Progenitorzellen (Vorläufer) der Osteoblasten.
    - Bilden eine Mischpopulation aus großkernigen Präosteoblasten und kleinkernigen, fibroblastenähnlichen Zellen.
  - *Osteozyten:*
    - Entstehen aus Osteoblasten, die sich in ihr eigenes Produkt, Knochen, einmauern.
    - Junge Osteozyten sind kleiner als Osteoblasten, aber ähnlich strukturiert.
    - Osteozyten finden sich in Lakunen des Knochens und sind durch lange Zellfortsätze miteinander verbunden.
    - Ältere Osteozyten weisen einen reduzierten Organellensatz auf.
  - *Osteoklasten:*
    - Mehrkernige Riesenzellen, die in Mulden der Knochenoberfläche, sog. Howship-Lakunen, liegen
    - Entstehen durch Fusion von hämatopoetischen, mononukleären Vorläuferzellen des Knochenmarks.
    - Resorbieren über einen organellarmen, bürstenartigen Zytoplasmasaum mittels saurer Phosphatasen und anderer hydrolytischer Enzyme den Knochen.

Allgemeines

- Die aus Weich- (Gingiva, Desmodont) und Hartgeweben (Wurzelzement und eigentlicher Alveolarknochen) bestehenden Bauelemente erfüllen in ihrer Eigenschaft als Parodont verschiedene Aufgaben:
  - Verankerung des Zahnes in seiner knöchernen Alveole
  - Zusammenfassung der Zähne innerhalb eines Kiefers als Zahnreihe
  - Anpassung an funktionelle und topographische Veränderungen
  - Ermöglichung von Zahnstellungsänderungen
  - Reparation der Auswirkungen traumatischer Insulte
  - Gewährleistung der epithelialen Auskleidung der Mundhöhle
  - Bereitstellung peripherer Abwehrmechanismen gegen eine Infektion
  - Schmerz- und Druckperzeption, Tastempfinden.

Umsatzraten

- Das Verhältnis zwischen den Basalzellen und der Exfoliationsfläche hat beim *Saumepithel* eine extrem hohe Erneuerungsrate zur Folge. Sie ist 50- bis 100-mal höher als beim oralen Gingivaepithel.
- Das *gingivale Bindegewebe* wird rascher umgesetzt als das der Dermis:
  - Gingivale Fibroblasten synthetisieren größere Mengen an neuem Kollagen, als für den Ersatz des ausgereiften Kollagens notwendig wäre.
  - Überschuss steht für reparative Zwecke zur Verfügung.
- *Zementogenese*:
  - AEFC bildet sich vergleichsweise extrem langsam. Dickenwachstum beim Menschen etwa 0,005 – 0,01 µm pro Tag.
  - Initiales CIFC wächst wesentlich schneller (0,4 – 3,1 µm pro Tag). Weitere Lagen werden mit 0,1 – 0,5 µm pro Tag immer noch schneller gebildet als AEFC.
  - Wachstumsraten sind mit denen von Kronen- und Wurzeldentin vergleichbar und nur wenig langsamer als beim Alveolarknochen.
- Die Umsatzrate des *Desmodonts* ist ca. zweimal höher als die der Gingiva und viermal höher als die der Dermis. Die Umbaukapazität ist ausgeprägt. Gewebeumsatz lässt die strukturelle Organisation unverändert. Während des *Umbaus* wird der dreidimensionale Aufbau des desmodontalen Faserapparates an die geänderte Position oder an die funktionelle Belastung angepasst:
  - Beide Prozesse gehen mit Abbau und Synthese von Kollagenfasern einher und sind manchmal nicht voneinander zu unterscheiden.
  - Kollagen wird v. a. durch *Phagozytose* der Fibroblasten abgebaut.
  - Abbau- und Neubildungsrate des Kollagens müssen im Gleichgewicht stehen.
  - Die kaufunktionelle Belastung des Zahnes wirkt stimulierend. Im Alter nimmt der Umsatz ab.
- Im Bereich der *Alveolarfortsätze* findet Knochenumbau während des Kieferwachstums, des Zahndurchbruchs und des Zahnwechsels statt. Anbauvorgänge überwiegen.
  - Wachstum geht vom Periost und vom Endost aus.
  - Die Erneuerungsrate scheint höher als in anderen Knochen zu sein.
  - Knochenumbauvorgänge des eigentlichen Alveolarknochens beginnen mit der funktionellen Periode des Zahnes, sobald er mit Antagonisten in Okklusion kommt.
  - Kaukräfte werden über das Desmodont auf den Knochen übertragen.
  - Richtung, Häufigkeit, Dauer und Größe der Kräfte bestimmen im wesentlichen Ausmaß und Geschwindigkeit der Remodellation.

- Die komplizierte posteruptive Zahnbewegung wird durch eine schräge Kippung mit einer vertikalen und horizontalen Komponente charakterisiert:
  - okklusale Drift
  - mesiale Migration
  - Eruption nach Extraktion der Antagonisten
  - kieferorthopädische Zahnbewegungen.

Abwehrmechanismen

- Die Protektion der Gingiva vor mechanischen, thermischen und chemischen Insulten wird gewährleistet durch:
  - die feste Konsistenz des supraalveolären Faserapparates
  - die Hornschicht des oralen Gingivaepithels.
- Die spezifischen Kompartimente der peripheren Infektionsabwehr der Gingiva schützen zumeist wirkungsvoll vor der Invasion von Bakterien der dentogingivalen Region:
  - Protektion gegen bakterielle Infektionen wird sowohl von der epithelialen als auch der Bindegewebskomponente der Gingiva gewährt.
  - Saumepithel verhornt zwar nicht, kann einer bakteriellen Invasion aber wegen seiner extremen Umsatzrate und der Anwesenheit residenter Leukozyten widerstehen.
  - Die Lamina propria der Gingiva stellt die zellulären und humoralen Immunkomponenten bereit.
  - Entzündliche Zellinfiltrate in der Gingiva schützen v. a. bei jugendlichen Menschen vor Abbau des Zahnhalteapparates.

Reparationsmöglichkeiten

- Replantationen oder Transplantationen von Zähnen gelingen nur, wenn desmodontale Fasern auf der Wurzeloberfläche und der Alveoleninnenwand erhalten bleiben:
  - Anderenfalls kommt es zu Ankylose und/oder Wurzelresorption.
  - Reparativer Ersatz des Desmodonts geht wahrscheinlich von Zellpopulationen aus, die ihren Ursprung im Ligament selbst haben.
- Das regenerative Potenzial des eigentlichen Parodonts ist stark limitiert:
  - Reparatives, zelluläres Eigenfaserzement kann sich unter den Bedingungen der Wundheilung zwar sehr schnell bilden.
  - Das knochenähnliche, zelluläre Eigenfaserzement ist allerdings wahrscheinlich kein odontogenes Gewebe.
  - Die eigentlichen Gewebe des Zahnhalteapparates (eigentlicher Alveolarknochen, Desmodont, azelluläres Fremdfaserzement) leiten sich vom eigentlichen Zahnsäckchen ab, das vom ektomesenchymalen Gewebe der Neuralleiste abstammt. Die Differenzierung der an der Odontogenese beteiligten Gewebe erfordert eine Kaskade genetischer Signale und Wachstumsfaktoren.
  - Dass Regeneration des Zahnhalteapparates im eigentlichen Sinne als Restauration der normalen Gewebearchitektur gelingt, ist somit nicht zu erwarten. Reparative Ablagerungen von zellulärem Zement haben funktionell keine Relevanz.

Biotop Mundhöhle

- Die Mundhöhle ist ein im Organismus einzigartiges, komplexes *Biotop*:
  - Harte Strukturen (Zähne) unterbrechen die Schleimhautauskleidung.
  - Zähne bieten *ökologische Nischen*, die die Kolonisierung mit spezifischen Bakterien erlauben:
    - Fissurensystem
    - Glattflächen
    - Zahnhalsregion
    - Wurzelkanalsystem
    - kariöses Dentin.
  - Weitere ökologische Nischen, die jeweils eine spezielle Flora aufweisen:
    - parodontale Tasche
    - Zungenrücken
    - Tonsillen.
- In den ökologischen Nischen der Mundhöhle siedeln unterschiedliche Bakteriengemeinschaften:
  - auf der Zahnoberfläche: Streptococcus sanguis, S. mutans, Actinomyces viscosus (A. naeslundii 2)
  - auf dem Zungenrücken: S. salivarius, A. naeslundii
  - in kariösen Läsionen: Lactobacillus spp.
  - in der *subgingivalen Region*: Spirochäten und bewegliche Stäbchen; im Wesentlichen obligat anaerobe, gramnegative Bakterien
  - im Wurzelkanalsystem: obligat anaerobe, gramnegative Bakterien.
- **Merke**: Änderungen in der ökologischen Nische haben erheblichen Einfluss auf die Bakterienpopulation und damit einen entscheidenden *therapeutischen Effekt*: Beispiele:
  - subgingivale Applikation von Sauerstoff durch 3%iges H_2O_2
  - Versiegelung der Fissurensysteme mit Etablierung anaerober Verhältnisse ohne Zufuhr von Substraten.

Kolonisierungsmechanismen

- Die Mundhöhle bietet vielen Bakterien sehr angenehme Lebensbedingungen:
  - warmes (etwa 36 °C), feuchtes Milieu
  - häufiger Nahrungsnachschub
  - feste Oberflächen zum Anhaften.
- Andererseits existieren Abwehrmechanismen, die einer Kolonisierung im Wege stehen. Bakterien müssen bestimmte Fähigkeiten aufweisen, um sich überhaupt in der Mundhöhle etablieren zu können:
  - Überwindung verschiedener mechanischer Hindernisse des Wirtsorganismus:
    - Speichelfluss
    - aus dem Sulkus bzw. der gingivalen oder parodontalen Tasche gerichteter Fluss des entzündlichen Gingivaexsudats
    - Epitheldesquamation
    - Selbstreinigung während der Kaufunktion
    - persönliche Mundhygiene.
  - Bakterien wie auch die zu kolonisierende Oberfläche sind elektrisch negativ geladen. Elektrostatische Kräfte werden durch Protonen und andere Kationen überwunden.
  - Die Adhäsion der Bakterien auf Oberflächen erfolgt meist spezifisch:

    - Lektinartige (Proteine, die Kohlenhydratstrukturen des Pellikels – siehe unten – erkennen) oder hydrophobe *Adhäsine*, die mit komplementären Rezeptormolekülen der Wirtsoberflächen reagieren.
    - Adhäsine befinden sich in fadenförmigen Pili oder Fimbrien, die elektrostatische Kräfte ebenfalls überwinden und den Kontakt zur Substratoberfläche herstellen können.
  - Sekretorisches Immunglobulin A (sIgA) des Wirtsorganismus und sog. Agglutinine können antigene Eigenschaften in den Fimbrien erkennen und gezielt blockieren.
  - Die Kolonisierung vieler Bakterien hängt weiter ab von:
    - Redoxpotential
    - Sauerstoffpartialdruck
    - Antagonismen und Synergismen der Mikroorganismen.

Biofilm dentale Plaque

- Zwischen den unterschiedlichen Bakterien existieren vielfältige Nahrungsketten (Abb. 2.**1**). Dies führt dazu, dass sich die Mikroorganismen auf der Zahnoberfläche in einem hoch komplexen *Biofilm* organisieren:
  - Typische Bakterienpopulationen besiedeln feste Oberflächen im feuchten Milieu, z. B.:
    - auf Gegenständen und am Grund stehender und fließender Gewässer
    - in Wasser zu- und abführenden sanitären Anlagen.
  - Extrazelluläre Strukturen einer Vielzahl ganz unterschiedlicher Bakterien wie Kapselpolysaccharide oder die Glykokalix umgeben als *Matrix* die Bakteriengemeinschaften:
    - Sie schützt die in dem Biofilm lebenden Bakterien vor äußeren Einflüssen.
    - Sie gewährleistet Wachstum und Überleben in der Gemeinschaft.
  - Charakteristisch sind definierte Mikromilieus mit unterschiedlichem pH-Wert, Sauerstoffpartialdruck, Redoxpotential.
  - Ein primitives *Zirkulationssystem* gewährleistet Substratnachschub und Elimination von Abfallprodukten und Metaboliten.
- Im Biofilm (Abb. 2.**2**) weisen Bakteriengemeinschaften im Gegensatz zu sog. planktonischen Kulturen (einzeln lebende Bakterien in Flüssigkultur) bemerkenswerte Eigenschaften auf:
  - metabolische Kooperation
  - primitives Kommunikationssystem mit Austausch von genetischer Information
  - Resistenz gegenüber Phagozytose und Abtötung durch neutrophile Granulozyten, unabhängig von der Anwesenheit von spezifischen Antikörpern und Komplement
  - Resistenz gegenüber Antibiotika aufgrund der Einbindung in eine Matrix
  - Pathogenität der in einem Biofilm organisierten Bakterien kann drastisch gesteigert sein.

Formation der supragingivalen Plaque

- Mit der Bildung einer Plaque, d. h. einer Aggregation von Bakterien auf der Zahnoberfläche, können die in der Mundhöhle lebenden Mikroorganismen pathogen werden.
- Auf der Zahnoberfläche oder anderen harten Strukturen in der Mundhöhle bildet sich innerhalb von Minuten bis etwa 2 h durch selektive Adsorption eine organische Ablagerung aus *Glykoproteinen* des Speichels, das sog. *erworbene Pellikel*.
- Erste Bakterien auf dieser Unterlage sind nach ungefähr 4 h zu beobachten:
  - Streptokokken, v. a. Streptococcus mitis, S. sanguis und S. anginosus
  - geringe Anteile grampositiver Stäbchen, wie Actinomyces naeslundii 2, die zunächst nur locker und erst später ständig auf der Unterlage haften
  - Die Mehrzahl der Bakterien, die als Erste auf dem Pellikel haften, sind tot.

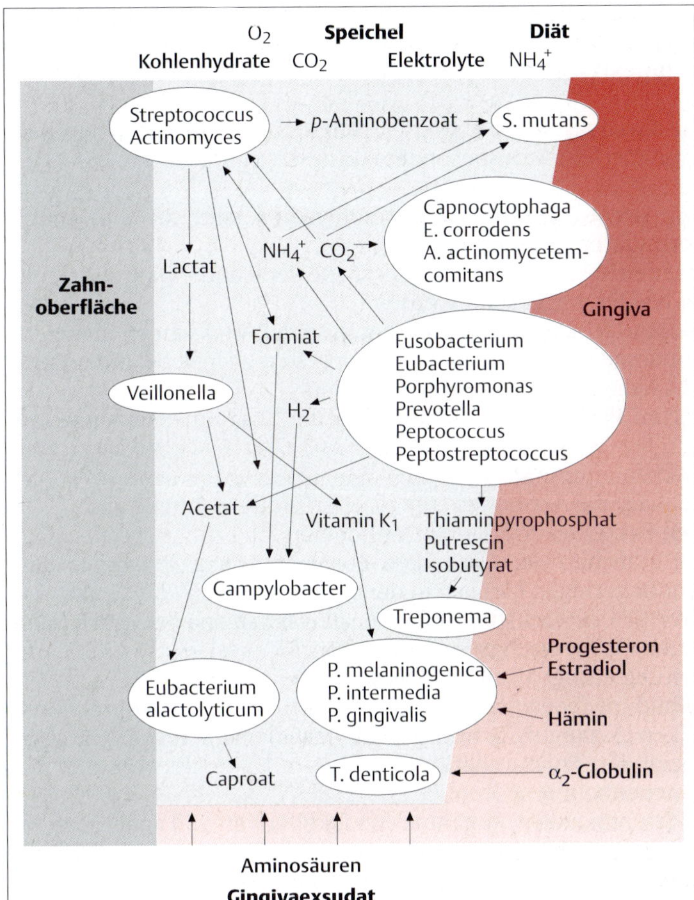

Abb. 2.**1** Nahrungsketten von Bakterien der subgingivalen Region (adaptiert nach Carlsson 1989).

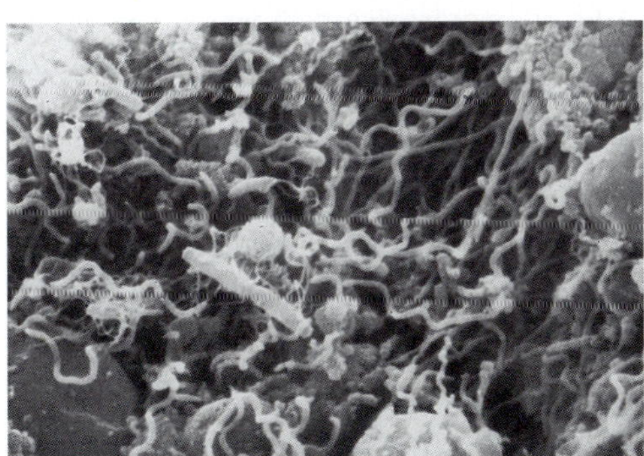

Abb. 2.**2** Rasterelektronenmikroskopische (REM-)Aufnahme des dentalen Biofilms.

- Die primäre Adhäsion von S. mutans auf dem erworbenen Pellikel erfolgt zum Teil über lektinartige Rezeptoren an α-Galactosidrezeptoren der Speichelglykoproteine.
  - Anschließende Produktion extrazellulärer Glukane fördert die Akkumulation dieser Mikroorganismen.
  - Stabilisierung der Plaque durch die von S. mutans, S. sanguis und S. salivarius synthetisierten *extrazellulären Polysaccharide*, insbesondere das extrem unlösliche 1,3-α-Glucan (Mutan).
  - *Aggregationen* zwischen Streptokokken und Aktinomyzeten sind für die weitere Plaqueformation von besonderer Bedeutung.
  - Neue Bakterien aus dem Speichel besiedeln die Oberfläche der Plaque, während nur locker haftende Bakterien wieder weggespült werden.
  - Unebenheiten der Zahnoberfläche werden bevorzugt besiedelt und schnell nivelliert.
  - Hauptursache für die Zunahme der Plaquemasse in den ersten 24 h ist bei einer Generationsdauer von 0,7 – 2,4 h die Proliferation der Bakterien.
- Bei der weiteren ungestörten Plaqueakkumulation wird die Zusammensetzung rasch komplexer:
  - Der Anteil der Streptokokken nimmt ab.
  - Fakultative oder obligat anaerobe Aktinomyzeten machen größere Anteile aus.
  - Unter den gramnegativen Bakterien dominieren Veillonellen.
  - Gramnegative anaerobe Stäbchen der Gattungen Porphyromonas, Prevotella oder Fusobacterium treten nur in geringen Mengen in der supragingivalen Plaque auf.
  - Nach 1 Woche ungestörten Plaquewachstums können *Spirochäten* und *bewegliche Stäbchen* in der supragingivalen Plaque nachgewiesen werden.
- Die Plaquebildung und -reifung erfolgt also in 4 Phasen:
  - Minuten bis 2 h: Pellikelbildung (spezifische Adsorption von Speichelglykoproteinen).
  - 1. Tag: grampositive Kokken (S. sanguis, S. mitis, S. anginosus) und Stäbchen (A. viscosus, A. naeslundii). Extrazelluläre Polysaccharide (z. B. Mutan: 1,3-α-Glucan) von S. mutans. Nivellierung von Unebenheiten.
  - 2. – 4. Tag: Abnahme der Streptokokken, Zunahme von fakultativen und anaeroben Aktinomyzeten, gramnegativen Kokken und Stäbchen.
  - Nach 1 Woche: Spirochäten und bewegliche Stäbchen.

Kolonisierung des subgingivalen Bereichs

- Durch die Vertiefung des Sulcus gingivae und die ödematöse Schwellung der Gingiva als Reaktion auf die supragingivale Plaque entsteht frühzeitig ein subgingivaler Bereich. Später kann sich diese Region bei Apikalproliferation des Saumepithels als Folge des auftretenden Verlustes des bindegewebigen Attachments weiter vergrößern.
- Ca. 500 verschiedene Bakterienarten wurden in der Mundhöhle schon isoliert. Die meisten parodontalpathogenen Mikroorganismen des subgingivalen Bereichs sind *gramnegativ* (Ausnahmen: Peptostreptococcus micros, Streptococcus intermedius, Eubacterium spp.) und *obligat anaerob* (Ausnahmen: Actinobacillus actinomycetemcomitans, Eikenella corrodens) (Tab. 2.**1**).
- Für die Kolonisierung bietet die subgingivale Region für viele Bakterien sehr günstige und völlig andere Bedingungen als die supragingivalen Bereiche:
  - Schutz vor Mundhygienemaßnahmen und Spülwirkung des Speichels; hat selektive Kolonisierung von Bakterien zur Folge, die nicht auf Oberflächen haften:
    - bewegliche Mikroorganismen, insbesondere Spirochäten.
  - Entzündliches Gingivaexsudat enthält essenzielle Wachstumsfaktoren für zahlreiche Parodontalpathogene:

Tabelle 2.1 Grampositive und gramnegative Bakterien der Mundhöhle

	Grampositive Bakterien		**Gramnegative Bakterien**	
	Fakultativ anaerob/ Capnophile	**Obligat anaerob**	**Fakultativ anaerob/ Capnophile**	**Obligat anaerob**
Kokken	Streptococcus – S. sanguis – S. gordonii – S. mitis – S. oralis – S. vestibularis – S. mutans	Peptostreptococcus – P. micros *Peptococcus*	Neisseria – N. catarrhalis – N. pharyngea	Veillonella – V. alcalescens – V. parvula
Stäbchen/ Filamente	Lactobacillus – L. acidophilus – L. brevis – L. fermentum Corynebacterium Rothia dentocariosa Actinomyces – A. naeslundii – A. viscosus	Eubacterium – E. timidum – E. brachy – E. nodatum Propionibacterium Actinomyces – A. israelii	Haemophilus – H. aphrophilus – H. paraphrophilus Eikenella corrodens Actinobacillus actinomycetemcomitans Capnocytophaga – C. ochracea – C. gingivalis – C. sputigena	Porphyromonas – P. gingivalis – P. endodontalis Prevotella P. intermedia P. nigrescens P. melaninogenica P. loescheii Bacteroides – B. forsythus Campylobacter – C. gracilis – C. concisus – C. recta Fusobacterium – F. nucleatum, – F. fusiforme Selenomonas – S. sputigena – S. noxia
Spirochäten				Treponema – T. denticola – T. vincentii – T. socranskii – T. pectinovorum

- Versorgung mit Amino- und Fettsäuren zur Energiegewinnung.
- Treponema denticola ist auf α_2-Globulin angewiesen.
- Schwarzpigmentierte, gramnegative Anaerobier der Gattungen Prevotella und Porphyromonas benötigen Hämin, Eisen und/oder Vitamin K.
- Vitamin K kann von Prevotella intermedia und Bakterien der P.-melaninogenica-Gruppe durch Steroidhormone wie Estradiol oder Progesteron substituiert werden.

- Während der Schwangerschaft daher häufig überproportionale Vermehrung dieser Mikroorganismen in gingivalen Taschen mit der Folge einer *Schwangerschaftsgingivitis*.
- Begünstigung von obligat anaeroben Bakterien in tiefen parodontalen Taschen:
  - Niedriges Redoxpotential (–80 bis –100 mV)
  - Geringer Sauerstoffpartialdruck von durchschnittlich etwa 13 mmHg.
- Individuelle Diät (Häufigkeit und Zusammensetzung der Nahrung) hat keinen Einfluss.
- Spezifische Beziehungen zwischen Parodontalpathogenen und eher nützlichen Bakterien der Mundflora (Synergismen, Antagonismen) sind bei der Kolonisierung des subgingivalen Raums von großer Bedeutung.

Zahnstein

- Zahnstein ist mineralisierte bakterielle Plaque:
  - **Merke**: Zahnstein ist keine primäre Ursache destruktiver Parodontalerkrankungen.
  - Er ist allerdings stets von vitaler Plaque bedeckt; Zahnsteinentfernung ist daher nach wie vor eine zentrale Maßnahme jeder Parodontaltherapie.
- Die Neigung zur Zahnsteinbildung wie auch zur Plaquebildung ist variabel. Mineralisierung der Plaque durch Mineralien des Speichels oder des Gingivaexsudats:
  - Der CO_2-Partialdruck des originären Speichels nimmt im Mund rasch ab.
    - Dies löst einen Anstieg des pH-Werts aus.
    - Gelöste Mineralien des Speichels präzipitieren.
  - **Merke**: Der pH-Wert kann auch durch Produktion von Ammoniak aus Harnstoff ansteigen.
- *Supragingivaler Zahnstein* findet sich vornehmlich gegenüber den Ausführungsgängen der großen Speicheldrüsen:
  - bei Schneidezähnen im Unterkiefer lingual
  - bei 1. Molaren im Oberkiefer bukkal.
- *Subgingivaler Zahnstein* bedeckt die Zahnoberfläche innerhalb der parodontalen Tasche. Ausgenommen ist ein etwa 0,5 mm breiter Saum am Boden der Tasche.
- Im Zahnstein lassen sich unterschiedliche Kristallstrukturen von Calciumphosphat nachweisen (Tab. 2.**2**).

Tabelle 2.**2** Kristallstrukturen von Calciumphosphat im Zahnstein

Name	Summenformel	Vorkommen
Brushit	$CaHPO_4 \times 2\,H_2O$	
Octacalciumphosphat	$Ca_4H(PO_4)_3 \times 2\,H_2O$	v. a. in äußeren Lagen von supragingivalem Zahnstein
Hydroxylapatit	$Ca_{10}(OH)_2(PO_4)_6$	v. a. in inneren Lagen von supragingivalem Zahnstein
Whitlockit	$Ca_3(PO_4)_2$	Hauptbestandteil von subgingivalem Zahnstein; enthält kleine Mengen Magnesium

Identifikation der Parodontalpathogene

- Die meisten Erkrankungen der Mundhöhle werden durch Bakterien verursacht. Gängige präventive Konzepte basieren daher vielfach auf der Vorstellung, die Bakterienmassen in der Mundhöhle zu reduzieren: „Ein sauberer Zahn wird nicht krank".
  - Die Haupterkrankungen der Mundhöhle, Karies und entzündliche Parodontopathien, werden nicht von der Gesamtmenge der Bakterien oder von „der Plaque" verursacht.
  - **Merke**: Karies und Parodontalerkrankungen sind zumeist *endogene Infektionen*, die an bestimmte Voraussetzungen geknüpft sind:
    - Vorhandensein einer ökologischen Nische.
    - Bestimmte Änderungen der äußeren Bedingungen fördern die Vermehrung bestimmter Segmente der komplexen Flora.
    - Eine geänderte Abwehrlage kann dafür verantwortlich sein, dass der Wirtsorganismus die pathogene Flora in der Nische nicht mehr beherrscht.
- Damit ein spezifisches Pathogen als Ursache einer bestimmten Erkrankung identifiziert werden kann, sollten grundsätzlich die *Koch-Postulate* erfüllt sein:
  - Das Pathogen wird ausnahmslos bei jedem Erkrankungsfall gefunden.
  - Es kann auf künstlichen Nährböden in Reinkultur isoliert werden.
  - Im Tierexperiment erzeugt die Inokulation dieser Kulturen eine ähnliche Erkrankung.
  - In den Läsionen dieser Tiere lässt sich das Pathogen nachweisen.
- Für orale Infektionen wurden die Koch-Postulate modifiziert (Socransky 1979):
  - Das Pathogen ist mit erkrankten Regionen *assoziiert*; es sollte in gesunden Regionen oder bei anderen Formen der Erkrankung fehlen.
  - Die *Elimination* des Pathogens sollte zu einer Ausheilung der Erkrankung führen.
  - Abnorme zelluläre oder humorale *Immunantwort* auf das mögliche Pathogen bei gleichzeitig vorliegender normaler Reaktion auf andere Mikroorganismen.
  - Mit Einschränkungen können *Tierexperimente* Hinweise liefern.
  - Nachweis von *Virulenzfaktoren*.
- Basierend auf diesen Kriterien wurden folgende Pathogene identifiziert:
  - Pathogene mit starker Assoziation zu Parodontalerkrankungen:
    - Actinobacillus actinomycetemcomitans
    - Porphyromonas gingivalis
    - Bacteroides forsythus.
  - Mögliche Pathogene mit mäßiger Assoziation zu Parodontalerkrankungen:
    - Treponema denticola
    - Prevotella intermedia
    - Campylobacter rectus
    - Peptostreptococcus micros
    - Eikenella corrodens
    - Fusobacterium spp.
    - Eubacterium spp.
    - β-hämolysierende Streptokokken.
  - In Einzelfällen von Bedeutung:
    - Staphylococcus spp.
    - Pseudomonas spp.
    - Enterokokken, enterische Stäbchen
    - Candida spp.

Infektionstypen

➤ Unterschiedliche Infektionsarten sind möglich und differenzialdiagnostisch zu berücksichtigen (Abb. 2.**3**):
  - **Endogene Infektion** mit Bakterien, die zur normalen Flora der Haut, Nase, Mundhöhle sowie des Intestinal- und Urogentialtrakt gehören. **Merke**: Angehörige der Standortflora können in anderen Organsystemen lebensbedrohliche Infektionen auslösen.
    - Bei schlechter Mundhygiene, Änderungen in der ökologischen Nische oder drastischen Änderungen in der lokalen oder systemischen Abwehr kommt es zur überproportionalen Vermehrung dieser Kommensalen, d. h. potenziell pathogener Bakterien, die in jeder Mundhöhle vorkommen.
    - Dies kann zur Entwicklung einer Parodontitis führen.
  - **Opportunistische Infektion** in einem systemisch oder lokal geschwächten Organismus. Opportunistische Pathogene sind normalerweise nicht besonders virulent.

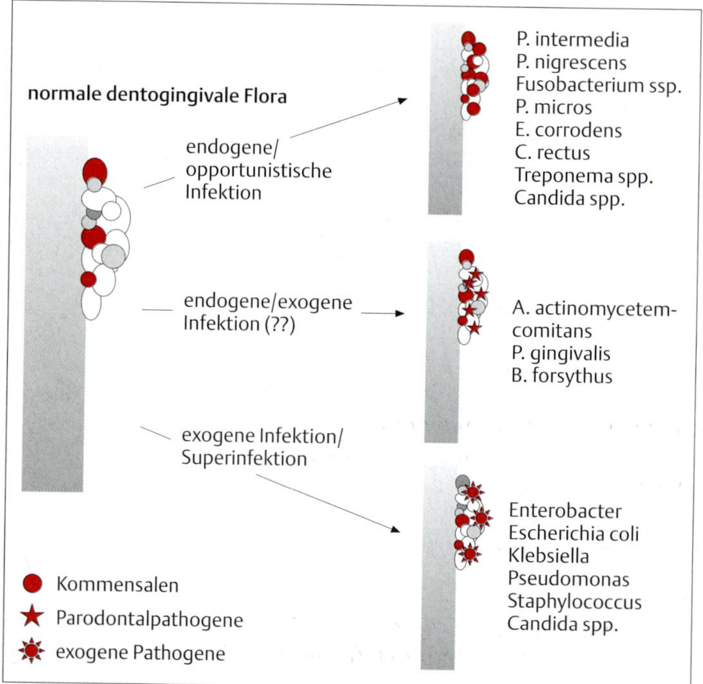

Abb. 2.**3** Typen parodontaler Infektionen. In einer normalen dentogingivalen Flora können sich einige hauptsächlich gramnegative Kommensalen bei Änderung der lokalen Verhältnisse in der ökologischen Nische überproportional vermehren und Parodontitis auslösen. In einem besonders anfälligen Wirtsorganismus spricht man von opportunistischer Infektion. Virulente Varianten einiger Parodontalpathogene wie A. actinomycetemcomitans und P. gingivalis kommen bei gesunden parodontalen Verhältnissen nicht im dentogingivalen Biofilm vor. Gelangen sie von außen in die Mundhöhle, können sie Parodontitis auslösen. Viele Menschen besitzen einen Carrierstatus, ohne schwere Formen der Parodontitis zu entwickeln. Typische exogene Pathogene sind normalerweise keine Mitbewohner der Mundhöhle. Auch sie können bei dauerhafter Etablierung Parodontitis auslösen oder im Sinne einer Superinfektion die Progression der Erkrankung beschleunigen.

- **Exogene Infektion** mit Mikroorganismen, die im Allgemeinen nicht in der Mundhöhle auftreten:
  - Unter den Parodontalpathogenen kommen am ehesten A. actinomycetemcomitans und P. gingivalis als exogene Pathogene infrage. Insbesondere *virulente Varianten* werden bei gesunden parodontalen Verhältnissen nicht angetroffen.
  - Übertragung durch parodontal erkrankte Eltern im Wechselgebiss ist möglich.
  - Relativ häufig ist ein Carrierstatus: Träger der Bakterien erkranken zunächst nicht.
  - Darüber hinaus sind exogene Infektionen mit Enterobakterien, Pseudomonaden, Staphylokokken etc. möglich. Diese Bakterien können im Sinne einer *Superinfektion* (exogen oder endogen) eine bestehende Parodontitis negativ beeinflussen.

➤ A. actinomycetemcomitans, P. gingivalis und B. forsythus werden zurzeit als auslösende Ursache der meisten Formen der marginalen Parodontitis angesehen. Allerdings:
- Bakterien alleine sind nicht in der Lage, eine destruktive Parodontitis auszulösen.
- Ob eine parodontale Infektion erfolgt, hängt von verschiedenen Faktoren ab:
  - anfälliger Wirt
  - Anwesenheit der Pathogene
  - Abwesenheit eher nützlicher Mikroorganismen
  - förderliche Ökologie in der Tasche.

Der anfällige Wirt

➤ Bei aggressiver Parodontitis wird häufig eine eingeschränkte Funktionstüchtigkeit neutrophiler Granulozyten (Chemotaxis, Phagozytose) beobachtet.

➤ Eine auffällig gesteigerte Anfälligkeit oder Empfänglichkeit für parodontale Infektionen geht mit einer allgemein oder lokal überschießenden, verminderten oder inadäquaten Reaktion auf die bakterielle Herausforderung einher:
- Es erfolgt eine überschießende Freisetzung von Prostaglandin E_2 und Interleukin 1β von Monozyten als Reaktion auf Lipopolysaccharide der Zellwand einiger gramnegativer Bakterien.
- Die systemische Komponente könnte Ausdruck für einen allgemein zugrunde liegenden Mechanismus sein, der das betroffene Individuum einem erhöhten Risiko für chronische Entzündungen aussetzt (hyperreaktiver Makrophagenphänotyp).
- In diesem Zusammenhang stehen beobachtete Assoziationen zwischen schweren Formen der marginalen Parodontitis und:
  - koronarer Herzerkrankung (KHK), Koronarinfarkt
  - Apoplex
  - geringem Geburtsgewicht.

➤ Allgemeinerkrankungen wie ein insuffizient eingestellter *Diabetes mellitus* (Typ I oder Typ II) oder Infektion mit HIV, dem human immunodeficiency virus, erhöhen das Risiko für eine marginale Parodontitis.

➤ Hormonelle Auswirkungen von *psychischem Stress:*
- Erhöhte Anfälligkeit für bestimmte entzündliche Parodontalerkrankungen wie die nekrotisierende ulzerative Gingivitis/Parodontitis.
- Stress und die mehr oder weniger vorhandenen Möglichkeiten der Stressbewältigung sind ebenfalls mit marginaler Parodontitis assoziiert.

➤ Genetische Faktoren (siehe unten).

➤ Tabakkonsum (siehe unten).

Anwesenheit der Pathogene

- Auf Pathogene wie A. actinomycetemcomitans, P. gingivalis und B. forsythus reagiert der infizierte Wirtsorganismus häufig mit der Produktion spezifischer Antikörper:
  - Als Reaktion auf Antigene gramnegativer Bakterien des subgingivalen Biofilms werden v. a. spezifische Antikörper der Subklasse IgG2 produziert.
  - Bei lokalisierter aggressiver Parodontitis wurden ähnlich hohe Antikörpertiter gegen A. actinomycetemcomitans beobachtet wie gegen Treponema pallidum bei tertiärer Lues: 0,1 – 1 µg/ml. Protektive Antikörper schützen vor Entwicklung einer generalisierten Form.
- Um pathogen zu werden, muss ein Bakterium *Virulenzfaktoren* aufweisen (Tab. 2.**3**):
  - Adhäsion an den Geweben des Wirtsorganismus
  - Wachstum und Vermehrung innerhalb der ökologischen Nische
  - Umgehung der wirtseigenen Abwehrmechanismen
  - aktive Destruktion des besiedelten Gewebes.
- Die Expression von Virulenzfaktoren bei ein und derselben Spezies unterliegt starken Schwankungen:
  - Sie ist z. T. genetisch bedingt.
  - Oder sie hängt von Wachstumsbedingungen ab.
- Eine besonders toxische Variante von A. actinomycetemcomitans, die Leukotoxin in größerer Menge freisetzt, wurde bislang nur bei Menschen afrikanischer Herkunft (Afrikanern, Afroamerikanern, Afroindianern) isoliert:
  - Orale Infektionen mit diesem Klon erhöhen das Risiko einer aggressiven Parodontitis beträchtlich (Abb. 2.**4**).
  - Toxische Klone von A. actinomycetemcomitans wurden bei Menschen nordeuropäischer und asiatischer Herkunft bisher nicht beobachtet.
- Die destruktiven Effekte der verschiedenen Virulenzfaktoren unterschiedlicher Pathogene innerhalb einer parodontalen Tasche addieren sich:

Tabelle 2.3 Virulenzfaktoren der Parodontalpathogene A. actinomycetemcomitans und P. gingivalis

	Adhäsion/Kolonisierung	**Umgehung der Wirtsabwehr**	**Gewebsdestruktion**
A. actinomycetemcomitans	• Kapselantigen, Pili, Vesikel • Antagonismus zu S. sanguis und A. naelundii 2	• Leukotoxin • Chemotaxishemmung • Fc-bindendes Protein • Suppression von Lymphozytenfunktionen	• Zytotoxin • Endotoxin • Kollagenase • Hemmung von Fibroblastenfunktionen • alkalische und saure Phosphatasen
P. gingivalis	• Kapselantigen, Pili, Vesikel • Synergismus zu T. denticola	• Hemmung der Chemotaxis • Spaltung von Immunglobulinen	• Kollagenase • trypsinartige Aktivität • fibrinolytische Aktivität • Endotoxin • Proteasen • Phospholipase A • alkalische und saure Phosphatasen

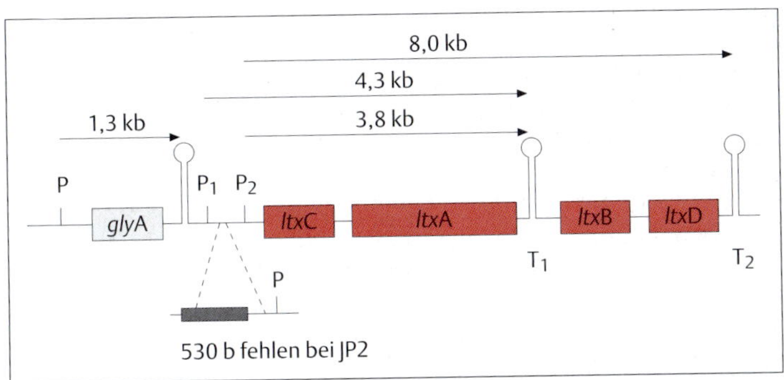

Abb. 2.**4** Genkarte des Leukotoxin-Gens von A. actinomycetemcomitans. Das membrangebundene Leukotoxin gehört zusammen mit dem Hämolysin von Escherichia coli und dem Leukozidin von Pasteurella haemolytica in die Familie der RTX-Toxine, die Porenbildung in der Zellmembran neutrophiler Granulozyten und Monozyten verursachen. Das Operon besteht aus 4 Genen: *ltx*C ist für die Aktivierung des primären Produkts von *ltx*A verantwortlich, *ltx*A kodiert das Toxin selbst, *ltx*B und *ltx*D kodieren Proteine für den intrazellulären Transport. Im Vergleich zu nichttoxischen Stämmen fehlen bei dem hoch toxischen Stamm JP2 530 Basenpaare (0,53 kb) in der Promotorregion des Leukotoxingens. Derartige Stämme produzieren 10–20fach höhere Konzentrationen von Leukotoxin als schwach toxische Stämme. Bei intraoraler Infektion mit diesem Stamm ist das Risiko, aggressive Parodontitis zu entwickeln, stark erhöht (nach Lally et al. 1996).

- Leukotoxin und Zytotoxin von A. actinomycetemcomitans
- Kollagenase
- Endotoxin (Lipopolysaccharide)
- Faktoren, die das Wachstum und die Proliferation von Fibroblasten hemmen oder Osteoklasten aktivieren
- trypsinartige Peptidasen von P. gingivalis, B. forsythus und T. denticola
- Fibrinolysin und andere proteolytische Enzyme
- saure und alkalische Phosphatasen
- toxische Substanzen wie Schwefelwasserstoff (H_2S), Ammoniak (NH_3) oder Fettsäuren.

Abwesenheit nützlicher Mikroorganismen

➤ Grampositive Bakterien haben sich im Laufe der Evolution enger an die Verhältnisse innerhalb der menschlichen Mundhöhle adaptiert und können u. U. bestimmte, weniger robuste, parodontalpathogene Mikroorganismen in Schach halten (Abb. 2.**5**).
  - Antagonistischen Mikroorganismen beeinflussen die Möglichkeiten pathogener Bakterien, sich im Bereich der parodontalen Tasche zu etablieren.
  - Die Identifikation dieser (nützlichen) Bakterien basiert auf:
    - dem regelmäßigen Nachweis bei gesunden parodontalen Verhältnissen und nach erfolgreicher Therapie der Parodontitis
    - ihrem Vorkommen während inaktiver Phasen der Parodontitis.
  - Die Anwesenheit scheint konzentrationsabhängig die Etablierung typischer Parodontalpathogene praktisch auszuschließen. Es handelt sich v. a. um:
    - Aktinomyzeten
    - Capnocytophaga ochracea
    - Streptococcus mitis
    - S. sanguis II
    - Veillonella parvula.

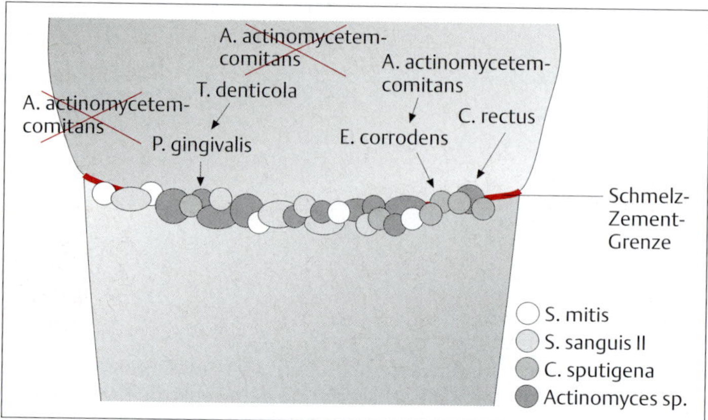

Abb. 2.**5** Einfluss parodontal nützlicher Bakterien (z. B. Streptococcus mitis, S. sanguis II, Capnocytophaga sputigena oder Aktinomyzeten) an der Schmelz-Zement-Grenze auf die Etablierung von Parodontalpathogenen (z. B. Porphyromonas gingivalis, Actinobacillus actinomycetemcomitans, Eikenella corrodens, Campylobacter rectus, Treponema denticola). A. actinomycetemcomitans kann z. B. nicht wachsen, wenn S. sanguis II bereits vorhanden ist (Antagonismus). Hat allerdings bereits C. sputigena Kolonien gebildet, können sich A. actinomycetemcomitans, C. rectus und E. corrodens etablieren (Synergismus). T. denticola hat keine Chance bei Anwesenheit von A. actinomycetemcomitans (adaptiert nach Socransky et al. 1988).

- Eine große Rolle spielen wechselseitige Antagonismen:
  - S. sanguis hemmt durch Produktion von H_2O_2 das Wachstum von A. actinomycetemcomitans.
  - A. actinomycetemcomitans setzt ein Bakteriozin frei, das mit dem Wachstum einer Reihe von Streptokokken und A. viscosus interferiert.

Förderliche Ökologie in der parodontalen Tasche

➤ Die ökologischen Bedingungen im Bereich des gingivalen Sulkus und der parodontalen Tasche sind sehr variabel. Sie bestimmen die komplexe Zusammensetzung der Mikroflora aus v. a. obligat anaeroben, gramnegativen, relativ empfindlichen Bakterien (Abb. 2.**6**).

➤ Viele pathogene Mikroorganismen regulieren die Expression der ihnen zur Verfügung stehenden Virulenzfaktoren mithilfe bestimmter Signale aus ihrer *Umgebung*.
- Spezifische Reaktionen auf die vorliegenden ökologischen Bedingungen ermöglichen eine Kolonisierung und Invasion des Wirtsorganismus. Von Bedeutung sind:
  - pH-Wert
  - Redoxpotential
  - osmotischer Druck
  - Temperatur
  - Eisen-, Magnesium-, Calciumkonzentrationen
  - Sauerstoffpartialdruck
  - Antikörpertiter.
- Die Abwesenheit von Sauerstoff steigert z. B. die Leukotoxinfreisetzung besonders virulenter Stämme von A. actinomycetemcomitans um mehr als das Dreifache.
- Dagegen scheint die Verfügbarkeit von Eisen für die Regulierung der Leukotoxinexpression bei diesem Pathogen keine Rolle zu spielen.

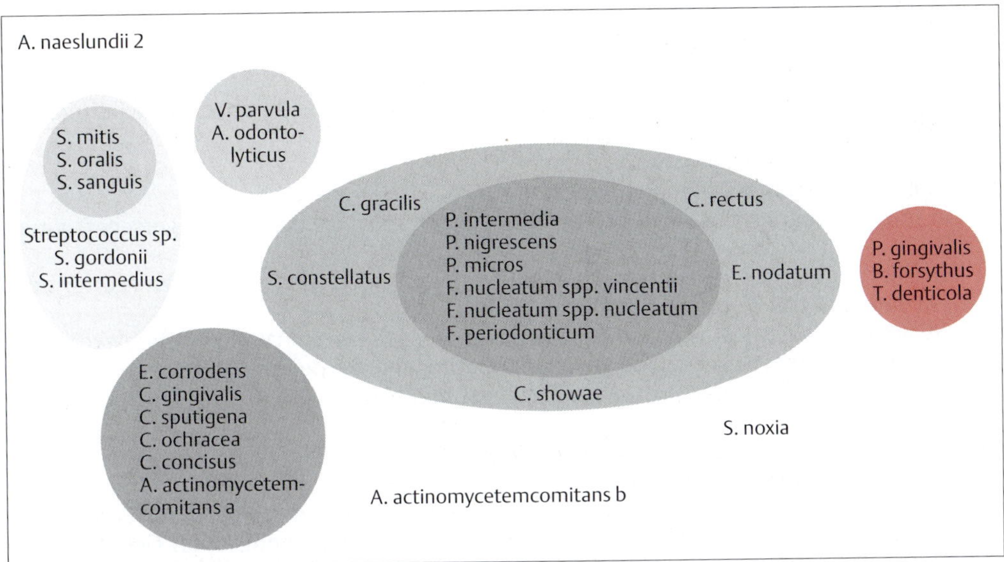

Abb. 2.**6** Die Bakterien der Mundhöhle sind in Komplexen organisiert. Die Graphik verdeutlicht außerdem eine zeitliche Abfolge der Kolonisierung auf der Zahnoberfläche, links beginnend mit den Erstkolonisieren (A. naeslundii 2, der am häufigsten vorkommende Keim und Streptokokken). Der große Komplex in der Mitte beinhaltet potenzielle Parodontalpathogene (Prevotella spp., Fusobacterium spp., Campylobacter spp.), die normalerweise in geringer Konzentration in jeder Mundhöhle zu finden sind und sich nur bei Änderung der ökologischen Nische stark vermehren und pathologische Zustände hervorrufen können. Im roten Komplex finden sich Parodontalpathogene, die eng mit destruktiver Parodontitis assoziiert sind, P. gingivalis und B. forsythus. A. actinomycetemcomitans Serotyp b ist ein Außenseiter in der komplexen Flora. Serotyp a hat eine Beziehung zu dem Komplex mit E. corrodens und Capnocytophaga spp. (nach Socransky et al. 1998).

  - Die Menge an verfügbarem Eisen bestimmt jedoch die Expression bestimmter äußerer Membranproteine von P. gingivalis.
- Die starke Abhängigkeit der Virulenz parodontalpathogener Mikroorganismen von den Bedingungen in ihren ökologischen Nischen erklärt teilweise die lange Latenz zwischen Erstkolonisierung und Ausbruch der Erkrankung (parodontale Infektion).

Transmission

- Die Hauptverursacher von Karies und Parodontalerkrankungen, Mutans-Streptokokken, A. actinomycetemcomitans und P. gingivalis, werden von Mensch zu Mensch übertragen.
  - Das Hauptinfektionsfenster von Mutans-Streptokokken liegt z. B. bei einem Alter von etwa 24 Monaten.
  - Je früher eine Infektion erfolgt, umso mehr Karies ist z. B. im Alter von 4 Jahren zu erwarten.
- Dies hat Konsequenzen für die Primärprävention der Karies. Können die Verhältnisse im Mund der Mutter pränatal saniert werden (sog. *Primär-Primärprävention*), sodass eine Infektion des Kleinkinds aufgrund niedriger Zahlen von Mutans-Streptokokken in der Mundhöhle der Mutter eher unwahrscheinlich ist, wird die Entstehung von Karies im Milch- und bleibenden Gebiss verzögert, reduziert oder verhindert.

- Es ist heute möglich, die Flora der Mutter gezielt zu ändern:
  - Etablierung einer effektiven Mundhygiene
  - Änderung des Ernährungsverhaltens
  - vorübergehende Eradikation von Mutans-Streptokokken durch chlorhexidinhaltige Lacke
  - Sanierung offener kariöser Läsionen
  - konsequente unterstützende Nachsorge.
- Ein solches Programm ist gleichzeitig wirksame Prophylaxe der Schwangerschaftsgingivitis.
- Die Übertragung verschiedener Pathogene von der parodontal erkrankten Mutter oder dem Vater auf das Kind ist ebenfalls möglich:
  - A. actinomycetemcomitans und P. gingivalis werden erst im Wechselgebiss akquiriert.
  - Diese und andere potenzielle Parodontalpathogene werden in zahlreichen Ökosystemen außerhalb der parodontalen Tasche gefunden:
    - im Speichel
    - auf den Schleimhäuten des Zungenrückens
    - auf den Schleimhäuten der Tonsillen.
  - Die Übertragung von A. actinomycetemcomitans, P. gingivalis und anderen Parodontalpathogenen erfolgt als *Schmierinfektion* z.B. über den gemeinsamen Gebrauch von Zahnbürsten, Essbesteck oder den Austausch von Speichel:
    - *vertikal* von einem parodontal erkrankten Elternteil auf das Kind
    - auch *horizontal* zwischen erwachsenen Partnern.
- **Merke**: Zumindest die virulenten Varianten von A. actinomycetemcomitans und P. gingivalis können als exogene Pathogene betrachtet werden, deren frühzeitige Übertragung z.B. von der Mutter auf das Kind das Risiko einer Erkrankung erhöhen.

Allgemeines

- Eine nur unter experimentellen Bedingungen zu erzielende absolute und lange andauernde Abwesenheit von mikrobieller Plaque hat ein vollständiges Fehlen von Entzündungszellen im gingivalen Bindegewebe zur Folge: *histologisch gesunde Gingiva.*
- Die *klinisch normale Gingiva* weist einige Besonderheiten auf. Sie enthält praktisch immer ein Infiltrat aus neutrophilen Granulozyten und Lymphozyten:
  - Im Gegensatz zu anderen Geweben exprimieren die Endothelien des gingivalen Gefäßkomplexes *Adhäsionsmoleküle* wie E-Selectin.
  - Dadurch konstanter Strom neutrophiler Granulozyten, die den Plexus verlassen und durch das Bindegewebe und Saumepithel in Richtung Sulkus wandern.
  - Pro Minute erreichen selbst bei parodontal gesunden Menschen ca. 500.000 Leukozyten die Mundhöhle.
- Akute entzündliche Vorgänge gehen mit einer starken Rötung der Gingiva, ödematöser Schwellung und Exsudation einher. Die Veränderungen können v. a. bei Auftreten von Ulzerationen schmerzhaft sein. Ursache für die *akute Gingivitis* sind:
  - unspezifische Traumen:
    - Verbrennungen
    - Verätzungen
    - mechanische Insulte.
  - bakterielle Plaque.
- Histologisch zu differenzierende Stadien der plaqueassoziierten Gingivitis sind:
  - initiale Gingivitis
  - frühe Gingivitis
  - etablierte Gingivitis.
- Traditionell werden entzündliche Prozesse in 3 Phasen unterteilt:
  - Eine **akute Phase**, die nach Gewebstraumatisierung durch Invasion neutrophiler Granulozyten charakterisiert ist. Endogene Mediatoren beeinflussen die akute Reaktion:
    - *Vasodilatation*: Bradykinin und Prostaglandine.
    - Zunahme der *vaskulären Permeabilität*: Histamin und Leukotriene.
    - *Chemotaktische Faktoren*: Komplement und Leukotriene.
  - Die **immunologische Phase** beginnt mit dem Auftreten Antigen präsentierender Zellen.
  - **Chronische** Läsionen sind durch Zunahme Antikörper sezernierender Plasmazellen charakterisiert.
- **Merke**: Die klassischen Phasen der akuten und chronischen Entzündung können bei entzündlichen Parodontalerkrankungen nicht ohne Weiteres differenziert werden:
  - Akute Zeichen der Entzündung (z. B. Exsudation) finden sich bereits bei klinisch normaler Gingiva.
  - In der Folge koexistieren akute und chronische (immunologische) Komponenten der Entzündung.

Initiale Gingivitis

- Innerhalb von 2 – 4 Tagen nach Beginn der Plaqueakkumulation kommt es zu Veränderungen im Saumepithel und dem darunter liegenden Gefäßplexus. Klinisch erscheint die Gingiva völlig gesund: normale Gingiva (vgl. Abb. 1.**3**). Pathohistologisch zeigt sich die von akuter Entzündung geprägte *initiale Läsion* (Abb. 3.**1**):
  - Zunahme der Permeabilität der Gefäße unmittelbar lateral des Saumepithels mit Verlust des perivaskulären Kollagens
  - Exsudation von Plasmaproteinen

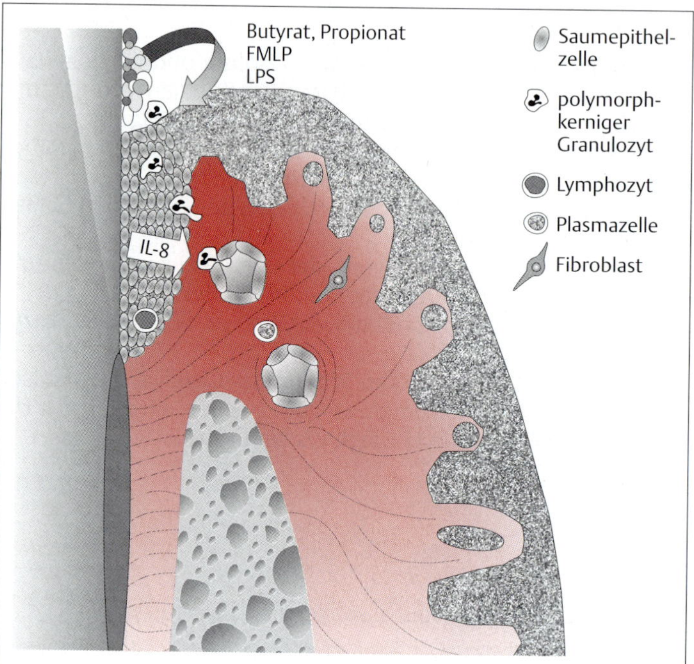

Abb. 3.**1** Schematische Darstellung der Komponenten der klinisch normalen Gingiva. Histologisch findet sich das Bild einer initialen Läsion. Bakterien der supragingivalen Plaque produzieren Metabolite wie Butyrat, Propionat, chemotaktische Peptide wie *N*-Formyl-methionyl-leucyl-phenylalanin (FMLP) und Lipopolysaccharid (LPS). Dies hat zur Folge, dass Saumepithelzellen u. a. das Chemokin IL-8 freisetzen. Der chemotaktische Gradient in das Saumepithel und den Sulkus weist den polymorphkernigen Granulozyten (PMN, von engl.: polymorpho-nuclear) aus dem gingivalen Venolenkomplex den Weg. Vereinzelt Lymphozyten und Plasmazellen (adaptiert nach Page & Schroeder 1990).

- Polymorphkernige Granulozyten (PMN, von engl.: polymorpho-nuclear) wandern zielgerichtet in großer Zahl in und durch das Saumepithel bis in den Sulkus.
- Folge ist eine Auflockerung der Saumepithelzellen im Bereich des Sulkusbodens.
- Die Migration der Granulozyten hat die Zunahme von Leukotrien B_4 im Gingivaexsudat zur Folge, ein Produkt degranulierender neutrophiler Granulozyten.

➤ Endogene Mediatoren sind für die initialen Vorgänge der Entzündung verantwortlich:
- vasoaktive Amine (Histamin, Serotonin)
- Plasmaproteasen (Kinin-, Komplement-, Plasminsysteme)
- Metaboliten der Arachidonsäure: Prostaglandine, Leukotriene (Abb. 3.**2**) mit zahlreichen bedeutsamen biologischen Funktionen (Tab. 3.**1**).

➤ Die etwa 20 Proteine des *Komplementsystems* bilden wie das Gerinnungssystem, die Fibrinolyse und die Kininbildung ein getriggertes Plasmaenzymsystem:
- Derartige Systeme reagieren rasch und amplifizierend auf einen auslösenden Faktor im Sinne einer Reaktionskaskade.
- Das Produkt einer Reaktion ist enzymatischer Katalysator des nächsten Schritts.

➤ Komplementaktivierung erfolgt:
- Über den *klassischen Pfad*, bei dem Antigen-Antikörper-Komplexe erforderlich sind.
- Über den *alternativen Pfad*, der durch mikrobielle Polysaccharide ausgelöst wird (Abb. 3.**3**).

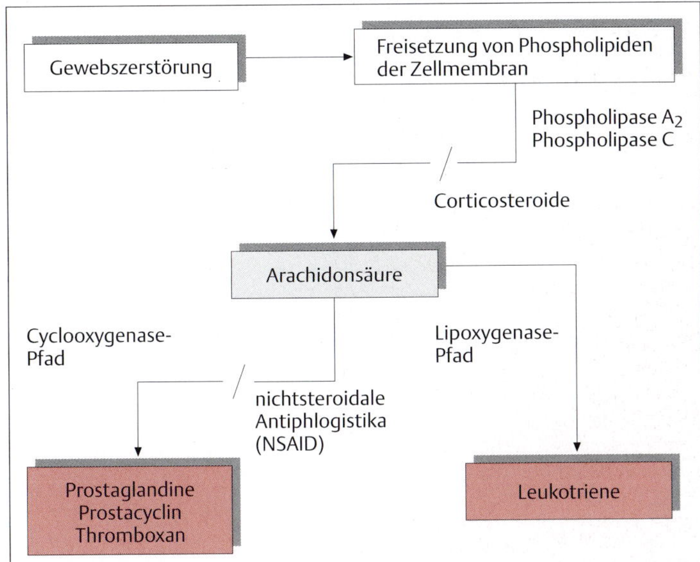

Abb. 3.**2** Metabolite der Arachidonsäure spielen während der Entzündungsreaktion einer Reihe chronischer Erkrankungen eine wichtige Rolle. Arachidonsäure ist normalerweise mit Phospholipiden der Zellmembran verestert. Bei Gewebszerstörung kommt es zur Aktivierung von Phospholipasen und zur Freisetzung der Arachidonsäure (Glucocorticoide verhindern die Aktivierung der Phospholipasen). Prostaglandine, Prostacyclin und Thromboxan entstehen durch Aktivierung der Cyclooxygenasen COX1 und COX2 (Hemmung durch nichtsteroidale Antiphlogistika, NSAID), während Lipoxygenase zur Formation der Leukotriene führt. Viele Arachidonsäuremetaboliten entfalten bedeutende biologische Aktivitäten (Tab. 3.**1**).

Tabelle 3.**1** Biologische Funktionen der Arachidonsäuremetaboliten

Metabolit	**Funktionen**
Prostaglandine	Vasodilatation Schmerzerzeugung Thrombozytenaggregation Beeinflussung von T-Lymphozyten, Inhibierung der Zytokinproduktion Stimulierung der Osteoklasten
Leukotriene	erhöhen vaskuläre Permeabilität ermöglichen Adhäsion von PMN an Endothelien Stimulierung der Chemotaxis von PMN und eosinophilen Granulozyten induzieren lysosomale Degranulation der PMN Steigerung der T-lymphozytaren Chemokinese

➤ Zentrale Komponente ist C3, ein Protein mit einer Molmasse von 195 Kilodalton und einer Plasmakonzentration von 1,2 mg/ml:
  - Unter normalen Bedingungen kann das sehr langsam spontan entstehende größere Fragment C3b in Anwesenheit von Mg^{2+} einen Komplex mit der Komplementkomponente Faktor B erzeugen. Nach Spaltung durch das Plasmaenzym Faktor D entsteht C3bBb mit enzymatischer Aktivität (C3-Konvertase).

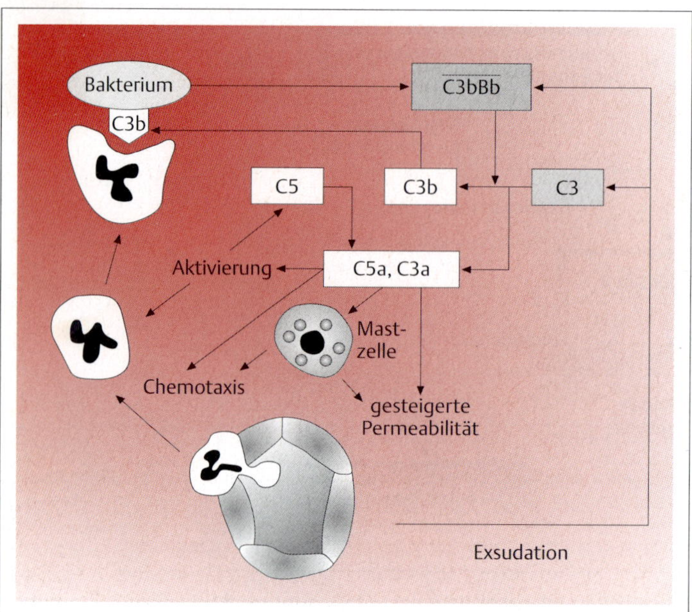

Abb. 3.**3** Akute Entzündungsreaktion durch Aktivierung des alternativen Komplementpfades. Zunächst wird die C3-Konvertase $\overline{\text{C3bBb}}$ auf der Bakterienoberfläche stabilisiert und spaltet große Mengen von C3 in die Fragmente C3a und C3b. C3b bindet am Bakterium, C3a aktiviert C5. Das Spaltprodukt C5a ist ein chemotaktischer Faktor für PMN, die das Gefäß verlassen und das Bakterium ansteuern. C3a und C5a sind Anaphylatoxine, die Mastzellen zur Degranulation veranlassen. Mastzellen setzen vasoaktive Mediatoren frei, die eine Anreicherung weiterer PMN und Komplement im Gewebe zur Folge haben.

  - Die C3-Konvertase $\overline{\text{C3bBb}}$ wird auf der Bakterienoberfläche durch das Serumprotein Properdin stabilisiert und durch mikrobielle Polysaccharide aktiviert.
  - Die C3-Konvertase spaltet große Mengen von C3 in die Fragmente C3a und C3b.
  - C3b bindet an das Bakterium.
  - C3a aktiviert C5, das in C5a und C5b gespalten wird.
- Die Komplementkomponenten C3a und C5a entfalten biologische Abwehrfunktionen:
  - C5a ist ein stark chemotaktischer Faktor für PMN.
  - C3a und C5a sind ausgesprochene Anaphylatoxine. Sie führen zur:
    - Degranulation von Mastzellen
    - Freisetzung vasoaktiver Mediatoren wie Histamin und Leukotrien B_4 (Zunahme der Gefäßpermeabilität) und Prostaglandinen (Vasodilatation).
- Die weitere Aktivierung des Komplementsystems hat Porenbildung in der Zellmembran mit Lyse der Bakterien zur Folge:
  - C5b bindet locker an C3b.
  - C6 und C7 binden sequenziell an C5b.
  - Mit C8a und C9 kommt es zur Bildung des Membran-Attackierungs-Komplexes.
- Damit Leukozyten den Venolenplexus verlassen, müssen Adhäsionsmoleküle auf Endothelzellen und Leukozyten verstärkt exprimiert werden (Abb. 3.**4**).
  - Bakterienprodukte wie Lipopolysaccharide (LPS) gramnegativer Bakterien oder Proteine können *direkt* in Form von abgespaltenen Vesikeln der Bakterienoberfläche mit den Endothelzellen der Kapillaren und Venolen im gingivalen Bindegewebe reagieren.

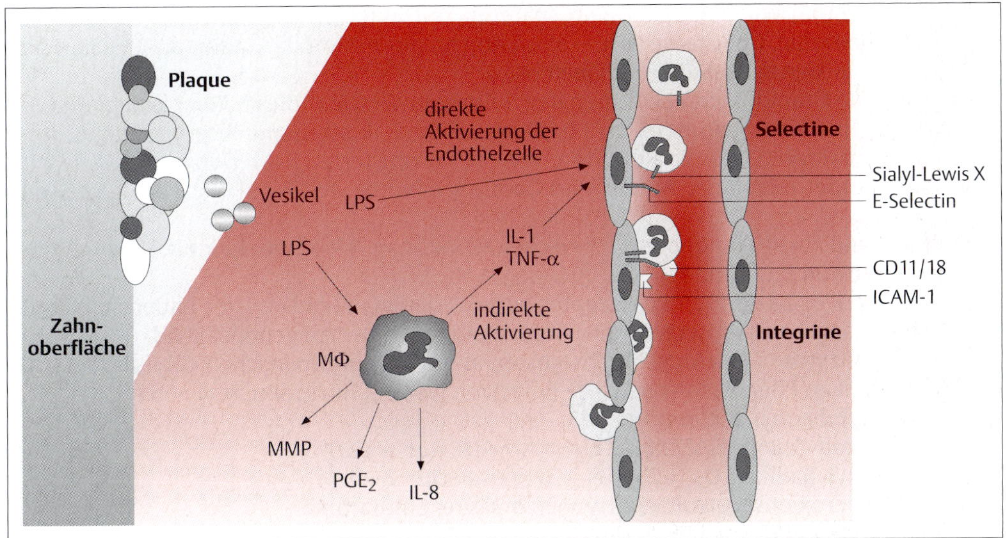

Abb. 3.**4** Die Aktivierung der Endothelzellen erfolgt direkt über abgespaltene Vesikel mit Lipopolysaccharid (LPS) gramnegativer Bakterien auf der Zahnoberfläche oder indirekt über die proinflammatorischen Zytokine Interleukin 1 (IL-1) und Tumornekrosefaktor alpha (TNF-α), die von Makrophagen (Mφ) neben anderen Zytokinen und Matrixmetalloproteinasen (MMP), Prostaglandin E_2 (PGE_2) und dem Chemokin IL-8 freigesetzt werden. E-Selectin wird an der Gefäßinnenwand exprimiert. Es bindet locker über Lewis-Blutgruppenantigen an Granulozyten, deren Geschwindigkeit im Blutstrom sich stark verlangsamt. Wenn die neutrophilen Granulozyten auf dem Endothel rollen, kann eine feste Haftung über den Leukozytenadhäsionsrezeptor CD11/18 und das interzelluläre Adhäsionsmolekül ICAM-1 erfolgen. Danach wandert der Granulozyt aus dem Gefäß aus (nach Darveau et al. 1997).

- Die *indirekte* Aktivierung über Makrophagen ist ebenfalls möglich, die nach Kontakt mit LPS oder Bakterienproteinen proinflammatorische Zytokine wie Interleukin 1 (IL-1) und Tumornekrosefaktor alpha (TNF-α) freisetzen.
- In beiden Fällen wird an der Gefäßinnenseite das Adhäsionsmolekül E-Selectin exprimiert, das die Granulozyten dazu veranlasst, auf dem Endothel zu rollen.
- Nach Kontakt des Leukozytenadhäsionsrezeptors CD11/18 mit dem endothelialen Integrin ICAM-1 (interzelluläres Adhäsionsmolekül 1) kommt es zur amöboiden Diapedese (Abb. 3.**4**).

➤ Die Migration der Granulozyten folgt den Gradienten chemotaktischer Faktoren:
- bakterielle Peptide, z. B. *N*-Formyl-methionyl-leucyl-phenylalanin (FMLP).
- chemotaktische Zytokine (Chemokine) wie IL-8; dieses wird von den Zellen des Saumepithels in großen Mengen an das Bindegewebe abgegeben.
- von anderen Granulozyten freigesetzte Moleküle wie Leukotrien B_4
- Komplementkomponente C5a.

➤ Für die zielgerichtete Migration der Granulozyten sind ausreichende Zahlen entsprechender funktionstüchtiger Oberflächenrezeptoren erforderlich.

➤ Das Saumepithel exprimiert das Integrin ICAM-1:
- Ermöglicht neutrophilen Granulozyten und einigen Lymphozyten über den Leukozytenadhäsionsrezeptor CD11/18 die Adhäsion.
- Das Saumepithel signalisiert somit dem darunter liegenden Bindegewebe die Anwesenheit von Bakterien.

- Im Saumepithel wie auch zu einem späteren Zeitpunkt im Taschenepithel finden sich neurale Elemente. Über seine Barrierefunktion hinaus nimmt das Saumepithel daher *sensorische* und *signalgebende Funktionen* wahr.
- Neutrophile Granulozyten erreichen den Sulkus; unterstützt durch *Komplement* und *Antikörper* (Opsonine) kommt es zur Phagozytose von Bakterien und ihrer Produkte.
- Leukozyten docken über Fc-Rezeptoren an die opsonisierten Bakterien an:
  - FcγRI bindet mit hoher Affinität an Gammaglobuline der Subklassen IgG1, IgG3 und IgG4.
  - FcγRII und FcγRIII binden mit schwacher Affinität an Antikörperkomplexe oder Aggregationen von IgG1 und IgG3.
  - FcγRII bindet als einziger Fc-Rezeptor an IgG2, der IgG-Subklasse, die hauptsächlich gegen Polysaccharidkapselantigene gramnegativer Bakterien gebildet wird.
- Nach Phagozytose verschmelzen Phagosomen mit zytoplasmatischen Granula (Tab. 3.**2**) und werden zu Phagolysosomen. Die Bakterien werden intrazellulär abgetötet:
  - *sauerstoffabhängige Abtötung:*
    - Superoxid-Anion: $NADPH + 2\,O_2 \xrightarrow{\text{Oxidase}} NADP + H^+ + 2\,O_2^-$
    - Hydroxyl-Radikal: $O_2^- + 2\,H_2O \rightarrow 2\,H_2O_2 \rightarrow \cdot OH$
    - myeloperoxidasevermittelt: Hypochlorsäure, Chloramine
  - *sauerstoffunabhängige Abtötung:*
    - Myeloperoxidase
    - Defensine: spezifische antibiotische Peptide
    - Kathepsine
    - Lactoferrin
    - Lysozym.
- Die extrazelluäre Abgabe des Granulainhalts zur Abwehr invasiver Bakterien hätte erhebliche Gewebszerstörung zur Folge:
  - Endopeptidasen (Proteasen) werden allerdings durch α_2-Makroglobulin und α_1-Proteinaseinhibitor inaktiviert.
  - Andererseits können potente Proteasen parodontaler Mikroorganismen diese Inhibitoren spalten. Beispiel: Gingipain von P. gingivalis.

Tabelle 3.2 Zytoplasmatische Granula polymorphkerniger Granulozyten

Enzyme	Primäre (azurophile) Granula	Sekundäre (spezifische) Granula
Mikrobizide Enzyme	Myeloperoxidase Lysozym	Lysozym
Neutrale Proteasen	Elastase Kathepsin G Proteinase 3	Kollagenase
Saure Hydrolasen	*N*-Acetyl-β-glucosaminidase Kathepsin B, D β-Glucuronidase β-Glycerophosphatase β-Mannosidase	
Andere	Defensine kationische Proteine bakterizider/permeabilitätssteigernder Faktor	Lactoferrin Cobalophilin CR3 Cytochrome

- Die Konzentration einer Reihe von Plasmaproteinen, sog. Akute-Phase-Proteine, steigt unter dem Einfluss proinflammatorischer Mediatoren wie IL-1 zum Teil stark an:
  - Akute-Phase-Proteine mit starkem Anstieg:
    - C-reaktives Protein (CRP): bindet Komplement, opsonisiert
    - mannosebindendes Protein: bindet Komplement, opsonisiert
    - Serumamyloid P: initiiert Amyloidablagerung.
  - Akute-Phase-Proteine mit mäßigem Konzentrationsanstieg (Inhibition bakterieller Proteasen):
    - α_2-Makroglobulin
    - α_1-Proteinaseinhibitor.

Frühe Gingivitis

- Innerhalb der 2. und 3. Woche ungestörter Plaqueakkumulation werden einige Kardinalsymptome der Entzündung wie Rötung und Schwellung der Gewebe beobachtet. Diese Symptome sind zurückzuführen auf:
  - zunehmende Vaskularisierung
  - gesteigerte Gefäßpermeabilität mit verstärktem Austritt von Plasmaproteinen.
- Klinisch ist eine starke Zunahme der Fließrate des Gingivaexsudats festzustellen.
- Die *frühe Läsion* ist Ausdruck des Aufbaus einer kompetenten Immunreaktion gegen Plaqueantigene:
  - typische Gingivaläsion bei gesunden Kindern und Jugendlichen
  - Ähnlichkeiten mit einem *lymphoiden Gewebe.*
- Innerhalb des Saumepithels finden sich Zellen, die die Immunreaktionen einleiten:
  - spezielle mukosale T-Zellen
  - Antigen präsentierende *Langerhans-Zellen*
  - *dentritische Zellen.*
- Im Bindegewebe entsteht ein Infiltrat vornehmlich aus T-Lymphozyten, das etwa 10 – 15% des Volumens der freien Gingiva ausmacht (Abb. 3.**5**).
- B-Lymphozyten werden nur in kleiner Zahl angetroffen. Sie entwickeln sich zu Antikörper produzierenden Plasmazellen.
- Systemische humorale Immunantwort:
  - Antigenes Material der Bakterien wird von Langerhans-Zellen in den Epithelien und Makrophagen im Bindegewebe der Gingiva aufgenommen und in die regionären Lymphgewebe transportiert.
  - Stimulierung von Lymphozyten, die eine spezifische Immunantwort aufbauen:
    - Plasmazellen produzieren in den Lymphknoten spezifische Antikörper.
    - Antikörper gelangen über den Blutkreislauf in die Gingiva.
    - Antikörper können im Gingivaexsudat nachgewiesen werden.
- Ob auch lokal eine spezifische Immunantwort aufgebaut wird, ist unklar:
  - Für die parodontalen Gewebe *spezifische* B- und T-Zellen müssten in den regionären Lymphknoten proliferieren und in den Blutstrom eintreten.
  - Diese Lymphozyten gelangen dann in das Parodont, wo sie ihre humoralen und zellvermittelten Funktionen aufnehmen.
  - Plasmazellen, die von Th2-Zellen kontrolliert werden, produzieren Antikörper. Die zellvermittelte Immunantwort wird von Th1-Zellen reguliert (siehe unten).
- *Makrophagen* stellen immer nur einen kleinen Anteil der Zellpopulation:
  - Sie werden bei Exposition mit LPS zu *Effektorzellen* und sezernieren:
    - proinflammatorische Zytokine
    - Prostaglandin E_2

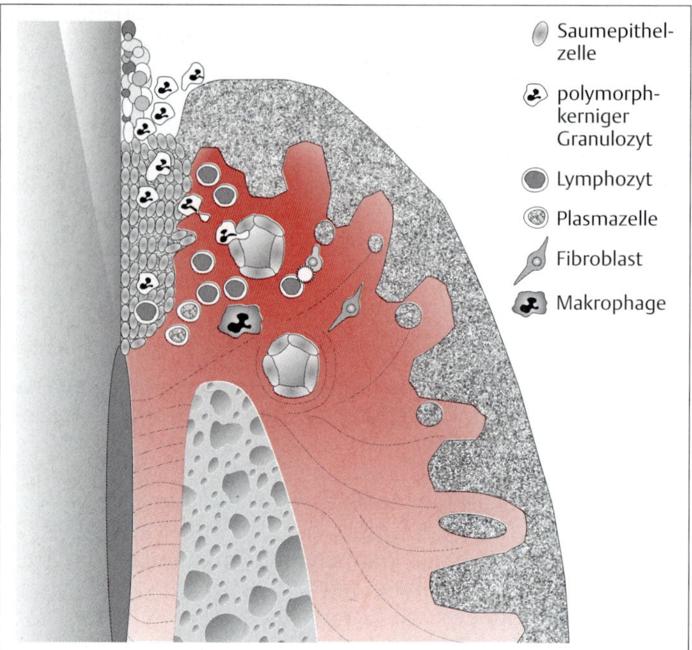

Abb. 3.**5** Charakteristika der frühen Läsion. Die weiter zunehmende Erhöhung der Gefäßpermeabilität führt zu starkem Einstrom von Plasmaproteinen inklusive Akute-Phase-Proteinen, Komplement und Plasmin. PMN durchwandern in großer Zahl Bindegewebe und Saumepithel, das verstärkt das Chemokin IL-8 exprimiert. Dabei kommt es zu einer Auflockerung des Sulkusbodens und lateralen Proliferation der basalen Zellen. Aktivierte Makrophagen produzieren die proinflammatorischen Zytokine IL-1, IL-6, IL-10, TNF-α, Chemokine wie IL-8 und MCP-1 (monocyte chemoattractant protein 1) sowie PGE_2 und Gewebskollagenase. Die Rekrutierung von T-Lymphozyten und weiteren Monozyten aus dem Venolenplexus ist somit gewährleistet. T-Lymphozyten interagieren mit Fibroblasten, die zytopathische Veränderungen aufweisen. Das Infiltrat der frühen Läsion nimmt etwa 10 – 15 % des Volumens der freien Gingiva in Anspruch (adaptiert nach Page & Schroeder 1990).

    • Chemokine
    • Matrixmetalloproteinasen wie Kollagenase.
  – Somit ist die ständige Rekrutierung von Lymphozyten und Monozyten gewährleistet.

Etablierte Gingivitis

➤ Bei weiterer Akkumulation bakterieller Plaque entwickeln sich bei Erwachsenen nach unbestimmter Zeit *etablierte Läsionen*.

➤ Es kommt zur Ausbildung einer gingivalen Tasche:
  – *Intraepithelialer Riss* mit anschließender Degeneration der Zellen des Saumepithels.
  – Verlust der biologischen Verbindung zwischen Saumepithel und Schmelzoberfläche.
  – Ausbildung eines *Taschenepithels:*
    • Proliferation von *Epithelleisten*, die sich in das infiltrierte Bindegewebe erstrecken.
    • *Mikroulzerationen* zwischen den Epithelleisten.
    • Reste des Saumepithels am Boden der gingivalen Tasche.

➤ Durch Proliferation von Bakterien etabliert sich eine *subgingivale Mikroflora*, deren Stoffwechselprodukte direkt Einfluss auf das Bindegewebe nehmen.

- Spezifische, sehr unterschiedliche Populationen von Entzündungszellen migrieren in das Bindegewebe und in die Tasche:
  - Neutrophile Granulozyten bilden einen dichten Wall gegen die Mikroorganismen.
  - Makrophagen, Lymphozyten und Plasmazellen bilden die hauptsächlichen Zellpopulationen im Bindegewebe. Selektive Einwanderung von:
    - antigenspezifischen Gedächtniszellen
    - aktivierten Lymphozyten
    - mukosalen, γδ-Rezeptor-positiven T-Zellen
    - CD1a-positiven, Antigen präsentierenden Zellen.
  - Für die Regulierung der zielgerichteten Migration spielt die selektive Expression von Adhäsionsmolekülen eine entscheidende Rolle.
- Chemotaktischen Zytokinen mit niedriger Molmasse und potenten, zelltypspezifischen Eigenschaften (Chemokine) kommt besondere Bedeutung zu:
  - IL-8 reagiert spezifisch mit neutrophilen Granulozyten und einer kleinen Population von Lymphozyten.
  - MCP-1 (monocyte chemoattractant protein 1) ist für die Migration von Monozyten verantwortlich.
- Von Plasmazellen generierte Antikörper richten sich nicht unbedingt gegen Antigene der Plaque. Plaquemikroorganismen scheinen eher eine unspezifische, polyklonale B-Zell-Stimulation zu bewirken.
- Die etablierte Gingivitis ist sehr weit verbreitet. Praktisch bei jedem Erwachsenen finden sich entsprechende Läsionen. Nach welcher Zeit typische etablierte Läsionen bei ungestörter Plaqueakkumulation entstehen, ist nicht bekannt. Man vermutet heute eine Dauer von einigen Wochen bis zu wenigen Monaten. Pathohistologisch wird die etablierte Läsion folgendermaßen charakterisiert (Abb. 3.**6**):

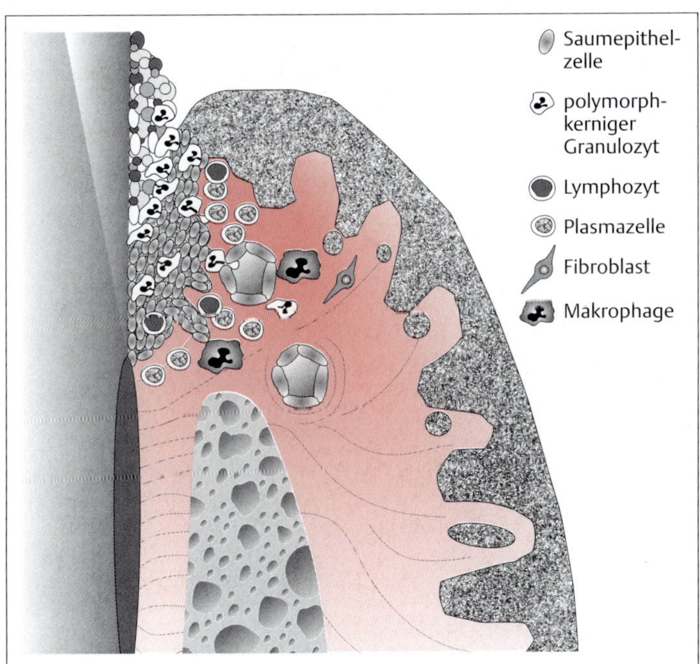

Abb. 3.**6** Charakteristika der etablierten Läsion. Die laterale Proliferation des Saumepithels ist jetzt ausgeprägt. Durch einen intraepithelialen Riss kommt es zur Ausbildung gingivaler Taschen mit nachfolgender bakterieller Proliferation in den subgingivalen Bereich. Die akute Komponente der Entzündung persistiert. Spezifische Populationen mononukleärer Zellen dominieren jetzt im Infiltrat. Zu den T-Lymphozyten gesellen sich vermehrt B-Lymphozyten und Plasmazellen, die Gammaglobuline sezernieren, im Wesentlichen unspezifische, polyklonale Antikörper (adaptiert nach Page & Schroeder 1990).

  - persistierende akute Komponente der Entzündung
  - spezifische Populationen von Entzündungszellen im Infiltrat
  - Immunglobuline im Bereich des extravasalen Bindegewebes und Saumepithels
  - zunehmender Anteil an Plasmazellen
  - weiterer Verlust von Kollagen
  - laterale Proliferation des Saumepithels, Ausbildung einer gingivalen Tasche.
- Die etablierte Gingivitis kann sehr lange stabil bleiben. Im Allgemeinen existiert eine fein abgestimmte Balance zwischen bakterieller Herausforderung und Immunantwort des Wirts. Nach unbestimmter Dauer kann sich schließlich eine *fortgeschrittene Läsion* (Parodontitis) entwickeln.
- Demnach existieren 2 Formen etablierter Gingivitis:
  - In den meisten Fällen ist sie eine unabhängige, eigenständige und stabile Läsion.
  - Seltener ist sie eine Vorstufe zur marginalen Parodontitis.
- Klinisch lassen sich beide Formen nicht unterscheiden. Histopathologisch findet sich wahrscheinlich eine höhere Dichte von Plasmazellen (mehr als 50%) in aktiven Läsionen.

Fortgeschrittene Läsion

- Die ständige Herausforderung des Wirtsorganismus durch subgingival kolonisierende Bakterien lässt nach unbestimmter Zeit die spezifischen und unspezifischen Abwehrmechanismen zusammenbrechen:
  - Initiale Attachmentverluste stehen mit einer Zunahme von B. forsythus, C. rectus und Selenomonas noxia in der subgingivalen Flora in Zusammenhang.
  - Aktive Phasen mit klinisch auffälligen Attachmentverlusten sind möglicherweise von kurzer Dauer und selten.
- Bei der weiteren Progression der Läsion (und damit der Plaquefront) über die Schmelz-Zement-Grenze hinaus wird das Stadium der marginalen Parodontitis erreicht. Alle Strukturen des Parodonts sind betroffen:
  - Definitive Etablierung einer *subgingivalen Plaqueflora.*
  - Die Proliferation des dünnen, mit bizarren Epithelleisten versehenen Taschenepithels geht mit der apikalen Proliferation der Reste des Saumepithels auf der von degenerierten Fasern des supraalveolären Faserapparates bedeckten Zementoberfläche einher.
  - Das pathologisch veränderte Wurzelzement im Bereich der parodontalen Tasche wird über Resorptionslakunen von Bakterien penetriert.
- Mit zunehmender Entzündung nimmt die Konzentration der Chemokine ab:
  - Die Migration der Neutrophilen erlahmt.
  - Aktivierung möglicherweise bereits im Bindegewebe; bei lokalem Mangel an α_2-Makroglobulin und α_1-Proteinaseinhibitor exzessive parodontale Destruktion.
- T-Lymphozyten lassen sich aufgrund ihrer Oberflächenantigene differenzieren:
  - *T-Helferzellen* (Th: CD4+) binden an Antigene des MHC-II-Komplexes und erkennen Epitope, die von entsprechenden Zellen präsentiert werden. Regulation der zellvermittelten und humoralen Immunantwort über unterschiedliche Zytokine (Tab. 3.**3**):
    - Th1-Zellen produzieren Interferon gamma (INF-γ) und IL-2: zellvermittelte Reaktionen und verzögerte Hypersensitivität; Stimulierung von neutrophilen Granulozyten und Aktivierung der Makrophagen; Produktion proinflammatorischer Zytokine inklusive IL-1 und TNF-α.
    - Th2-Zellen produzieren IL-4, IL-5, IL-6, IL-10: Einfluss auf antikörpervermittelte und allergische Reaktionen; Differenzierung von B-Zellen zu Plasmazellen; Stimulation von Mastzellen und eosinophilen Granulozyten.
    - Th0-Zellen produzieren INF-γ, IL-2, IL-4 und IL-5.
  - *Zytotoxische/Suppressor-T-Zellen* (Tc, Ts: CD8+) binden Klasse-I-Antigene des MHC-Komplexes.
    - Zytotoxische Tc-Zellen produzieren IL-10 und INF-γ.
    - Ts-Suppressorzellen produzieren IL-4.
- Das Verhältnis von CD4- zu CD8-Zellen ist im entzündlichen Infiltrat bei marginaler Parodontitis erhöht. Unter den Helferzellen scheinen Th2-Zellen zu dominieren:
  - Ihre Zytokine verstärken die lokale humorale Immunantwort.
  - Insbesondere werden durch IL-4 B-Lymphozyten zur Produktion von IL-1 stimuliert.
  - Gleichzeitig wird die Produktion von IL-1 durch Makrophagen unterdrückt.
- Unter dem Einfluss von LPS und proinflammatorischen Zytokinen und Mediatoren wie IL-1, TNF-α oder PGE_2 entfalten Saumepithelzellen, Fibroblasten und vaskuläre Endothelzellen genetisch programmierte, destruktive Aktivitäten:
  - Unter gesunden Bedingungen sind Gene zur Produktion von Kollagen und Inhibitoren der Matrixmetalloproteinasen (MMP) aktiviert, Gene für die Produktion von Gewebskollagenase sind inaktiviert.
  - Unter pathologischen Bedingungen kehren sich die Verhältnisse um.
  - Fibroblasten produzieren unter Einfluss von LPS selbst IL-1β.

Tabelle 3.3 Herkunft und Funktionen einiger Zytokine

Zytokine	Herkunft	Funktionen während der Entzündung
IL-1	Makrophagen (Mφ), Fibroblasten	Proliferation aktivierter B- und T-Zellen Induktion der PGE_2- und Zytokinproduktion der Mφ Expression endothelialer Adhäsionsmoleküle Induktion der Produktion von Il-6, INF-β1 und GM-CSF Induktion von Fieber, Akute-Phase-Proteinen, Osteoklastenaktivität
TNF-α	Mφ, T-Zellen	Induktion von Akute-Phase-Proteinen Aktivierung von Phagozyten Induktion von IFNγ, TNF-α, IL-1, GM-CSF, IL-6
INF-γ	T-Zellen, natürliche Killerzellen (NK)	Induktion von Th1-Zellen inhibiert Aktivitäten von IL-4 verstärkt Produktion von Il-12 stimuliert Aktivität von Mφ-, zytotoxischen T-Zellen und NK
IL-2	T-Zellen	stimuliert Wachstum aktivierter T- und B-Zellen, NK
IL-4	T-Zellen, Mastzellen, basophile Granulozyten	induziert Differenzierung der Th2-Zellen inhibiert IL-2- und INF-γ-induzierte Aktivitäten inhibiert Produktion von IL-12 induziert Proliferation und Differenzierung von B-Zellen induziert Proliferation von T-Zellen Abregulation der monozytären Produktion von IL-1, TNF-α und IL-6
IL-5	T-Zellen, Mastzellen	Proliferation aktivierter B-Zellen Produktion von IgM und IgA
IL-6	Th-Zellen, Mφ, Mastzellen, Fibroblasten	Wachstum und Differenzierung von B- und T-Zellen Induktion Akuter-Phase-Proteine
IL-10	T- und B- Zellen, Monozyten und Mφ	Verstärkung der Th2-Reaktionen bei gleichzeitiger Unterdrückung von Th1-Reaktionen Unterdrückung von Proliferation und Zytokinproduktion aktivierter T-Zellen Unterdrückung der monozytären Produktion von IL-1, IL-6, IL-8 Steigerung der Produktion von IL-1ra Steigerung der Proliferation und Differenzierung von B-Zellen
IL-12	B-Zellen, Mφ, dendritische Zellen, Keratinozyten, neutrophile Granulozyten	Schlüsselrolle bei der Induktion von Th1-Reaktionen stimuliert Wachstum und zytotoxische Aktivität von NK und T-Zellen
IL-13	T-Zellen	Abregulation der IL-12 Produktion Aufbau einer Th2-Reaktion Stimulierung von B-Zellen inhibiert Zytokinproduktion der Mφ

- Eine zentrale Rolle nehmen Monozyten/Makrophagen ein. Die Aktivität der Makrophagen ist im Wesentlichen genetisch bestimmt. Sie kann durch INF-γ supprimiert werden.
  - LPS gramnegativer Bakterien bindet am CD14-Rezeptor des Makrophagen.
  - Transfer eines Signals durch die Membran ins Zellinnere.
  - Produktion und Sekretion von Prostaglandinen, Zytokinen und MMP.
  - TNF-α und IL-1β binden an Oberflächenrezeptoren von Fibroblasten, was diese Zellen zur Produktion von MMP und PGE_2 veranlasst:
    - MMP führen zur Destruktion der extrazellulären Matrix der Gingiva und des Desmodonts.
    - PGE_2 aktiviert Osteoklasten und leitet die Resorption von Knochen ein.
    - IL-1β und TNF-α sind ebenfalls an der Destruktion des Knochens beteiligt.
- Einige Parodontalpathogene besitzen Virulenzfaktoren, die direkt mit den Abwehrmechanismen interferieren können:
  - A. actinomycetemcomitans produziert:
    - Leukotoxin, das neutrophile Granulozyten, Monozyten und T-Lymphozyten tötet
    - ein niedermolekulares Protein, das die Chemotaxis neutrophiler Granulozyten unterdrückt
    - immunsuppressive Faktoren, die die Produktion von IgG und IgM unterdrücken
    - Fc-bindendes Protein konkurriert mit spezifischen Rezeptoren neutrophiler Granulozyten und verhindert die Phagozytose.
  - P. gingivalis:
    - Triggert nicht die Expression von E-Selectin an der Innenseite der Endothelien.
    - LPS von P. gingivalis aktiviert nur schwach IL-1 und TNF-α, Zytokine, die eine indirekte Expression von E-Selectin zur Folge haben.
    - Unterdrückt die Produktion bzw. Expression von IL-8 und ICAM-1.
    - Produziert Enzyme, die die meisten Serumproteine einschließlich Immunglobuline und Komplementkomponenten spalten.
  - Immundominante Moleküle z. B. von P. gingivalis oder anderen Parodontalpathogenen (Gingipain, Fimbrillin, Hitzeschockproteine [HSP], andere Oberflächenantigene) können exzessive Immunreaktionen auslösen.
  - Speichel dient auf mukosaler Ebene der Gesunderhaltung der parodontalen Gewebe:
    - Hohe Serumtiter von IgA1 und große Mengen von sekretorischem IgA2 gegen Oralpathogene wie A. actinomycetemcomitans, P. gingivalis oder auch S. mutans können die Entwicklung entzündlicher Veränderungen an der Gingiva verhindern.
    - Parodontalpathogene können IgA1 und IgG allerdings spalten.
- Serumtiter spezifischer Antikörper (v. a. IgG) gegen A. actinomycetemcomitans und/oder P. gingivalis sind bei einigen parodontal erkrankten Patienten mit subgingivaler Infektion stark erhöht. Bleibt eine Antiköperproduktion aus, entwickelt sich häufiger eine generalisierte Form der Erkrankung.
- Pathohistologisch zeichnet sich die fortgeschrittene Läsion (marginale Parodontitis) durch folgende Merkmale aus (Abb. 3.**7**):
  - Persistenz aller Merkmale einer etablierten Läsion
  - Beteiligung des Alveolarknochens und des parodontalen Ligaments
  - weiterer Kollagenverlust im Bereich der parodontalen Tasche, Fibrose in weiter entfernten Bereichen
  - Ausbildung von parodontalen Taschen
  - in aktiven Phasen ausgeprägte Plasmazelldominanz
  - Umwandlung des Knochenmarks in fibröses Bindegewebe.

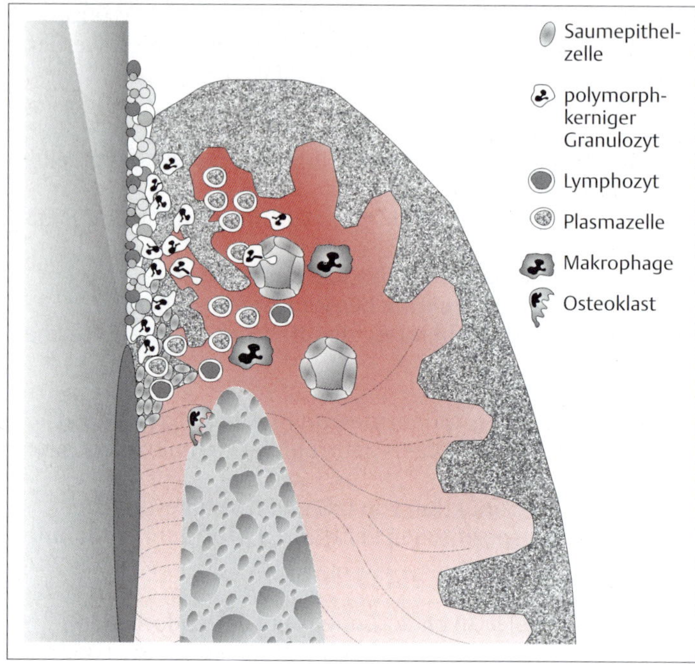

Abb. 3.**7** Charakteristika der fortgeschrittenen Läsion. Taschenepithel mit bizarren Epithelleisten. Verlust der bindegewebigen Anheftung am Zahn. Das Verhältnis zwischen T-Helferzellen und zytotoxischen T-Zellen ist erhöht. Th2-Zellen produzieren Zytokine, die vor allem die humorale Immunantwort verstärken. Daher prädominieren im entzündlichen Infiltrat Plasmazellen. Knochenabbau wird durch Osteoklasten eingeleitet, die durch hohe Konzentrationen von IL-1β und PGE_2 aktiviert werden (adaptiert nach Page & Schroeder 1990).

Formale Pathogenese – Progression

- Entzündliche Parodontalerkrankungen können isoliert oder an unterschiedlichen Zahnflächen auftreten.
- Die Krankheit zeichnet sich durch den in der Regel apikal gerichteten und lateral begrenzten, progredienten Verlust von Teilen des Zahnhalteapparates aus:
  - Verlust der bindegewebigen Anheftung des supraalveolären Faserapparates
  - Abbau des alveolären Stützknochens.
- Obwohl sich die marginale Parodontitis lokal manifestiert, weist sie, sowohl was die Pathogenese anbelangt als auch was Auswirkungen auf den Gesamtorganismus betrifft, eine systemische Komponente auf (Abb. 3.**8**):
  - Ob sich eine destruktive, entzündliche Parodontalerkrankung entwickelt, hängt davon ab, ob es dem Organismus im Verein mit neutrophilen Leukozyten, Antikörpern und Komplement gelingt, eine Exposition des Bindegewebes mit Bakterien der dentogingivalen Plaque, ihrer Stoffwechselprodukte und v. a. LPS zu verhindern:
    - In diesem Fall nur leichte Formen der Erkrankung ohne Zahnverlust.
    - Spätere Antikörperbildung hat meist eine Lokalisierung der Erkrankung zur Folge.
  - Destruktive Prozesse sind Folge einer exzessiven Aktivierung der Makrophagen-/Lymphozyten-Achse.
- Einige Menschen reagieren auf dentogingivale Plaque sofort mit einer Aktivierung von Makrophagen und Lymphozyten im Gewebe:
  - hohe Konzentrationen von PGE_2 im Gewebe und im Gingivaexsudat
  - möglicherweise hyperreaktiver Makrophagenphänotyp:
    - Ist vermutlich überwiegend genetisch determiniert.
    - Wird eventuell auch von Rauchen, Stress und Besonderheiten der Diät beeinflusst.

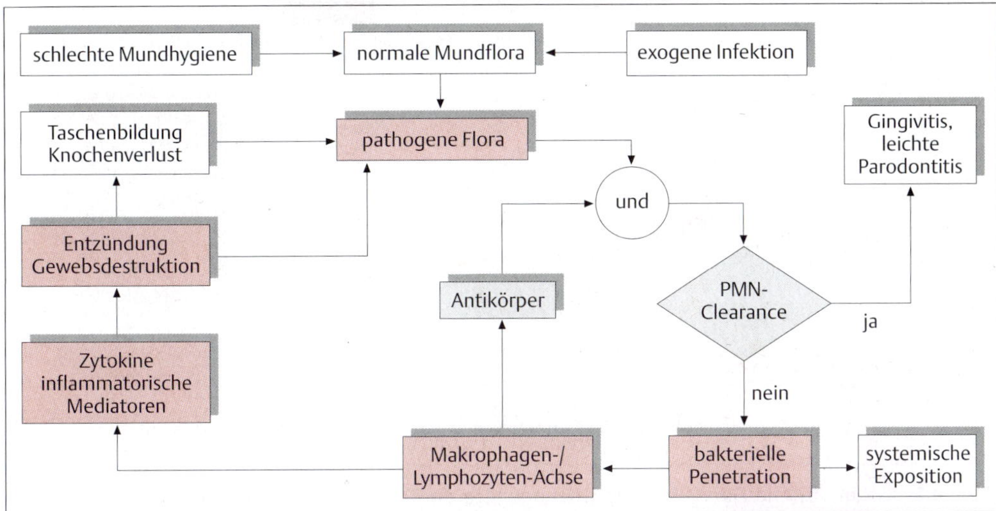

Abb. 3.**8** Pathogenesepfad der marginalen Parodontitis. Eine pathogene Flora entsteht entweder durch Vernachlässigung der Mundhygiene oder exogene Infektion. Normalerweise verhindert die erste Abwehrlinie des Organismus, die Granulozyten-/Komplement-Achse, eine Penetration von Bakterien oder ihrer Stoffwechselprodukte in das Bindegewebe. Es entwickelt sich eine Gingivitis. Kommt es zur Penetration, wird die Makrophagen-/Lymphozyten-Achse aktiviert. Produktion spezifischer Antikörper, die bei späteren Episoden der Erkrankung protektiv sind. Proinflammatorische Zytokine und Mediatoren wie PGE_2 führen zur Zunahme der Entzündung mit Gewebsdestruktion, in deren Verlauf Taschenbildung und Knochenabbau auftritt. Taschen bieten günstige Bedingungen für das Wachstum der meisten Parodontalpathogene (nach Offenbacher 1996).

  - Stadium der Gingivitis wird während Phasen ungehinderter Plaqueakkumulation rasch von destruktiver Parodontitis abgelöst.
- Ein wesentliches Merkmal chronischer Erkrankungen ist der Wechsel von Progression und Remission:
  - Die marginale Parodontitis schreitet an einzelnen Zahnflächen wahrscheinlich kontinuierlich voran.
  - Die Progression verläuft unterschiedlich schnell; Exazerbationen mit auffälligem Attachmentverlust in kurzer Zeit sind relativ selten.
  - An die destruktive Phase kann sich eine längere Remission anschließen.

Charakteristika einer multifaktoriellen Erkrankung

- Wie bei allen chronischen Erkrankungen koexistieren initiierende Faktoren, Faktoren, die die Entwicklung hemmen und solche, die die klinische Ausprägung beeinflussen.
  - Bakterien produzieren eine Reihe von Substanzen, die direkt oder indirekt den Wirtsorganismus schädigen.
  - **Merke**: Der Hauptanteil der parodontalen Destruktion erfolgt allerdings durch entzündliche und Immunreaktionen des Wirts.
  - Durch spezifische Parodontalpathogene kann nicht mehr als 20% der klinischen Variabilität entzündlicher Parodontalerkrankungen erklärt werden. Tabakkonsum hat größere Bedeutung.

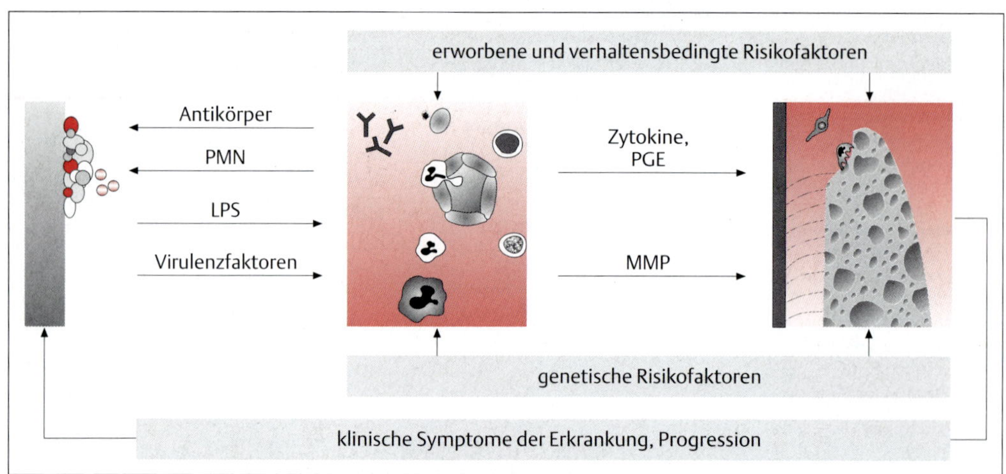

Abb. 3.**9** Schematische Darstellung der Pathogenese der Parodontitis. Sowohl die inflammatorische und immunologische Reaktion des Wirtsorganismus auf die bakterielle Herausforderung als auch der Knochen- und Bindegewebsmetabolismus stehen einerseits unter genetischer Kontrolle und werden andererseits durch erworbene und verhaltensbedingte Risikofaktoren moduliert. Bakterien und Wirt stehen in einer engen Wechselbeziehung in dem Sinne, dass die klinischen Veränderungen während der Initiierung und Progression der Parodontitis eine selektive Anreicherung pathogener Bakterien fördert (nach Page & Kornman 1997).

- Inflammatorische und immunologische Reaktionen und der Bindegewebs- und Knochenmetabolismus werden durch erworbene und verhaltensbedingte Risikofaktoren beeinflusst und stehen unter genetischer Kontrolle (Abb. 3.**9**).

➤ Erworbene und verhaltensbedingte Risikofaktoren sind:
  - *Diabetes mellitus* vom Typ I oder II mit einem relativen Risiko zwischen 2 und 3
  - Tabakkonsum mit einem relativen Risiko zwischen 2,5 und 6
  - HIV-Infektion
  - möglicherweise Stress
  - wahrscheinlich Osteoporose.

➤ Genetische Faktoren:
  - Polymorphismen im Interleukin-1-Gencluster wurden bei Menschen nordeuropäischer Herkunft mit einem bis zu 19fach erhöhten Risiko für Parodontitis assoziiert.
  - Polymorphismen im FcγRIIa-Rezeptor (Aminosäure Arginin statt Histidin an Position 131) erhöhen bei Homozygoten die Anfälligkeit für einige gramnegative, fakultativ anaerobe Pathogene inklusive A. actinomycetemcomitans.
  - Schwache Assoziation zwischen Polymorphismen im FcγRIIIb-Rezeptor (NA1-NA2) und therapierefraktärer chronischer Parodontitis.
  - Ein möglicherweise genetisch bedingter Rezeptormangel der Granulozyten für IL-8, C5a und FMLP oder seine fehlerhafte Funktion wird in bestimmten Populationen mit erhöhtem Risiko für aggressive Parodontitis in Verbindung gebracht.

➤ V. a. bei aggressiven Formen der marginalen Parodontitis wurden weitere Anomalien der Immunabwehr identifiziert (Tab. 3.**4**).

Tabelle 3.4 Mögliche Anomalien der Immunabwehr von Patienten mit aggressiver Parodontitis

Anomalien	Biologische Auswirkungen
Funktionsstörungen neutrophiler Granulozyten	• verringerte Chemotaxis • reduzierte Anzahl von Rezeptoren für FMLP, C5a, IL-8 • Mutation und defekter FMLP-Rezeptor • verringerte Phagozytose, verringerte bakterizide Aktivität • verringerte Leukotrien-B-Freisetzung • erhöhte Superoxidanion-Freisetzung
Protektive Antikörper der Subklasse IgG2	• werden bei generalisierter aggressiver Parodontitis kaum gebildet
Fcγ-Rezeptor-Polymorphismen	• Polymorphismus des FcγRIIa-Rezeptors: – normalerweise Histidin (H) an Position 131 des Rezeptormoleküls – gelegentlich Arginin (R) mit erhöhtem Risiko für Infektionen mit bestimmten gramnegativen Bakterien – homozygote R/R haben möglicherweise erhöhtes Risiko für aggressive Parodontitis
Monozytenantwort auf bakterielle Lipopolysaccharide	• gesteigerte PGE_2-Freisetzung • gesteigerte IL-1β-Freisetzung
Ungleichgewicht der Aktivitäten unterschiedlicher Subpopulationen von T-Helferzellen	• Th1 (IL-2, INF-γ, TNF) unterdrückt • Th2 (IL-4, IL-5, IL-6) gesteigert: polyklonale B-Zell-Stimulierung

Allgemeines

- Die *deskriptive* Epidemiologie beschäftigt sich mit:
  - der *Verteilung* von Erkrankungen in der Bevölkerung
  - möglichen *ätiologischen Faktoren*, die in unterschiedlichen Populationen mit Gesundheit, Krankheit, Defekten, Behinderungen und Todesfällen assoziiert sind
- Regelmäßige Erhebungen ermöglichen:
  - die Aufdeckung von Trends und Entwicklungen
  - die Formulierung von Hypothesen.
- Die *analytische Epidemiologie* versucht, Hypothesen zu verifizieren:
  - Deskriptive *Querschnittsuntersuchungen* sind in der Regel nicht geeignet, Risikofaktoren zu identifizieren. Allerdings lässt sich die Assoziation zwischen der Erkrankung und einem bestimmten (potenziellen Risiko-)Faktor errechnen.
  - Ähnliches gilt für retrospektive *Fallkontrollstudien*, in denen Erkrankungsfällen gesunde Kontrollen gegenüber gestellt werden.
  - Von besonderer Bedeutung sind prospektive *Kohortenstudien*, die eine Identifizierung von a priori vorhandenen, potenziellen Risikofaktoren ermöglichen.
- *Risikofaktoren* stehen mit der Entwicklung und Progression der Erkrankung in Verbindung, ohne zwangsläufig kausalen Charakter zu haben.
- Zur definitiven Bestätigung eines Risikofaktors als Teil der Kausalkette werden die sog. **Bradford-Hill-Kriterien** herangezogen:
  - *Stärke der Assoziation* zwischen dem Faktor und der Erkrankung:
    - Das relative Risiko gibt an, um welchen Faktor sich die Wahrscheinlichkeit einer Erkrankung bei Exposition mit dem Agens erhöht.
    - Eine ernst zu nehmende Assoziation besteht bei einem relativen Risiko von über 2.
  - *Konsistenz der Assoziation* in unterschiedlichen Populationen:
    - Assoziationen in derselben Richtung
    - keine gravierenden Unterschiede in der Stärke der Assoziation.
  - *Zeitliche Abfolge*: Der auslösende Faktor muss vor Ausbruch der Erkrankung vorhanden sein (Prinzip von Ursache und Wirkung).
  - *Spezifität der Assoziation*: Ursächliche Faktoren sollten im Wesentlichen nur eine bestimmte Erkrankung auslösen.
  - *Dosisabhängigkeit*
  - *Biologische Plausibilität*
  - *Experimentelle Evidenz*:
    - definitive Verifizierung in präventiven Interventionsstudien
    - Elimination des Risikofaktors führt allerdings nicht immer zur Ausheilung.
- Die Ergebnisse epidemiologischer Untersuchungen haben große Bedeutung für Planung und Durchführung von Maßnahmen zur Gesundheitsvorsorge auf Populationsniveau.
- **Definitionen**:
  - *Inzidenz*: Anzahl der neu Erkrankten in einem definierten Zeitraum im Verhältnis zur Anzahl der Personen in der untersuchten Population; in der Kariologie spricht man in diesem Zusammenhang häufig vom Kariesinkrement, d. h. der Zunahme kariöser Läsionen in einem definierten Zeitraum.
  - *Prävalenz*: Anzahl der Erkrankten zum Untersuchungszeitpunkt in Relation zur Anzahl der untersuchten Personen.
  - *Letalität*: Anzahl der an der Krankheit Gestorbenen im Verhältnis zur Anzahl der Erkrankten in einem bestimmten Untersuchungszeitraum.
  - *Mortalität*: Anzahl der Gestorbenen im Verhältnis zur untersuchten Population in einem bestimmten Untersuchungszeitraum; Mortalität = Inzidenz × Letalität.

Parodontale Epidemiologie

- In der Parodontologie ist man mit besonderen Problemen befasst:
  - Entzündliche Parodontopathien haben eine fast ubiquitäre Prävalenz.
  - Die Läsionen entwickeln sich sehr langsam. Die Progression der Erkrankung ist bis heute nicht vollständig geklärt; möglicherweise diskontinuierliche Progression.
  - Verluste des Zahnhalteapparates sind im Wesentlichen irreversibel.
  - Polymorphes Erscheinungsbild. Es ist nicht klar, ob es sich bei den unterschiedlichen Ausprägungen um eigenständige Krankheitsbilder handelt.
  - Komplexe, multifaktorielle Ätiologie.
- In epidemiologischen Studien zur parodontalen Gesundheit der Bevölkerung sollten grundsätzlich die folgenden 3 Parameter untersucht werden:
  - die *Prävalenz* der Erkrankung, d. h. die Vorkommenshäufigkeit erkrankter *Personen*
  - das *Ausmaß* der Erkrankung, d. h. die Zahl oder der Anteil betroffener *Untereinheiten* (Zähne, Zahnflächen)
  - der *Schweregrad*: Attachmentverlust, Tiefe der Taschen.
- In Untersuchungen, die vor etwa 1975 erfolgten, sind diese Grundsätze nicht beachtet worden:
  - Daten aus älteren Studien sind daher kaum mit Ergebnissen neuer Erhebungen zu vergleichen.
  - In älteren Untersuchungen wurde insbesondere dem Zahnverlust als ultimatives Zeichen einer schweren Parodontalerkrankung eine zu große Bedeutung beigemessen.
- Neue Erkenntnisse aus den 80er- und 90er-Jahren des vergangenen Jahrhunderts haben zu einer stark modifizierten Sichtweise der natürlichen Entwicklung der marginalen Parodontitis geführt:
  - Nicht jede Gingivitis entwickelt sich zu einer marginalen Parodontitis.
  - Aggressive, zu Zahnverlust führende Formen der Parodontitis sind eher selten.
  - Milde Formen der Erkrankung sind weit verbreitet; bei fast jedem Erwachsenen finden sich vereinzelte Verluste an parodontalem Attachment, ohne dass funktionelle Probleme entstehen.
  - Parodontitis ist auch nach dem 35. Lebensjahr nicht der Hauptgrund für Zahnverlust.

Untersuchungsmethoden

Allgemeines

- Ausmaß und Schwere parodontaler Erkrankungen sowie ätiologische Faktoren wie Plaque und Zahnstein werden häufig mithilfe von Indexsystemen im Sinne von qualitativen (ordinalen) Variablen erfasst. Dabei auftretende Probleme sind:
  - ein stark subjektives Moment bei der Datenerhebung
  - nicht definierte Zwischenstufen
  - häufig differierende Meinungen zur korrekten statistischen Auswertung.

Abschätzung der Entzündung

- Indizes zur Beurteilung der Schweregrade der Gingivitis:
  - **PMA-Index**: Papille, marginale und angeheftete Gingiva, jeweils bis zu 5 Schweregrade (Massler 1967)
  - *Gingivaindex* (**GI**, Löe & Silness 1963), in wissenschaftlichen Untersuchungen (Tab. 4.**1**).
  - *Sulkusblutungsindex* (**SBI**, Mühlemann & Son 1971).
  - *Papillenblutungsindex* (**PBI**, Saxer & Mühlemann 1975) (Tab. 4.**2**).
- In einigen Indexsystemen wird der Sulkus vorsichtig sondiert und der Anteil blutender Gingivaeinheiten errechnet:
  - *Gingival Bleeding Index* (**GBI**, Ainamo & Bay 1975)
  - *modifizierter Sulkusblutungsindex* (**modif. SBI**, Lange 1978).
- Ein besonders einfacher Befund ist die An- oder Abwesenheit von Blutungen nach Sondieren.

Bakterielle Ablagerungen

- **Indexsysteme für Plaque und Zahnstein**:
  - *Oral Hygiene Index* (**OHI** bzw. **OHI-S**, Greene & Vermillion 1960, 1964). Lässt sich unterteilen in:
    ODI: Debris-Index (weiche Ablagerungen)
    OCI: Zahnsteinindex.

Tabelle 4.1 Gingivaindex (Löe & Silness 1963)

Grad	Beschreibung
0	normale Gingiva
1	leichte Entzündung leichte Änderung der Farbe leichtes Ödem kein Bluten nach Sondieren des Sulkus
2	mäßige Entzündung Rötung ödematöse Schwellung glasiges Aussehen (Verlust der Stippelung) Bluten nach Sondieren des Sulkus
3	schwere Entzündung deutliche Rötung deutliche ödematöse Schwellung Ulzeration Tendenz zur Spontanblutung

Tabelle 4.2 Papillenblutungsindex (Saxer & Mühlemann 1975)

Grad	Art der Blutung nach vorsichtiger Sulkussondierung
0	keine Blutung
1	Blutungspunkt
2	mehrere isolierte Blutungspunkte oder eine kleine blutende Fläche
3	interdentales Dreieck von Blut ausgefüllt
4	profuse Blutung

Tabelle 4.3 Plaqueindex nach Silness und Löe (1964)

Grad	Beschreibung
0	keine Plaque
1	dünner Plaquefilm, der nur durch Zusammenschieben mit der Sonde sichtbar wird
2	deutlich sichtbare Plaque
3	dicke Plaqueschicht

    • **OHI-S** (simplified): Beurteilung der Labialflächen der Zähne 16, 11, 26 und 31 sowie der Lingualflächen der Zähne 36 und 46.
      Graduierung: Ablagerungen bedecken etwa $^1/_3$ der Zahnfläche (Grad 1), mehr als $^1/_3$ (Grad 2), mehr als $^2/_3$ (Grad 3).
  – *Quigley-Hein-Index* (**QHI**) beurteilt den Plaquebefall labialer Flächen der Frontzähne mit Bewertungen von 0–5 (Quigley & Hein 1962).
  – *Turesky-Modifikation des QHI* beurteilt faziale und linguale Flächen aller Zähne (Turesky et al. 1970).
  – *Plaqueindex* (**PlI**, Silness & Löe 1964): Beurteilung der marginalen Plaque (Tab. 4.**3**).
➤ Einfache Verfahren erfassen nur die An- oder Abwesenheit von sichtbarer Plaque:
  – *Plaque Control Record* (**PCR**, O'Leary et al. 1972): z. B. an 4 Stellen pro Zahn.
  – *Approximalraumplaque-Index* (**API**, Lange 1978): Angabe der plaquebelasteten Interdentalräume (in %).

Kombinierte Indizes

➤ Systeme zur gleichzeitigen Beurteilung von Gingivitis *und* Parodontitis in einem Index hatten v. a. in der Vergangenheit große Bedeutung:
  – *Periodontal Index* (**PI**, Russel 1967); kein besonderes Instrumentarium erforderlich:
    • 1, 2: lokalisierte und zirkumferente Gingivitis
    • 6: beginnende Parodontitis ohne Einschränkung der Funktion
    • 8: fortgeschrittene Parodontitis mit funktioneller Beeinträchtigung.
  – Periodontal Disease Index (**PDI**, Ramfjord 1959):
    • 1–3: Schweregrade der Gingivitis
    • 4–6: Attachmentverluste von bis zu 3 mm, 4–6 mm und 7 mm oder mehr.
  – *Community Periodontal Index* (**CPI**, Ainamo et al. 1982, WHO 1997). Sextantenweise Erhebung (Tab. 4.**4**); wird auch individuell im Sinne eines Periodontal Screening & Recording (**PSR**) eingesetzt.

Tabelle 4.4 Community Periodontal Index (for Treatment Needs, CPITN) (Ainamo et al. 1982, WHO 1997). Kann im Sinne eines parodontalen Screenings (PSR) auch individuell eingesetzt werden

Grad	Beschreibung
0	keine Blutung nach Sondieren mit spezieller WHO-Sonde
1	Blutung nach Sondieren
2	supra- oder subgingivaler Zahnstein oder insuffiziente Restaurationsränder, Sondierungstiefe < 4 mm
3	Sondierungstiefen von 4 – 5,5 mm
4	Sondierungstiefen von 6 mm oder mehr

Attachmentverlust

- Verluste des Zahnhalteapparates können metrisch erfasst werden:
  - *Klinischer Attachmentverlust*:
    - Distanz zwischen dem klinisch sondierten Boden der Tasche oder des Sulkus und der Schmelz-Zement-Grenze.
    - Bei subgingivaler Schmelz-Zement-Grenze wird zunächst die parodontale Sondiertiefe bestimmt. Anschließend wird die Schmelz-Zement-Grenze ertastet und der Betrag bis zum Gingivarand von der Sondiertiefe subtrahiert.
    - Horizontale Attachmentverluste in Relation zum Furkationseingang (siehe unten).
  - Röntgenologisch erkennbarer Knochenabbau:
    - horizontaler, d. h. gleichmäßiger Knochenabbau.
    - vertikaler Knochenabbau, d. h. Knochentaschen.
- Ein Index, der gleichzeitig Ausmaß und Schweregrad der parodontalen Destruktion berücksichtigt, ist der *Extent & Severity Index* (**ESI**, Carlos et al. 1986):
  - bivariate Maßzahl
  - erster Wert: Ausmaß (Extent) der Erkrankung = prozentualer Anteil betroffener Zähne/Zahnflächen bei definiertem Schwellenwert, z. B. 3 mm.
  - zweiter Wert: Schwere (Severity) der Erkrankung = Mittelwert des Attachmentverlustes an Stellen, die über dem Schwellenwert liegen.
  - Beispiel: ein ESI [3 : 60 ; 3,5] bedeutet, dass 60 % der Zahnflächen/Zähne einen Attachmentverlust von 3 mm oder mehr aufweisen, der durchschnittlich 3,5 mm beträgt.
- Eine weitgehende Erhaltung der Information ist durch die bivariate Darstellung kumulativer Häufigkeiten von Sondierparametern als Perzentilplot gewährleistet (Abb. 4.**1**).

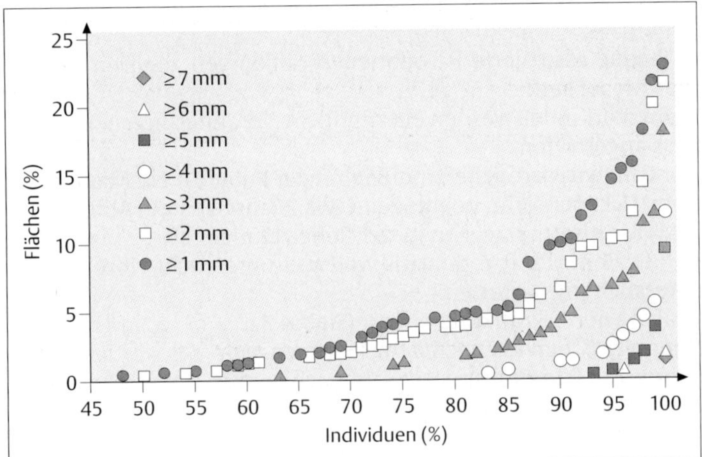

Abb. 4.**1** Perzentilplot der kumulativen Häufigkeiten von Attachmentverlusten in einer Gruppe junger Erwachsener bis 30 Jahre. Der mittlere Attachmentverlust betrug 0,08 ± 0,14 mm. Die Information wird durch die multivariate Darstellung (Prävalenz, Ausmaß und Schwere der Erkrankung) praktisch vollständig erhalten. Beispiel: Attachmentverluste traten bei 53 % der untersuchten Personen auf. 38 % wiesen an mindestens einer Stelle einen Attachmentverlust von 3 mm oder mehr auf, 18 % von 4 mm oder mehr. Der Anteil der Personen mit einer beträchtlichen Zahl (z. B. mehr als 5 %) von Stellen mit nennenswertem Attachmentverlust von mehr als 3 mm lag bei etwa 9 %. Eine Person wies an einer Stelle einen Attachmentverlust von mehr als 7 mm auf.

Epidemiologie der plaqueinduzierten Parodontalerkrankungen

Allgemeines

- Entzündliche, mit dentaler Plaque assoziierte Parodontalerkrankungen gehören zu den häufigsten Erkrankungen des Menschen:
  - Bei der überwiegenden Zahl der Kinder werden entzündliche Veränderungen der Gingiva bereits im Milchgebiss angetroffen.
  - Prävalenz und Ausmaß der Gingivitis erreichen mit Beginn der Pubertät ein Maximum, bei Mädchen etwa mit dem 11. Lebensjahr, bei Jungen etwa 2 Jahre später (Abb. 4.**2**).
  - Der Schweregrad der Gingivitis nimmt dagegen in der Pubertät nicht zu.
- Seit den 50er-Jahren ist die Prävalenz der Parodontitis weltweit untersucht worden:
  - Sehr unterschiedliche Untersuchungskriterien.
  - Meist wurde nur die Prävalenz der Erkrankung erfasst (Abb. 4.**3**):
    - kontinuierlicher Rückgang der Gingivitis nach dem 15. Lebensjahr
    - gleichzeitig starke Zunahme der Parodontitis; erreicht nach dem 35. Lebensjahr 100%
    - Zahnverlust betrifft allmählich zunehmende Anteile der Bevölkerung.

Natürliche Entwicklung

- In einer longitudinalen Studie bei zahnärztlich nicht versorgten Teearbeitern in Sri Lanka konnte die natürliche Entwicklung der Parodontitis beobachtet werden (Abb. 4.**4**):
  - 8% der Population erkrankten an einer aggressiven Form der Parodontitis:
    - praktisch vollständiger Zahnverlust ab dem 40. Lebensjahr.
    - jährliche Attachmentverluste von durchschnittlich mehr als 1 mm.
  - 81% der Population entwickelten eine milde, chronische Form der Parodontitis:
    - Etwaiger Zahnverlust beeinträchtigte die Funktion nicht.
    - Jährliche Attachmentverluste stiegen von durchschnittlich 0,3 mm am Ende der 3. Lebensdekade auf 0,5 mm im Alter von etwa 45 Jahren an.
  - Bei 11% der Population kein nennenswerter Attachmentverlust.
- **Merke**: Diese und andere Untersuchungen zeigen, dass etwa 7–15% einer Population an schweren, zu frühzeitigem Zahnverlust führenden Formen der Parodontitis leiden.
- Die Progressionsraten der marginalen Parodontitis sind im Wesentlichen normal verteilt.

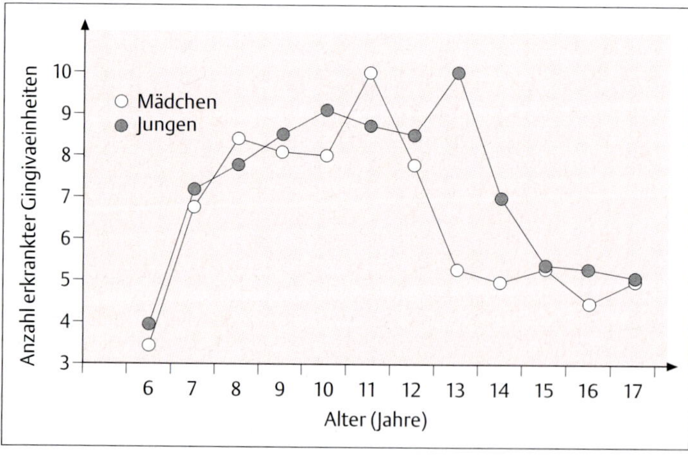

Abb. 4.**2** Ausmaß der Gingivitis (PMA-Index: Papille, marginale Gingiva, angeheftete Gingiva) bei Jungen und Mädchen (Massler et al. 1952). Ein Maximum wird bei Einsetzen der Pubertät beobachtet, bei Mädchen mit 11 Jahren, bei Jungen mit 13 Jahren.

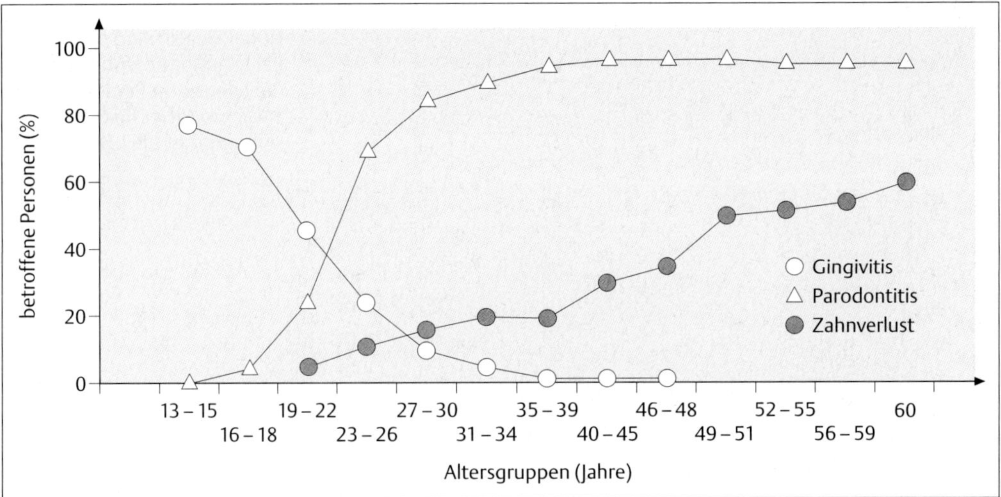

Abb. 4.**3** Prävalenz von Gingivitis, Parodontitis und Zahnverlust (Marshall-Day et al. 1955). Bei Jugendlichen wurde eine hohe Gingivitisprävalenz festgestellt, die in der Folge rasch abnahm. Gleichzeitig stieg der Anteil der Personen mit Parodontitis steil an und erreichte ab dem 35. Lebensjahr fast 100%. Zahnverluste wurden ab der 3. Lebensdekade festgestellt. Der Anteil betroffener Personen nahm linear zu.

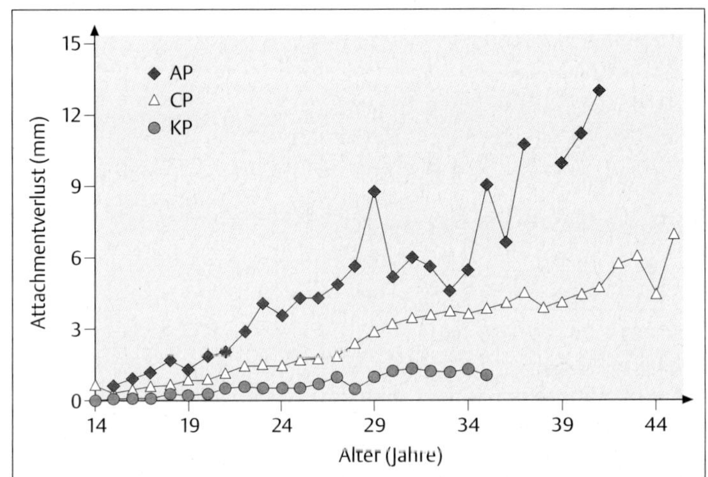

Abb. 4.**4** Durchschnittliche altersabhängige Attachmentverluste bei Teearbeitern in Sri Lanka, die 15 Jahre lang beobachtet worden waren (Löe et al. 1986). 8% entwickelten eine aggressive Form der Parodontitis (AP), 81% eine chronische Form (CP). Bei 11% wurde keine Parodontitis (KP) festgestellt.

NHANES III

- Bislang größte bevölkerungsrepräsentative Untersuchung in den USA zwischen 1988 und 1994 (National Health And Nutritional Examination Survey, NHANES III) (Abb. 4.**5** und 4.**6**):
  - Attachmentverluste von ≥ 3 mm wurden bei 53% der 30- und 90-Jährigen festgestellt.
  - Bei jedem Individuum waren durchschnittlich etwa 20% der Zähne betroffen.
  - Sondiertiefen von ≥ 3 mm wurden bei etwa 64% der Personen angetroffen.
  - Durchschnittlich waren etwa 30% der Zähne betroffen.

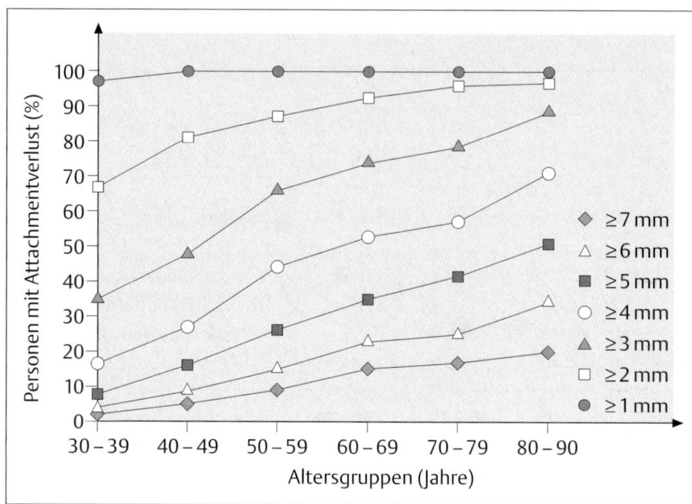

Abb. 4.**5** NHANES III (National Health And Nutritional Examination Survey). Prävalenz von Personen mit Attachmentverlusten (Albandar et al. 1999).

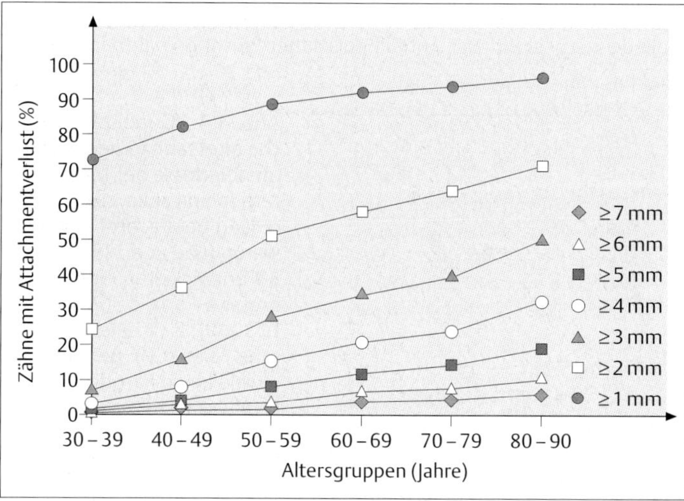

Abb. 4.**6** NHANES III. Ausmaß des Attachmentverlustes (Prozentsatz betroffener Zähne) (Albandar et al. 1999).

- Unterschiedliche Schweregrade der Parodontitis wurden folgendermaßen definiert:
  - Fortgeschrittene Parodontitis:
    - ≥ 2 Zähne (oder ≥ 30% der untersuchten Zähne) mit einer Sondiertiefe von ≥ 5 mm oder
    - ≥ 4 Zähne (oder ≥ 60% der untersuchten Zähnen) mit einer Sondiertiefe von ≥ 4 mm oder
    - ≥ 1 Seitenzähne mit durchgängiger Furkation.
  - Mäßige Parodontitis:
    - ≥ 1 Zähne mit einer Sondiertiefe von ≥ 5 mm, oder
    - ≥ 2 Zähne (oder ≥ 30% der untersuchten Zähne) mit einer Sondiertiefe von ≥ 4 mm oder
    - ≥ 1 Seitenzähne mit Furkationsbefall (nicht durchgängig).

- Milde Parodontitis:
  - ≥ 1 Zähne mit einer Sondiertiefe von ≥ 3 mm, oder
  - ≥ 1 Seitenzähne mit Furkationsbefall (nicht durchgängig)
- Diese Klassifikation führte zu folgenden Ergebnissen:
  - Mindestens 35% der bezahnten Bevölkerung zwischen 30 und 90 Jahren leiden in den USA an marginaler Parodontitis, 22% an einer milden Form, 13% an einer mäßig weit fortgeschrittenen oder fortgeschrittenen Form.
  - Mit dem Alter nimmt die Prävalenz und das Ausmaß von Attachmentverlusten sowie die Prävalenz der Parodontitis zu. In der höchsten Altersgruppe kommt es jedoch zu einer Abnahme der Parodontitisprävalenz aufgrund von Zahnverlusten und Rezessionen.
  - Schwere Formen der Parodontitis sind bei Männern ausgeprägter als bei Frauen. Afroamerikaner und Mexikoamerikaner sind stärker betroffen als Weiße.
- Erstmals wurde in einer repräsentativen Studie der Furkationsbefall ermittelt:
  - Etwa 14% der Personen ≥ 30 Jahren hatten mindestens 1 Furkationsbefall.
  - Durchschnittlich waren bei jedem Individuum etwa 7% der Seitenzähne betroffen.
  - Vereinzelter Furkationsbefall wurde bei etwa 10% der untersuchten Personen angetroffenen. Etwa 4% hatten 2 oder mehr betroffene Furkationen.

DMS III

- Aktuelle Daten aus Deutschland waren 1997 im Rahmen der III. Deutschen Mundgesundheits-Studie (DMS III) des Instituts der Deutschen Zahnärzte erhoben worden:
  - In der Altersgruppe der 35- bis 44-Jährigen hatten bei den Männern etwa 48% und bei den Frauen 42% der Zahnflächen einen Attachmentverlust von ≥ 3 mm.
  - 14% der 35- bis 44-Jährigen hatten einen CPI-Wert (Community Periodontal Index, vgl. Tab. 4.**4**) von 4.
  - 72% der Zahnflächen bei männlichen Senioren (65 – 74 Jahre) und 67% der Zahnflächen bei den weiblichen Senioren hatten einen Attachmentverlust von 3 mm oder mehr.
  - 21% der weiblichen und 29% der männlichen Senioren hatten einen CPI von 4.

Früh beginnende (aggressive) Parodontitis

- Die größte bevölkerungsrepräsentative Untersuchung der 14- bis 17-Jährigen wurde vom National Institute of Dental and Craniofacial Research (NIDCR) in den Jahren 1986 und 1987 in den USA durchgeführt:
  - Etwa 0,5% litten an lokalisierter aggressiver Parodontitis: 0,1% der Weißen, 2% der Afroamerikaner.
  - 0,1% litten an generalisierter aggressiver Parodontitis: 0,03% der Weißen, 0,6% der Afroamerikaner.
- Weltweit ist Prävalenz der aggressiven Parodontitis unterschiedlich (Abb. 4.**7**).
  Merke: Die Krankheit ist offenbar in der schwarzen Bevölkerung weiter verbreitet:
  - 0,1 – 0,2% in Europa.
  - 0,8% in Nigeria.
  - 3,7% in Brasilien.

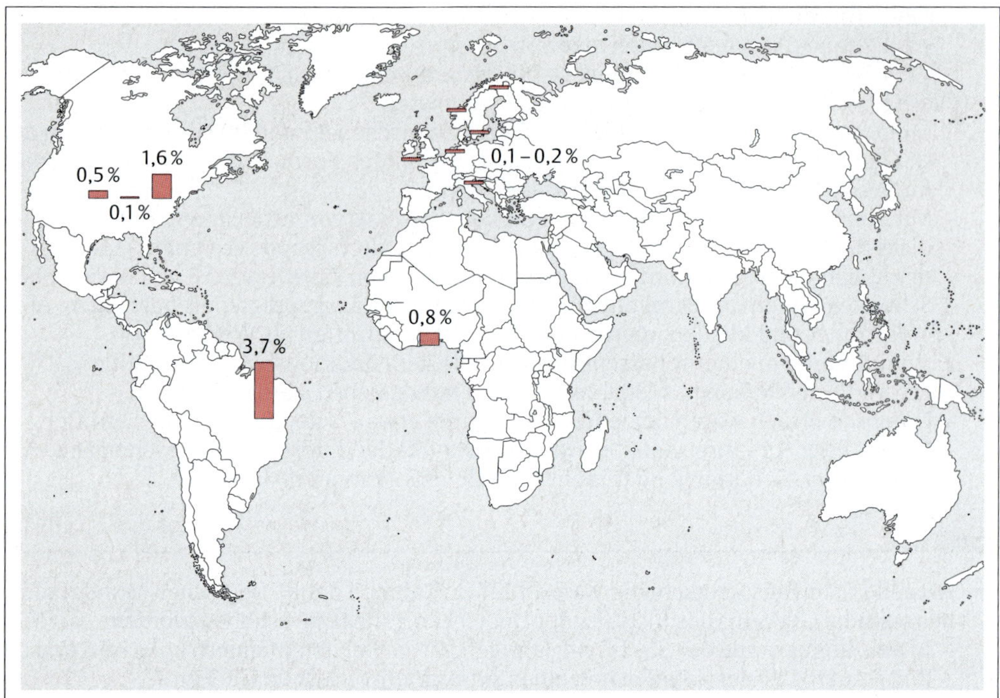

Abb. 4.**7** Weltweite Verbreitung aggressiver Parodontitis bei Kindern und Jugendlichen (in %). Daten aus den USA differenzieren lokalisierte aggressive Parodontitis (etwa 0,5 %), generalisierte aggressive Parodontitis (etwa 0,1 %) und gelegentlichen Attachmentverlust bei 14- bis 17-Jährigen (etwa 1,6 %) (Löe & Brown 1991).

Prävalenz, Ausmaß und Schwere parodontaler Rezessionen

- Parodontale Rezessionen treten je nach Ursache in 2 unterschiedlichen Erscheinungsformen auf (Abb. 4.**8 a**, **b**):
  - *traumatisch bedingt*, v.a. nach unsachgemäßem Zähnebürsten; hierbei ist die Gingiva praktisch entzündungsfrei:
    - hauptsächlich bei bukkalen Zahnflächen im Eckzahn- oder Prämolarenbereich.
    - seltener lingual oder palatinal; hier häufiger bei 1. Molaren im Oberkiefer.
  - *entzündungsbedingt* im Rahmen destruktiver Parodontalerkrankungen.

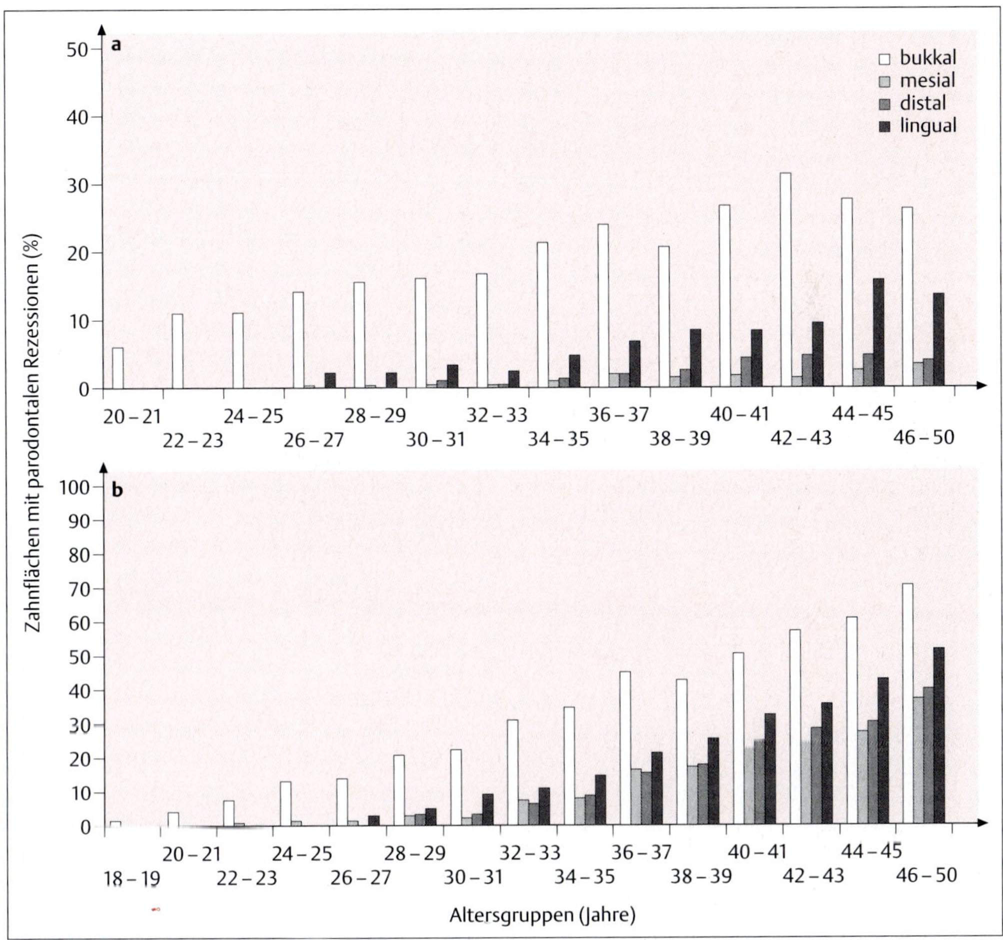

Abb. 4.**8** Es existieren zwei unterschiedliche Formen von parodontalen Rezessionen.
a Altersabhängige Zunahme des prozentualen Anteils von Zahnflächen mit Rezessionen in Norwegen (exzellente zahnmedizinische Versorgung, hohes Niveau der Mundhygiene).
b Altersabhängige Zunahme des prozentualen Anteils von Zahnflächen mit Rezessionen bei Arbeitern einer Teeplantage in Sri Lanka (keine zahnmedizinische Versorgung, keine besonderen Mundhygienemaßnahmen). Bei den Teearbeitern starke Zunahme auch bei approximalen Zahnflächen (nach Löe et al. 1992).

- Im Rahmen der NHANES-III-Studie wurden folgende Beobachtungen gemacht:
  - Rezessionen von mindestens 1 mm betrafen 58% der ≥ 30-Jährigen.
  - Rezessionen von mindestens 3 mm wurden bei 22% beobachtet.
  - Durchschnittlich hatten etwa 22% der Zähne eine Rezession von mindestens 1 mm.

Allgemeines

- Primäres Ziel bei chronischen Erkrankungen ist ihre *Verhütung*. Die Prävention ist bei Karies und plaqueassoziierten Parodontalerkrankungen aus folgenden Gründen möglich:
  - Es handelt sich um *infektiöse Prozesse*; eine weitgehende Unterdrückung und Kontrolle der auslösenden Oralpathogene erscheint möglich.
  - Das *Gesundheitsbewusstsein* nimmt in der Bevölkerung zu.
  - *Mundhygienemaßnahmen* sind weitgehend etabliert.
  - Es besteht ein breites Angebot von *Fluoridierungsmaßnahmen*.
- Präventive Maßnahmen werden traditionell differenziert in primäre, sekundäre und tertiäre Prävention. Zur Verhütung von Karies und Parodontalerkrankungen werden folgende Maßnahmen unterschieden:
  - *Primärprävention:*
    - Verbesserung der persönlichen Mundhygiene
    - zahngesunde Ernährung
    - lokale Fluoridierung
    - regelmäßige Kontrollen.
  - *sekundäre Prävention:*
    - Früherfassung und -behandlung von Erkrankungen in der Mundhöhle
    - professionelle Zahnreinigung.
  - *tertiäre Prävention:*
    - systematische Behandlung
    - Komplikationsvorbeugung.

Karlstad-Studie

- Die Bedeutung eines stringent durchgeführten *Präventionsprogramms* für die Mundgesundheit wurde im Rahmen der Karlstad-Studie nachgewiesen (Axelsson et al. 1991):
  - *Testgruppe:* 375 erwachsenen Patienten wurden die folgenden Leistungen angeboten:
    - Mundhygienedemonstrationen
    - professionelle Zahnreinigungen
    - konventionelle Kariestherapie
    - *Recall*: alle 2 Monate, nach 2 Jahren alle 3 Monate.
  - *Kontrollgruppe:* 180 Patienten mit zahnärztlicher Standardtherapie:
    - Mundhygienedemonstrationen
    - professionelle Zahnreinigungen
    - konventionelle Kariestherapie
    - Rücküberweisung an Hauszahnarzt mit jährlichen Kontrollen.
  - Nach 6 Jahren Abbruch der kontrollierten Studie:
    - In der Kontrollgruppe waren durchschnittlich weitere 12 – 15 Zahnflächen *kariös* erkrankt, in der Testgruppe nur 0 – 1.
    - In der Kontrollgruppe betrug der *Attachmentverlust* durchschnittlich 0,7 – 1,5 mm; dagegen Attachmentgewinne in der Testgruppe (Abb. 5.**1**).
  - Den Patienten der Kontrollgruppe wurde daraufhin eine ähnliche Betreuung angeboten wie den Patienten der Testgruppe.
  - In der Testgruppe nach 6 Jahren individuelles Recall: Bei 95% der Studienteilnehmer waren nur noch 1 – 2 Prophylaxesitzungen pro Jahr erforderlich.
- Während der gesamten Studiendauer von 15 Jahren waren bei den 375 Patienten der Testgruppe lediglich 59 Zähne verloren gegangen.
- Hauptgrund für die weitgehend stabilen Verhältnisse war ein dauerhaft niedriger Anteil von 20% oder weniger Zahnflächen mit dentaler Plaque.

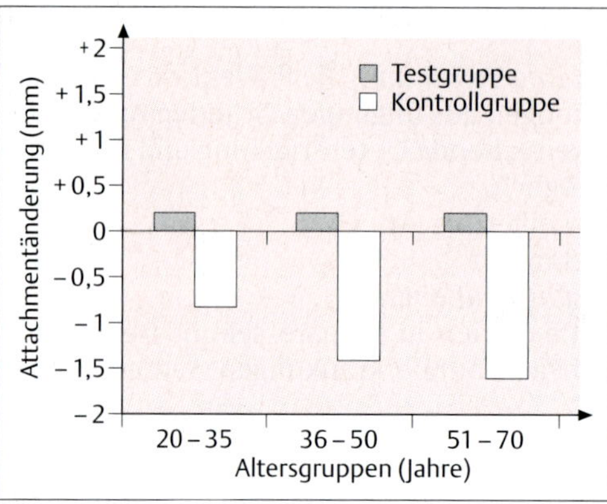

Abb. 5.1 Attachmentverluste traten in den ersten 6 Jahren der Karlstad-Studie nur in der Kontrollgruppe (jährliche Kontrollen durch den Hauszahnarzt) auf (nach Axelsson et al. 1991).

- Die wesentliche Botschaft der Karlstad-Studie lautet:
  - Die beiden wichtigsten Erkrankungen der Mundhöhle – Karies und marginale Parodontitis – lassen sich praktisch vollständig verhüten.
  - Allerdings: Auf Bevölkerungsniveau ist dieses Ziel nur mit einem sehr großen, wahrscheinlich unverhältnismäßigen Aufwand zu erreichen.

Möglichkeiten der Prävention

- In den letzten 10–15 Jahren ist es zu einer bedeutsamen Neueinschätzung der parodontalen Situation in der Bevölkerung gekommen:
  - Die Anfälligkeit für destruktive Parodontalerkrankungen unterscheidet sich individuell. Nicht jede Form der Gingivitis entwickelt sich zu einer destruktiven Parodontitis.
  - Vor allem die Prävalenz aggressiver Parodontalerkrankungen ist geringer als lange Zeit angenommen. Möglicherweise nimmt sie weiter ab. Viele Menschen behalten schon heute ihr vollständiges Gebiss trotz Gingivitis und leichter Formen der Parodontitis.
  - Ob die Risikogruppe der parodontal anfälligen Individuen von einer weiteren Verbesserung der allgemeinen Mundgesundheit profitiert, ist nicht sehr wahrscheinlich.
- Die Neubeurteilung hat für das öffentliche Gesundheitswesen wichtige Konsequenzen:
  - Die Prävention der frühen Stadien der Gingivitis auf Populationsniveau ist ein unrealistisches und wahrscheinlich unnötiges Unterfangen.
  - Obwohl sich das Dogma der Kausalkette Plaque → Gingivitis → Parodontitis bis heute in vielen Lehrbüchern findet, ändern sich unsere Vorstellungen über die relative Bedeutung der dentalen „Plaque" für die Pathologie in der Mundhöhle grundlegend.
  - Statt totaler Plaquekontrolle ist über eine Änderung der ökologischen Bedingungen eine Reduzierung des Anteils der *Oralpathogene* in der dentalen Mikroflora notwendig.
  - Statt parodontalchirurgische Maßnahmen für die Masse der Bevölkerung zu organisieren, ist die intensive diagnostische, präventive und therapeutische Betreuung einer kleinen Gruppe anfälliger Patienten eine der Hauptaufgaben für das nächste Jahrzehnt.
- Große Bevölkerungskreise können heute mittels konservativer Parodontalbehandlung ohne parodontalchirurgische Interventionen behandelt werden (sekundäre Prävention):
  - Diesen Maßnahmen müssen entsprechende Informationen über die Ursache entzündlicher Parodontalerkrankungen und ihre Verhütung vorausgehen (Motivation).
  - Ein kurzes, z.B. in 2–3 Sitzungen durchgeführtes Mundhygiene-Intensivprogramm sollte vor jeder systematischen zahnärztlichen Behandlung erfolgen.

- Bewusste Unterscheidung zwischen Patienten, die den Zahnarzt nur bei Beschwerden sporadisch aufsuchen, und der bislang kleineren Gruppe von Patienten, die eine systematische Therapie im Sinne einer Sanierung wünschen.
- Mit wenigen Ausnahmen (z. B. Verletzungen, behinderte Patienten) sollten keine *definitiven Behandlungsmaßnahmen* erfolgen, ohne dass präventive Maßnahmen greifen.
- Besondere Bedeutung hat die Wiederherstellung der *Hygienefähigkeit* des Patienten.
- Bei der Mehrzahl der Patienten werden erneute professionelle Zahnreinigungen erst in längeren Abständen erforderlich sein (z. B. alle 6 – 12 Monate).

➤ **Merke**: Kontinuierliche nichtchirurgische Parodontalbehandlungen senken die Zahnverlustrate um mehr als 50%.

Maßnahmen auf Populationsniveau

➤ *Strategien, die die gesamte Population betreffen.* Auf Populationsniveau kann selbst eine relativ geringfügige Verbesserung der Mundhygiene dramatische Auswirkungen auf die allgemeine parodontale Gesundheit haben. Um hier Erfolge zu erzielen, sind Informationen über Faktoren notwendig, die mit einer Verbesserung der Mundhygiene interferieren:
- Erzieherische Maßnahmen und Kampagnen zur Verbesserung der oralen Gesundheit erfolgen im Rahmen etablierter Programme zur *allgemeinen Gesundheitserziehung*:
  - Basis ist das individuelle Bedürfnis, nicht der objektive Mangel.
  - Angebot grundlegender Informationen zu Plaque, Mechanismen der Prävention, Therapiemöglichkeiten, Wirksamkeit kommerzieller Produkte.
  - Ermöglichen statt verordnen.
  - Weniger professionelle Maßnahmen, mehr Selbsthilfe.
  - Gesündere Alternativen vereinfachen.
- Gesundheitserziehung auf verschiedenen Ebenen – Kindergärtnerinnen und Lehrer, Kinderärzte und das gesamte zahnärztliche Team vermitteln spezielle Belange der Mundhygiene im Rahmen einer Erziehung zu:
  - allgemeiner Sauberkeit und Körperpflege
  - Vermeidung von Krankheiten
  - Steigerung der Selbstachtung.
- Spezifische Schulung aller an diesen Programmen beteiligten Personen in der professionellen Vermittlung von wirkungsvollen Mundhygienemaßnahmen.
- Mundhygienemaßnahmen in der Schule und am Arbeitsplatz müssen ermöglicht und als selbstverständlich erachtet werden:
  - zugängliche sanitäre Anlagen
  - kostengünstiges Angebot geeigneter Hilfsmittel
  - Berücksichtigung unterschiedlicher Altersstufen und Bildungsniveaus.

Sekundäre und tertiäre Prävention

➤ Sekundäre und tertiäre Prävention im Rahmen der *synoptischen Behandlung* des komplex erkrankten Patienten:
- *Sekundärpräventive Maßnahmen* sind dann angezeigt, wenn eine *systematische* Behandlung aller pathologischen Prozesse und eine orale Rehabilitation erfolgen soll.
- Für die meisten parodontal erkrankten Patienten sind einfache Maßnahmen für die langfristige Erhaltung der Dentition ausreichend:
  - Erlernen einer effektiven Mundhygiene
  - regelmäßig wiederholtes subgingivales Scaling
  - parodontalchirurgische Maßnahmen sind nur in wenigen Fällen erforderlich.
- Wesentlicher Aspekt der Behandlungsplanung ist die Beurteilung der *strategischen Bedeutung* einzelner Zähne:
  - Große Verantwortung des Zahnarztes bei geplanter Extraktion eines parodontal erkrankten Zahnes aus der geschlossenen Zahnreihe heraus, da möglicherweise beträchtliche Kosten und Risiken einer prothetischen Rehabilitation.
  - Größere therapeutischer Anstrengungen sollen bei strategisch wichtigen Zähnen erfolgen. Ggf. frühzeitige Überweisung an Fachzahnarzt für Parodontologie.
  - Andererseits frühzeitige Extraktion strategisch belangloser Zähne zur Vermeidung kostentreibender und risikoreicher prothetischer Versorgungen (z. B. parodontal erkrankte Weisheitszähne und 2. Molaren).

Vorrangige Behandlung von Risikogruppen

- Identifikation und vorrangige Behandlung von Risikogruppen:
  - Eine relativ kleine Gruppe von Patienten (etwa 15% der Bevölkerung) ist praktisch für den gesamten durch Parodontitis verursachten Zahnverlust verantwortlich:
    - Allgemeine Risikofaktoren wie Rauchen, Diabetes mellitus, genetische Faktoren wie ein spezieller IL-1-Genotyp etc. sind heute wissenschaftlich etabliert.
    - Die Anwesenheit einer Reihe von potenziellen Parodontalpathogenen wie A. actinomycetemcomitans, P. gingivalis und B. forsythus scheint bei bestimmten Individuen das Risiko für eine aktive Parodontitis zu erhöhen.
  - **Merke**: hoher diagnostischer und therapeutischer Aufwand vor allem in der Gruppe der Risikopatienten:
    - mikrobiologische und humangenetische Tests
    - parodontalchirurgische und regenerative Maßnahmen
    - evtl. unterstützende Antibiotikatherapie
    - aufwendige epithetische und prothetische Versorgungen
    - ggf. Implantate.
- **Merke**: Parodontal erkrankte Patienten mit hohem Risiko sollen vornehmlich von parodontologisch weitergebildeten Fachzahnärzten behandelt werden.

Aktuelle Klassifikation

Allgemeines

- Klassifikationssysteme bilden den Rahmen, in dem Ätiologie, Pathogenese, Diagnostik und Therapie von Erkrankungen wissenschaftlich erforscht werden können. Sie versetzen den Kliniker in die Lage, den individuellen Behandlungsbedarf einzuschätzen.
- Die aktuelle Klassifikation der Parodontalerkrankungen (Tab. 6.**1**) basiert auf Beschlüssen des *International Workshop for a Classification of Periodontal Diseases and Conditions* aus dem Jahr 1999. Die wichtigsten Ergebnisse dieses Workshops sind:
  - die Erarbeitung detaillierter Kriterien zur Klassifikation der Gingivopathien
  - eine neue Klassifikation der Parodontitiden; die bisherige Klassifikation nach dem Lebensalter des Auftretens und der Progressionsrate wurde verworfen:
    - Der Begriff der „adulten Parodontitis" wurde aufgegeben. Die meisten dieser Fälle sind durch einen langsamen Verlauf gekennzeichnet, bei denen die Bezeichnung „chronische Parodontitis" angemessen ist.
    - Der Begriff „früh beginnende Parodontitis" wurde aufgegeben. In dieser heterogenen Gruppe fanden sich bisher die präpubertäre Parodontitis und die juvenile Parodontitis. Viele dieser Fälle haben einen ausgesprochen foudroyanten Verlauf. Für diese Erkrankungen ist die Bezeichnung „aggressive Parodontitis" angemessen. Fälle chronischer Parodontitis werden auch im Kinder- und Jugendalter beobachtet.
    - Eine aggressive Form der Parodontitis kann sich auch im höheren Lebensalter entwickeln. Viele als „therapierefraktär" eingestufte Fälle können der Kategorie „aggressive Parodontitis" zugeordnet werden.

Tabelle 6.1 Klassifikation parodontaler Erkrankungen und Zustände

I Gingivopathien

A Durch dentale Plaque induzierte Gingivopathien

1. Ausschließlich mit Plaque assoziierte Gingivitis
   a Ohne andere lokale Faktoren
   b Mit lokal verstärkenden Faktoren
2. Systemisch verstärkte Gingivopathien
   a Endokrine Faktoren
      1) Pubertätsgingivitis
      2) In Zusammenhang mit dem Menstruationszyklus
      3) In Zusammenhang mit der Schwangerschaft
         a) Gingivitis
         b) Granuloma pyogenicum
      4) In Zusammenhang mit Diabetes mellitus
   b In Zusammenhang mit hämatologischen Erkrankungen
      1) Leukämie
      2) Andere
3. Medikamentös verstärkte Gingivopathien
   a Medikamentös beeinflusste Gingivavergrößerung
   b Medikamentös beeinflusste Gingivitis
      1) Orale Kontrazeptiva
      2) Andere
4. Durch Mangel- und/oder Fehlernährung beeinflusste Gingivopathien
   a Ascorbinsäuremangel
   b Andere

Tabelle 6.1 (Fortsetzung)

B Nicht durch dentale Plaque induzierte Gingivopathien

1. Gingivopathien bei spezifischen bakteriellen Infektionen
   - a Infektion mit Neisseria gonorrhoeae
   - b Infektion mit Treponema pallidum
   - c Infektion mit Streptococcus spp.
   - d Andere
2. Gingivopathien bei spezifischen Virusinfektionen
   - a Herpesvirus-Infektionen
     - 1) primäre Gingivostomatistis herpetica
     - 2) rezidivierender oraler Herpes
     - 3) Infektion mit dem Varicella-Zoster-Virus
   - b Infektionen mit anderen Viren
3. Gingivopathien bei spezifischen Pilzinfektionen
   - a Infektionen mit *Candida* spp.
     - 1) Generalisierte gingivale Kandidose
     - 2) Lineares gingivales Erythem
4. Gingivopathien mit genetischem Ursprung
   - a Hereditäre Gingivafibromatose
   - b Andere
5. Gingivale Manifestationen systemischer Erkrankungen
   - a Mukokutane Erkrankungen
     - 1) Lichen planus
     - 2) Pemphigoid
     - 3) Pemphigus vulgaris
     - 4) Erythema multiforme
     - 5) Lupus erythematodes
     - 6) Medikamentös induzierte mukokutane Erkrankungen
     - 7) Andere
   - b Allergische Reaktionen
     - 1) Zahnärztliche Materialien
       - a) Quecksilber
       - b) Nickel
       - c) Kunststoffe
       - d) Andere
     - 2) Reaktionen auf:
       - a) Zahnpasten/-gele
       - b) Mundspüllösungen
       - c) Zusätze in Kaugummi
       - d) Nahrungsmittel/-zusätze
     - 3) Andere
6. Traumatische Läsionen (unbeabsichtigt, iatrogen, unfallbedingt)
   - a Chemisch
   - b Mechanisch
   - c Thermisch
7. Fremdkörperreaktion
8. Anderweitig nicht spezifiziert

II Chronische Parodontitis

A Lokalisiert

B Generalisiert

Fortsetzung ▷

Tabelle 6.1 (Fortsetzung)

III Aggressive Parodontitis

A Lokalisiert

B Generalisiert

IV Parodontitis als Manifestation systemischer Erkrankungen

A Hämatologische Erkrankungen

1. Erworbene Neutropenie
2. Leukämien
3. Andere

B Genetische Erkrankungen

1. Hereditäre und zyklische Neutropenie
2. Down-Syndrom
3. Leukocyte Adhesion Deficiency Syndrome
4. Papillon-Lefèvre-Syndrom
5. Chediak-Higashi-Syndrom
6. Histiozytosen
7. Glykogenspeicherkrankheit
8. Infantile genetische Agranulozytose
9. Cohen-Syndrom
10. Ehlers-Danlos-Syndrom (Typ IV und VIII)
11. Hypophosphatasie
12. Andere

C Anderweitig nicht spezifiziert

V Nekrotisierende parodontale Erkrankungen

A Nekrotisierende ulzerative Gingivitis

B Nekrotisierende ulzerative Parodontitis

VI Abszesse des Parodonts

A Gingivaler Abszess

B Parodontaler Abszess

C Perikoronaler Abszess

VII Parodontitis in Zusammenhang mit endodontalen Läsionen

A Kombinierte parodontal-endodontale Läsion

VIII Entwicklungsbedingte oder erworbene Deformitäten und Zustände

A Lokalisierte, zahnbezogene Faktoren, die plaqueinduzierte Gingivopathien/Parodontitis modifizieren oder fördern

1. Zahnanatomie
2. Zahnärztliche Restaurationen, Geräte
3. Wurzelfrakturen
4. Zervikale Wurzelresorption und zervikaler Zementabriss

Tabelle 6.1 (Fortsetzung)

B Mukogingivale Deformitäten und Zustände im Bereich von Zähnen

1. Weichgewebs-/gingivale Rezession
   a Fazial oder lingual
   b Interproximal (papillär)
2. Fehlen keratinisierter Gingiva
3. Verminderte Tiefe des Vestibulum oris
4. Fehlansetzende Lippen-/Wangenbändchen, Muskelzüge
5. Gingivaüberschuss
   a Pseudotaschen
   b Unregelmäßiger Gingivarand
   c Exzessiver gingivaler Effekt
   d Gingivavergrößerung (siehe I.A.3 und I.B.4)
6. Abnorme Farbe

C Mukogingivale Deformitäten und Zustände am zahnlosen Alveolarkamm

1. Vertikaler und/oder horizontaler Verlust des Alveolarknochens
2. Fehlen von Gingiva/keratinisiertem Gewebe
3. Gingiva-/Weichgewebsvergrößerung
4. Fehlansetzende Lippen-/Wangenbändchen, Muskelzüge
5. Verminderte Tiefe des Vestibulum oris
6. Abnorme Farbe

D Okklusales Trauma

1. Primäres okklusales Trauma
2. Sekundäres okklusales Trauma

Allgemeines

➤ Plaqueinduzierte Gingivitis kann an Parodontien ohne Attachmentverlust (und ohne Knochenabbau) oder bei Parodontien mit Attachmentverlust (und Knochenabbau) auftreten, der jedoch nicht progredient ist. Kennzeichen sind:
- dentale Plaque im Bereich des Gingivarandes
- charakteristische histologische Veränderungen
- Entzündungszeichen und Symptome sind auf die Gingiva beschränkt:
  - *Schwellung* aufgrund eines Ödems oder einer Fibrose
  - rote oder bläulich-rote *Änderung der Farbe*
  - *erhöhte Temperatur* im Sulkus
  - *Bluten* nach mechanischer Reizung
  - erhöhte Fließrate des *Gingivaexsudats*.
- Entzündliche Veränderungen sind nach Beseitigung der ursächlichen Plaque reversibel.
- Lokale Faktoren können das klinische Bild der Gingivitis beeinflussen: z. B. insuffiziente Restaurationen, Zahnengstand etc.

Systemisch verstärkte Gingivopathien

➤ Verstärkung entzündlicher Reaktionen auf dentale Plaque unter dem Einfluss von *Sexualhormonen*:
- Während der Pubertät (Tanner-Stadium 2 oder höher):
  - bei Mädchen: Estradiolspiegel $\geq$ 26 pmol/l.
  - bei Knaben: Testosteronspiegel $\geq$ 8,7 nmol/l.
- Unmittelbar vor der Ovulation im Rahmen des Menstruationszyklus
- Während der Schwangerschaft:
  - Meist im 2. und 3. Trimester
  - Lokal kann es zur Ausbildung eines *Granuloma pygenicum* kommen: exophytisch gestieltes Granulom der Gingiva, meist interdental („Schwangerschaftstumor").
- Die Zunahme von Steroidhormonen im Gingivaexsudat während der Pubertät und wesentlich ausgeprägter während der Schwangerschaft resultiert in:
  - Änderung der ökologischen Verhältnisse in der dentogingivalen Region mit möglichem Vorteil für z. B. P. intermedia oder Vertreter der P.-melaninogenica-Gruppe.
  - Rezeptoren für Sexualhormone in der Gingiva haben eine Verstärkung der entzündlichen und immunologischen Reaktionen auf mikrobielle Plaque zur Folge.

➤ Entzündungsreaktionen auf dentale Plaque werden bei schlecht eingestelltem *Diabetes mellitus* verstärkt, v. a. bei Kindern mit unkontrolliertem Diabetes mellitus Typ I.

➤ Bei *akuten Leukämien* kann es zu erheblichen Entzündungsreaktionen mit Ulzerationen oder Gingivavergrößerungen kommen.

Medikamentös verstärkte Gingivopathien

➤ Medikamentös bedingte *Gingivavergrößerungen* haben eine genetische Prädisposition. Läsionen eher im Bereich der Frontzähne, v. a. Papillenbereiche. Häufiger bei jüngeren Individuen. Folgende Medikamente können zu Gingivavergrößerungen führen:
- *Antiepileptika*, z. B. Diphenyl-Hydantoin:
  - Gingivavergrößerung bei etwa 50% der Patienten
  - Sorgfältige Plaquekontrolle kann Gingivavergrößerungen nicht verhindern, aber Ausmaß und Schwere reduzieren.

- *Calciumkanalblocker*, z. B. Nifedipin, Verapamil, Diltiazem etc.:
  - Ab der 6. Lebensdekade häufig verordnete Medikamente bei Hypertension, Herzrhythmusstörungen, Angina pectoris.
  - Etwa 20% der Patienten entwickeln Gingivavergrößerungen.
  - Möglicherweise beeinflusst Mundhygiene die Entwicklung der Läsionen.
- *Immunsuppressivum* Cyclosporin A:
  - nach Organtransplantation, zur Behandlung von Autoimmunerkrankungen
  - 25 – 30% der Patienten entwickeln Gingivavergrößerungen
  - rigorose Plaquekontrolle kann die Entwicklung nicht verhindern, aber Ausmaß und Schwere reduzieren
  - bei Kombinationstherapie mit Calciumantagonist synergistischer Effekt in Bezug auf Gingivavergrößerung.
- Entzündungsreaktionen auf dentale Plaque können durch orale Kontrazeptiva verstärkt werden („Pillengingivitis").

Durch Mangel- und/oder Fehlernährung beeinflusste Gingivopathien

➤ Infolge von Mangelernährung kann es zu einer eingeschränkten Immunabwehr und erhöhten Anfälligkeit für Infektionen kommen, hierzulande im Wesentlichen in Fällen von:
- Anorexia nervosa
- chronischem Alkoholismus.

➤ Chronische Vitamin-C-Avitaminose (Skorbut) kann die entzündliche Reaktion auf dentale Plaque verstärken.

Gingivopathien bei spezifischen bakteriellen Infektionen

➤ Spezifische Infektionen mit Bakterien, die nicht der dentalen Plaque angehören:
- Infektion mit N. gonorrhoeae – meist symptomloses Enanthem.
- Infektion mit T. pallidum – alle 3 Stadien der Erkrankung können sich in der Mundhöhle manifestieren:
  - Primäraffekt – Ulcus durum mit regionärer Lymphadenopathie
  - sekundäre Lues – fleckförmiges orales Enanthem (Plaques muqueuses)
  - tertiäre Lues – Gummen, v. a. am harten und weichen Gaumen
- spezifische Infektionen mit β-hämolysierenden Streptokokken
- spezifische Infektionen mit anderen Bakterien (z. B. mykobakterielle Infektionen).

Gingivopathien bei spezifischen viralen Infektionen

➤ Neben Masern und Röteln manifestieren sich eine Reihe anderer Viruserkrankungen im Mundraum, einige auch an der Gingiva:
- Herpesviren:
  - Herpes-simplex-Virus (HSV-1: überwiegend oral; HSV-2: überwiegend anogenital)
  - Varicella-Zoster-Virus (HHV-3)
  - Epstein-Barr-Virus (HHV-4)
  - humanes Zytomegalievirus (HHV-5).
- Papillomavirus.

➤ Infektionen mit Herpesviren gehen häufig mit akuter Symptomatik einher:
- *Gingivostomatits herpetica*. Erstinfektion mit HSV-1 oder HSV-2:
  - Erkrankungsmaximum im Alter von 2 – 4 Jahren („Mundfäule“), Auftreten bei jüngeren Erwachsenen möglich.
  - Herpetische Bläschen im gesamten Mundraum (Lippe, Wange, Zunge, Gingiva, Rachenraum); keine Prädilektionsstellen, keine Abklatschgeschwüre.
  - Nach Platzen der Bläschen aphthenähnliche Läsionen mit diffusem Erythem.
  - Fieber, starkes Unwohlsein, regionäre Lymphadenitis, subfebrile Zustände.
  - Foetor ex ore.
- *Rezidivierender oraler Herpes*. Persistenz von HSV-1 und 2 in sensorischen Ganglien – lokale Exazerbation bei:
  - fiebriger Erkältung, UV-Bestrahlung, Menstruation, Mikrotraumen (zahnärztliche Behandlung), Stress, Ekel
  - Immunsuppression, Immundysfunktion, Radiotherapie
  - meist lokale, hoch kontagiöse Herpesbläschen, z. B. an der Lippe oder an der Gingiva.
- *Infektionen mit dem Varicella-Zoster-Virus* (HHV-3):
  - Erstinfektion Windpocken; Virus persistiert in sensorischen Ganglien
  - bei Virusreaktivierung (z. B. durch UV-Licht) Läsionen im Bereich des sensorischen Hauptastes
  - möglicherweise Hinweis auf schwerwiegende systemische Erkrankung.
- *Infektionen mit dem Epstein-Barr-Virus* (HHV-4):
  - Erreger der infektiösen Mononukleose
  - Zusammenhang mit haariger Leukoplakie am lateralen Zungenrand bei HIV-seropositiven Patienten.
- *Infektionen mit dem humanen Zytomegalievirus* (HHV-5): mögliche Beziehung zu nekrotisierenden ulzerativen Parodontalerkrankungen.

Gingivopathien bei spezifischen Pilzinfektionen

- Z.B. Aspergillose, Blastomykose, Kandidose, Histoplasmose etc. Häufigste orale Pilzinfektion durch Candida spp., meist C. albicans.
- Candida spp. sind im Allgemeinen wenig virulente Kommensalen der Mundhöhle. Opportunistische Infektion bei immunsupprimierten Patienten, unter Therapie mit Antibiotika, Glucocorticosteroiden, antineoplastischen Medikamenten, bei schlecht sitzenden Prothesen etc.:
  - *Primäre orale Candidiasis:*
    - akute Candidiasis – weiße, abwischbare Beläge (Pseudomembranen) oder diffuse erythematöse Areale
    - chronische Candidiasis – hyperplastische, noduläre oder plaqueähnliche Läsionen
    - candidaassoziierte Prothesenstomatitis, anguläre Cheilitis, Glossitis rhombica mediana
    - superinfizierte Läsionen (Leukoplakie, oraler Lichen planus, Lupus erythematodes).
  - *Sekundäre orale Candidiasis* als Manifestation einer systemischen Erkrankung:
    - Diabetes mellitus.
    - Immunsuppression. Hartnäckige orale Candidiasis kann erstes Symptom einer HIV-Infektion sein. **Merke**: Parodontale Gewebe können bei immunsupprimierten Patienten eine Eintrittspforte für systemische Candidainfektionen darstellen.
    - Ein häufiger bei HIV-Seropositiven auftretendes, therapieresistentes *lineares Erythem der Gingiva* ist möglicherweise ebenfalls eine Candidainfektion.

Gingivale Manifestationen mukokutaner Erkrankungen

- Einige dermatologische Erkrankungen manifestieren sich im Mundraum und insbesondere auch an der Gingiva:
  - Lichen planus
  - Pemphigoid
  - Pemphigis vulgaris
  - Erythema exsudativum multiforme
  - Lupus erythematodes.
- Der *orale Lichen planus* ist die häufigste mukokutane Erkrankung an der Gingiva. Isolierte Läsionen in der Mundhöhle oder Kombination mit kutanem Lichen ruber:
  - Prävalenz zwischen 0,1 und 4%, etwa 65% Frauen
  - Im Gegensatz zu kutanem Lichen ruber ausgesprochen chronischer Verlauf
  - Maligne Transformation in 0,5–2,5% der Fälle
  - Meist bilateraler Befall der Wangenschleimhäute und/oder Zungenränder; polymorphes Erscheinungsbild:
    - Charakteristische *retikuläre Streifenzeichnung* und/oder *Papeln.*
    - *Erosive* Formen entstehen v.a. nach Blasenbildung.
    - Unter Behandlung mit Glucocorticosteroiden entwickeln sich *atrophische* Läsionen.
    - *Plaqueartige* Läsionen sind klinisch nicht von Leukoplakien zu unterscheiden.
  - Histopathologie:
    - subepitheliales bandartiges, mononukleäres Infiltrat aus T-Lymphozyten und Makrophagen, charakteristisch für eine Typ-IV-Reaktion
    - Degeneration der basalen Epithelzellen
    - sägezahnähnliche Epithelleisten
    - Hyperortho- oder Hyperparakeratinisation des Epithels.

- Die *Pathogenese* ist zurzeit unklar:
  - vermutlich T-Zell-vermittelte immunologische Reaktion auf bislang unbekanntes Antigen an der Grenze zwischen Epithel und Bindegewebe
  - oder Reaktion auf antigenetisch veränderte, basale Epithelzellen.
- Heterogene Pathogenese möglich – sog. *lichenoide* Reaktionen auf:
  - zahnärztliche Materialen wie Amalgam, Gold, Kunststoffe
  - Medikamente wie Goldsalze, Allopurinol, Penicillamin, β-Blocker, antimikrobielle und antiparasitäre Medikamente, Antihypertensiva, Sulfonylharnstoff etc.
  - auch in Zusammenhang mit Graft Versus Host Disease (GVHD) und Hepatitis C.

➤ *Pemphigoid.* Gruppe von Autoimmunerkrankungen. Autoantikörper gegen Bestandteile der Basalmembran, die zu einer Ablösung des Epithels vom Bindegewebe führen:
- Bullöses Pemphigoid – Hautläsionen, (Mund-)Schleimhautbeteilung kommt vor.
- Schleimhautpemphigoid – exklusiver Schleimhautbefall, z.B. der Konjunktiven mit Narbenbildung und möglicher Erblindung (*vernarbendes Schleimhautpemphigoid*):
  - In der Mundhöhle subepitheliale Blasen
  - Immunhistologisch finden sich IgG-Ablagerungen und C3 an der Basalmembran.
  - Serologisch nachgewiesene Autoantikörper gegen die Basalmembran von Keratinozyten können die Diagnose sichern.

➤ *Pemphigus vulgaris:*
- Autoimmunerkrankung. Bildung von Autoantikörpern gegen interepitheliale Adhäsionsmoleküle mit Zerstörung der Desmosomen.
- Histopathologie:
  - intraepitheliale Blase mit Akantholyse
  - frei schwimmende Epithelzellen (sog. Tzank-Zellen) innerhalb der Blase
  - mononukleäres Infiltrat mit neutrophilen Granulozyten
  - Immunhistochemisch finden sich interzellulär IgG-Autoantikörper.
- Ungünstige Prognose.

➤ *Erythema exsudativum multiforme:*
- Akute vesikulobullöse Erkrankung, v.a. bei Personen in der 2. und 3. Lebensdekade. Männer sind häufiger betroffen.
- Leichte Verlaufsformen und Majorform (Steven-Jobson-Syndrom), hier häufiger Mundschleimhautbeteiligung.
- Kokardenförmige kutane Läsionen. Oral nach Blasenbildung größere Ulzerationen.
- Möglicherweise allergische Immunkomplexreaktion auf unterschiedliche Faktoren:
  - Herpesviren, Mycoplasma pneumoniae, Streptokokkeninfektionen des oberen Respirationstrakts
  - Arzneimittel (Sulfonamide, Diphenylhydantoin, Pyrazolonderivate, Barbiturate, Phenylbutazon, Penicillin, Carbamazepin).
- Selbstlimitierende Erkrankung, gelegentlich Rezidive.

➤ *Lupus erythematodes.* Autoimmunerkrankung des Bindegewebes. Bildung von Autoantikörpern gegen verschiedenen Zellbestandteile (Zellkern, Zellmembran etc):
- diskoider Lupus erythematodes – chronische Form
- systemischer Lupus erythematodes – schwere Verlaufsform mit Organbeteiligung
- Bei beiden Formen ist eine Beteiligung der Mundschleimhaut möglich:
  - Bei diskoidem Lupus ähneln die Läsionen einer Leukoplakie oder Lichen planus.
  - Ulzerationen häufiger bei systemischem Lupus.

Allergische Reaktionen

- Allergische Reaktionen manifestieren sich nur selten an der Mundschleimhaut:
  - Typ I-(Sofort-)Reaktionen (Freisetzung von IgE durch Mastzellen) auf:
    - Inhaltsstoffe von Zahnpasten, Mundwässern, Kaugummi
    - Akute Entzündung der Gingiva, Ulzeration.
  - Typ IV-Reaktionen (verzögerte Immunreaktion der T-Zellen) – Kontaktallergie auf:
    - zahnärztliche Materialien: Quecksilber, Nickel, Gold, Chrom, Palladium, Kunststoffe.
    - Diese manifestiert sich in Form von lichenoiden Läsionen. **Merke**: Entfernung des Materials lässt Läsionen abheilen.

Traumatische Läsionen

- Differenzialdiagnostisch von Bedeutung:
  - allgemein – unbeabsichtigt, iatrogen oder unfallbedingt
  - mechanische Traumatisierung der Gingiva durch Mundhygienehilfsmittel, zahnärztliche Geräte oder Restaurationen
  - chemische Traumatisierung – lokale Applikation von Aspirin, Kokain, Pyrophosphaten, Detergenzien, Kautabak, Bleichmittel
  - thermische Schädigung – z. B. durch zu heiße Nahrungsmittel (Pizza, Kaffee).

Fremdkörperreaktionen

- Akute oder chronische Entzündung der Gingiva durch eingebrachtes Fremdmaterial:
  - meist akute Entzündung, Gingivaabszess
  - chronische Fremdkörperreaktion, z. B. als Amalgamtätowierung.

Chronische Parodontitis

- Häufigste Form der Parodontitis. Infektiöse, entzündliche Erkrankung des Zahnhalteapparates mit progressivem Attachmentverlust und Verlust des Alveolarknochens; Kardinalsymptome sind Taschenbildung und/oder Rezession:
  - Häufiges Vorkommen bei Erwachsenen etwa ab der 4. Lebensdekade; kann aber auch bei Kindern und Jugendlichen auftreten.
  - Parodontale Destruktion entspricht der Menge lokaler ätiologischer Faktoren:
    - häufig subgingivaler Zahnstein
    - unterschiedliche assoziierte Mikroflora.
  - Langsame oder mäßige Progression. Perioden rascher Progression sind möglich.
  - Weitere Klassifikation auf der Basis von Ausmaß und Schwere der Erkrankung:
    - *Lokalisierte* chronische Parodontitis: $\leq 30\%$ der Flächen sind betroffen.
    - *Generalisierte* chronische Parodontitis: $> 30\%$ der Flächen sind betroffen.
    - Die Schwere der Erkrankung kann für einzelne Flächen, einzelne Zähne oder für die gesamte Dentition angegeben werden:
      „leicht“: 1 – 2 mm Attachmentverlust, „mäßig“: 3 – 4 mm; „schwer“: $\geq$ 5 mm.
- Nicht alle Fälle sprechen auf Therapiemaßnahmen an: *therapierefraktäre Parodontitis*. Es handelt sich nicht um eine spezielle Kategorie der chronischen Parodontitis.

Aggressive Parodontitis

- Infektiöse, entzündliche Erkrankung des Zahnhalteapparates mit raschem Attachmentverlust und Verlust des Alveolarknochens bei anderweitig gesunden Patienten; familiäre Häufung.
- Sekundäre Merkmale, die nicht in jedem Fall vorhanden sind:
  - Diskrepanz zwischen parodontaler Destruktion und Menge ätiologischer Faktoren
  - erhöhte Mengenanteile von A. actinomycetemcomitans (und/oder in einigen Populationen P. gingivalis) in der subgingivalen Flora
  - hyperreaktiver Makrophagenphänotyp, erhöhte Gewebsspiegel von PGE_2 und IL-1β.
  - in einigen Fällen selbstlimitierende Erkrankung.
- Diagnose basiert auf der Anamnese sowie klinischen und radiologischen Befunden. Routinemäßige labormedizinische Diagnostik ist nicht erforderlich, aber manchmal hilfreich.
- Aggressive Parodontitis tritt als lokalisierte und generalisierte Form auf:
  - **Lokalisierte aggressive Parodontitis:**
    - Beginn etwa während der Pubertät.
    - Erhöhte Serumantikörpertiter auf die der Infektion zugrunde liegenden Pathogene.
    - Erkrankung der 1. Molaren und Inzisiven. Approximaler Attachmentverlust an mindestens 2 bleibenden Zähnen, einer davon ist ein 1. Molar. Nicht mehr als 2 weitere Zähne (keine 1. Molaren/Inzisiven) sind zusätzlich befallen.
  - **Generalisierte aggressive Parodontitis:**
    - Beginn meist vor dem 30. Lebensjahr; spätere Entwicklung ist möglich.
    - Antikörpertiter auf die der Infektion zugrunde liegenden Pathogene nicht erhöht.
    - Phasenweise Progression.
    - Generalisierter approximaler Attachmentverlust. Mindestens 3 Zähne, die nicht 1. Molaren/Inzisiven sind, sind betroffen.
- Zusätzliche Angaben zu vorliegenden Risikofaktoren: Zigarettenrauchen, emotionaler Stress, Medikamente, Sexualhormone etc.
- Eine vor der Pubertät auftretende lokalisierte Parodontitis wird entweder der Kategorie lokalisierte chronische oder lokalisierte aggressive Parodontitis zugeordnet. Generalisierte Formen sind praktisch immer Manifestationen systemischer Erkrankungen.

Parodontitis als Manifestation systemischer Erkrankungen

- **Hämatologische Erkrankungen:**
  - *Erworbene Neutropenie, Agranulozytose:* Schleimhautnekrosen und schwere Parodontalerkrankungen bei stark verminderten Zahlen neutrophiler Granulozyten.
  - *Leukämie:* parodontale Läsionen v. a. bei akuten Formen
    - Gingivavergrößerung durch Infiltrate leukämischer Zellen v. a. bei akuter Monozytenleukämie, aber auch chronischer lymphozytärer Leukämie.
    - Nekrosen.
- **Genetische Erkrankungen:**
  - *Hereditäre und zyklische Neutropenien*: chronische Verläufe mit fortgeschrittener Parodontitis und generalisiertem Knochenabbau. Bei guter Mundhygiene und intensiver Betreuung lassen sich die parodontalen Destruktionen in Grenzen halten.
  - *Down-Syndrom* (Trisomie 21): generalisierte, bereits in der 1. Dentition beginnende Parodontitis mit hoher Progressionsrate. Vollständiger Zahnverlust bereits in der 3. Lebensdekade möglich.
  - *LAD* (Leukocyte Adhesion Deficiency Syndrome): seltene, autosomal rezessive Erkrankung mit schlechter allgemeiner Prognose. Exprimierung der Adhäsionsmoleküle CD11a/CD18, CD 11b/CD 18 und CD11c/CD18 unterdrückt (vgl. Abb. 3.**4**). Generalisierte Parodontitis der 1. Dentition; Proliferation der Gingiva, Spaltenbildung.
  - *Papillon-Lefèvre-Syndrom* (PLS): autosomal rezessiv vererbte Erkrankung der Haut. Mutation des Kathepsin-C-Gens in Chromosom 11q14, verbunden mit vollständigem Verlust der Aktivität des Enzyms; entsprechende Mutation auch bei syndromunabhängiger präpubertärer Parodontitis. Hyperkeratose der Handinnenflächen und Fußsohlen (Palmar-Plantar-Keratose). Generalisierte Parodontitis und frühzeitiger Verlust der 1. Dentition. Prävalenz liegt bei etwa einem Fall in 1 – 4 Millionen.
  - *Chediak-Higashi-Syndrom:* sehr seltene, autosomal rezessiv vererbte Erkrankung mit schlechter allgemeiner Prognose. Funktionsstörungen neutrophiler Granulozyten (Chemotaxis, intrazelluläre Abtötung).
  - *Glykogenspeicherkrankheit:* autosomal rezessive Erkrankung des Kohlenhydrat-Stoffwechsels mit Neutropenie, eingeschränkten Funktionen neutrophiler Granulozyen.
  - *Infantile genetische Agranulozytose:* sehr seltene, autosomal rezessive Erkrankung. Schwere Neutropenie. Generalisierte Parodontitis der 1. Dentition.
  - *Cohen-Syndrom:* autosomal rezessive Erkrankung. Geistige und motorische Behinderung, Fettleibigkeit, Fehlbildungen, Neutropenie.
  - *Ehlers-Danlos-Syndrom:* autosomal dominant vererbte Gruppe von Erkrankungen mit defekter Kollagensynthese (10 Erkrankungsformen). Schwere, bereits in der 1. Dentition auftretende Parodontalerkrankungen bei Typ IV und Typ VIII.
  - *Hypophosphatasie:* autosomal rezessiv vererbter Mangel an alkalischer Phosphatase. Schwere Parodontalerkrankungen der 1. Dentition.
- Histiozytosen, insbesondere *Langerhans-Zell-Erkrankungen:*
  - Abt-Letterer-Siwe-Syndrom: sepsisartige, disseminierende Histiozytose (neoplastisch) bei Säuglingen und Kleinkindern mit Haut- und Organbeteilung. Fatale Prognose.
  - Hand-Schüller-Christian-Erkrankung: chronische disseminierende Histiozytose bei Kindern und Jugendlichen. Knochen-, Haut- und Organläsionen. Ungünstige Prognose.
  - *Langerhans-Zell-Tumor* (eosinophiles Granulom): solitäre oder multiple Knochenläsionen ohne Beteiligung von Haut und Organen. Mildeste Verlaufsform. Erkrankung imitiert lokalisierte Formen der aggressiven Parodontitis oder nekrotisierende Parodontalerkrankungen. Exzisionsbiopsie zur Sicherung der Verdachtsdiagnose. Gründliche Allgemeinuntersuchung. Therapie: Extraktion der extrem mobilen Zähne und Kürettage der knöchernen Läsionen, evtl. niedrig dosierte Radiatio.

Allgemeines

- Je nach Ausmaß der Erkrankung und Topographie der Läsionen werden unterschiedliche Formen unterschieden:
  - *Nekrotisierende ulzerative Gingivitis:*
    - Epidemieartiges Auftreten der nekrotisierenden ulzerativen Gingivitis im 1. Weltkrieg bei den Soldaten in den Schützengräben (trench mouth).
  - *Nekrotisierende ulzerative Parodontitis:*
    - rascher Attachmentverlust häufig ohne Ausbildung tiefer Taschen
    - Sequesterbildung möglich
    - enge Beziehung zu HIV-Infektion.
  - *Nekrotisierende Stomatitis:*
    - Selbstständig oder als sog. Abklatschgeschwüre bei nekrotisierender ulzerativer Gingivitis/Parodontitis.
    - In Ländern mit stark eingeschränkter Versorgungslage mögliche Makroform der Erkrankung bei stark unterernährten Kindern: Noma (Cancrum oris) mit Gefahr erheblicher Mutilationen im Gesichtsbereich.

Nekrotisierende ulzerative Gingivitis

- Akute, schmerzhafte Erkrankung, die auf die Gingiva beschränkt ist. Symptomatik:
  - schlagartiges Auftreten von Schmerzen
  - *Nekrose* im Bereich der Interdentalpapille
  - *Ulzera* mit weißlich-gelblichen oder grauen, schmierigen Pseudomembranen, Demarkierung durch lineares Erythem
  - *Foetor ex ore*
  - regionäre Lymphadenitis und subfebrile Zustände möglich
  - Häufigkeitsmaximum in der 3. Lebensdekade.
- Ursache:
  - invasive gramnegative, obligat anaerobe Bakterien:
    - Spirochäten
    - Fusobakterien
    - P. intermedia.
  - vermutete Assoziation mit Herpesviren (z. B. humanes Zytomegalievirus).
- Risikofaktoren:
  - schlechte Mundhygiene
  - Zigarettenrauchen
  - psychologischer Stress, Schlafmangel
  - HIV-Infektion.
- Histopathologie:
  - Unspezifische, akut nekrotisierende Entzündung.
  - Ulzerierte Bereiche sind von Pseudomembranen bedeckt: Netzwerk aus Fibrin, untergegangenen Epithelzellen, Leukozyten, Erythrozyten und Bakterien.
  - Im darunter liegenden Bindegewebe erweiterte und proliferierende Gefäße, dichtes Infiltrat aus neutrophilen Granulozyten, Plasmazellen und Makrophagen.
  - Invasive Fusobakterien und Spirochäten.

Nekrotisierende ulzerative Parodontitis

➤ Akute parodontale Infektion, bei der sich die Nekrosen auf das parodontale Ligament und den Alveolarknochen ausweiten. In der Regel Manifestation einer schweren systemischen Abwehrschwäche (Immunsuppression, Mangelernährung):
- rascher Attachmentverlust häufig ohne Ausbildung tiefer Taschen
- Sequesterbildung möglich
- enge Beziehung zu HIV-Infektion:
  - **Merke**: Nekrotisierende ulzerative Parodontitis bei HIV-seropositiven Patienten weist auf $< 200/mm^3$ $CD4^+$-Zellen.
  - prognostisch Hinweis für Entwicklung von AIDS.

Parodontale Abszesse

Gingivaabszess

- Definition: akuter entzündlicher Prozess an der Gingiva mit Bildung purulenten Exsudats ohne Vorliegen eines Attachmentverlustes:
  - Nach traumatischen Insulten, z. B. Verletzungen mit Fischgräten, Interdentalbürste etc.:
    - Verschleppung virulenter Bakterien in das gingivale Bindegewebe
    - exzessive entzündliche Reaktion.
  - Im Rahmen hormonell verstärkter Gingivitis:
    - Schwangerschaftgingivitis, „Pillengingivitis“
    - Gingivitis bei Diabetes mellitus.
  - Bei medikamentös beeinflusster Gingivavergrößerung.

Parodontalabszess

- Akute Exazerbation einer bestehenden marginalen Parodontitis:
  - Zunahme virulenter Bakterien wie P. gingivalis, P. intermedia, F. nucleatum, B. forsythus im subgingivalen Bereich, Penetration der Taschenwand
  - lokale oder allgemeine Abwehrschwäche
  - Verlegung des Tascheneingangs bei komplizierter Morphologie (z. B. Furkation)
  - häufig im Finalstadium der Erkrankung.
- Gelegentlich auch *multiple Parodontalabszesse:*
  - Exazerbation einer generalisierten Parodontitis z. B. im Gefolge einer Medikation mit Oralpenicillinen, die nicht betalactamasefest sind.
  - bei Diabetes mellitus
  - bei Beeinträchtigung des Immunsystems: Differenzialblutbild veranlassen.

Perikoronaler Abszess

- Dentitio difficilis v. a. bei Durchbruchstörung der Weisheitszähne im Unterkiefer. Häufigkeitsmaximum im Alter von 18 – 24 Jahren.
- Symptomatik:
  - gerötete und geschwollene Gingiva, purulentes Exsudat
  - Schmerzen bei der Mundöffnung, diese ist häufig eingeschränkt
  - Lymphadenitis
  - Entzündung kann sich in die nähere Umgebung und benachbarte Regionen ausbreiten:
    - submuköser, sublingualer, peritonsillärer Abszess
    - perimandibulärer Abszess.
  - **Merke**: Kommensale Parodontalpathogene können sich im Bereich durchbrechender Weisheitszähne auch ohne Symptomatik überproportional vermehren.

Kombinierte parodontal-endodontale Läsion

- Enge parodontal-endodontale Wechselbeziehungen bestehen:
  - über den apikalen Bereich
  - über laterale und furkale Pulpakanäle
  - nach instrumenteller Entfernung des Wurzelzements über Dentintubuli.
- Infektionen können sich in den jeweils anderen Bereich ausbreiten:
  - retrograde Pulpitis, nachdem die Plaquefront innerhalb der parodontalen Tasche den Apex oder akzessorische Pulpakanäle erreicht hat
  - Ausbreitung einer periapikalen Infektion über den Desmodontalraum.

Entwicklungsbedingte oder erworbene Deformitäten und Zustände

Lokalisierte, zahnbezogene Faktoren, die plaqueinduzierte Gingivopathien/Parodontitis modifizieren oder fördern

➤ Stellungsanomalien der Zähne und zahnanatomische Faktoren, zahnärztliche Restaurationen, zahnärztliche Apparaturen, Wurzelfrakturen, zervikale Wurzelresorptionen und Zementabrisse können lokal zu einer Erkrankung des Parodonts führen. Insbesondere in letzteren Fällen ist gelegentlich eine explorative chirurgische Diagnostik erforderlich.

Mukogingivale Deformitäten und Zustände im Bereich von Zähnen und am zahnlosen Alveolarfortsatz

➤ Mukogingivale Deformitäten können im Bereich der Zähne und im Bereich des zahnlosen Alveolarfortsatzes auftreten. Neben der in Tab. 6.**1** aufgeführten Klassifikation kann der Schweregrad und ätiologische Charakteristika zur Beschreibung der Läsionen/Zustände herangezogen werden. Insbesondere Rezessionen können lokalisiert und generalisiert auftreten.

Okklusales Trauma

➤ Exzessive okklusale Kräfte führen nicht zu plaqueassoziierten Parodontalerkrankungen und Attachmentverlusten, aber möglicherweise zu einer Erhöhung der Progressionsrate einer bestehenden Parodontitis:
  - *Primäres okklusales Trauma*: parodontale Schädigung als Folge exzessiver okklusaler Kräfte bei normalem Zahnhalteapparat (normales Knochenniveau, normaler Attachmentlevel).
  - *Sekundäres okklusales Trauma*: parodontale Schädigung als Folge normaler oder exzessiver Kräfte bei reduziertem Parodont (Knochenverlust, Attachmentverlust).

➤ Eine erhöhte Zahnbeweglichkeit (ist nicht synonym mit okklusalem Trauma) kann sich negativ auf die parodontalen Verhältnisse und insbesondere auf das therapeutische Ergebnis auswirken.

Allgemeines

- Im Zentrum einer modernen zahnärztlichen Behandlungsphilosophie steht der *Sanierungspatient*. Die gewissenhafte Befundung ergibt in der Regel eine Vielzahl von unterschiedlichen Erkrankungen/Zuständen innerhalb der Mundhöhle, z. B.:
  - Karies und endodontische Läsionen
  - marginale Parodontitis und andere chronische Infektionen
  - Dysgnathien
  - funktionelle Störungen
  - Erkrankungen der Mundschleimhaut.
- Es ist grundsätzlich anzustreben, im Rahmen eines *synoptischen* Therapiekonzepts das erkrankte Kauorgan in funktioneller wie ästhetischer Hinsicht wiederherzustellen, wobei eine unter gesunden Verhältnissen optimale Situation erreicht werden sollte, die den *Bedürfnissen des Patienten* an Ästhetik und Kaukomfort gerecht wird und gleichzeitig bei konsequent durchgeführter, unterstützender Nachsorge über die Jahre stabil bleibt.
- Ein wichtiger Aspekt zahnärztlicher Kunst ist, die im Einzelfall *angemessene* Therapie zu planen und sowohl Überbehandlungen wie Unterversorgungen zu vermeiden.
- Schwerpunkte bei der Behandlung des parodontal erkrankten Patienten sind:
  - antiinfektiöse Therapie
  - regenerative Maßnahmen
  - Intervention bei vorliegenden Risikofaktoren.
- Vor der Therapie steht eine detaillierte *Diagnose*, zu der man nur nach gezielter *Anamnese* und ausführlicher klinischer und ggf. röntgenologischer *Befundung* gelangen kann. Relevante Befunde sollten dokumentiert werden. **Merke**: Während aller Phasen der Therapie sind gezielte diagnostische Maßnahmen erforderlich.

Allgemeine Anamnese

- Angaben zur *allgemeinen Anamnese* kann der Patient im Wartezimmer auf einem geeigneten Formblatt machen. Während des *ärztlichen Gesprächs* werden die Eintragungen noch einmal zur Sprache gebracht und präzisiert.
- Die Erhebung der Anamnese (Abb. 7.**1**) erfolgt systematisch und sollte bereits während des ersten Kontaktes mit dem Patienten etablierte und mögliche Risikofaktoren für destruktive Parodontalerkrankungen und Erkrankungen und Zustände berücksichtigen, die mit der Behandlung selbst, der Patientenführung und dem zu erwartenden Ergebnis interferieren können, insbesondere:
  - erhöhtes Endokarditisrisiko
  - Diabetes mellitus
  - kardiovaskuläre Erkrankungen, Bluthochdruck
  - Infektionserkrankungen
  - Schwangerschaft
  - Medikamente, Drogenmissbrauch
  - Allergien und Unverträglichkeiten
  - Rauchverhalten
  - Osteopenie oder Osteoporose
  - Stress und Stressbewältigung.
- Während des ärztlichen Gesprächs wird man meist unbewusst wichtige Informationen über den physischen und psychischen Zustand des Patienten gewinnen können.
- Ggf. fachärztliches Konsil. **Merke**: Parodontal erkrankte Patienten weisen häufiger Allgemeinerkrankungen auf, die mit der Therapieplanung interferieren können.

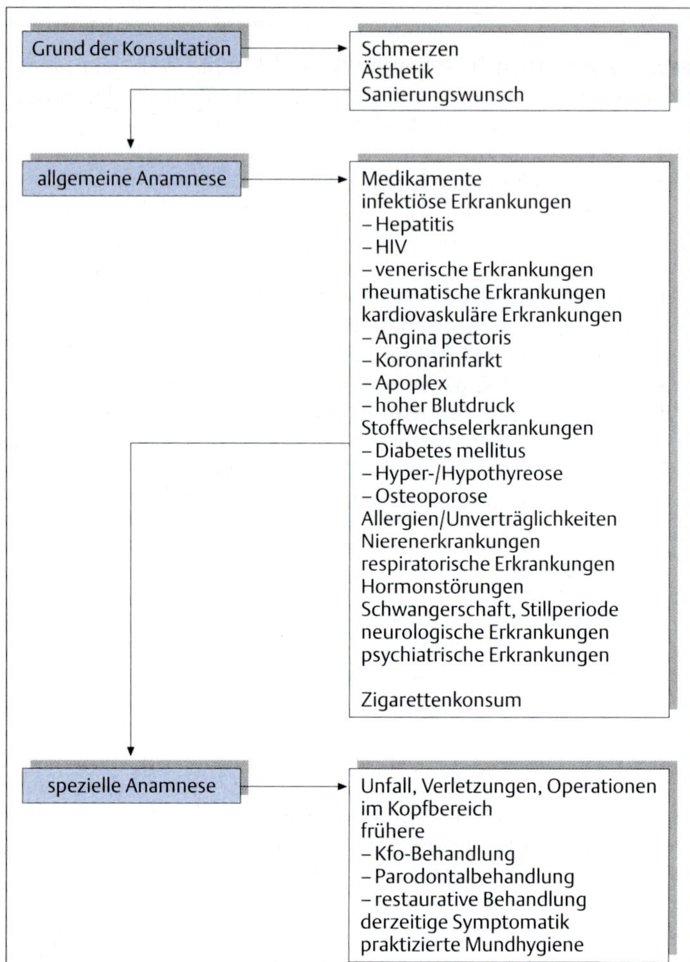

Abb. 7.**1** Systematische Erhebung der Anamnese.

Spezielle Anamnese

- Zunächst ist der Grund der Konsultation zu erfragen:
  - Schmerzen oder beunruhigende Symptome wie Zahnlockerung, Zahnwanderung, Mundgeruch, schlechter Geschmack
  - ästhetische Probleme
  - Wunsch nach umfassender Sanierung.
- Anschließend sollten folgende Fragen geklärt werden:
  - Unfall, Verletzungen, Operationen im Kopfbereich
  - frühere Kfo-Behandlung
  - bereits erfolgte Parodontalbehandlungen
  - restaurative Behandlungen
  - praktizierte Mundhygiene.

Extraoraler Befund

➤ Die klinische Untersuchung beginnt grundsätzlich mit der extraoralen Befundung:
- Farbe und Durchblutung der Haut, Beurteilung des Lippenrots
- Asymmetrien im Kopfbereich
- Palpation der submandibulären und sublingualen Lymphknoten
- Palpation der Nervenaustrittspunkte des *N. trigeminus*
- Augen: Konjunktiven, Nystagmus, Exophthalmus
- Hände: Tremor, Trommelschlegelfinger, Schweiß.

Intraoraler Befund

➤ Beim intraoralen Befund werden zunächst die Schleimhäute inspiziert. Mithilfe des zahnärztlichen Spiegels werden, beim Isthmus faucium beginnend, die mastikatorische, auskleidende und spezialisierte Mukosa beurteilt. Der systematisch erhobene *stomatologische Befund* ist v. a. wegen eines erforderlichen Krebs-Screenings von großer Bedeutung und wird ggf. in einem besonderen Formblatt festgehalten (Abb. 7.**2**):
- Lippen
- Tonsillen, Rachenring
- Schleimhäute des weichen und harten Gaumens

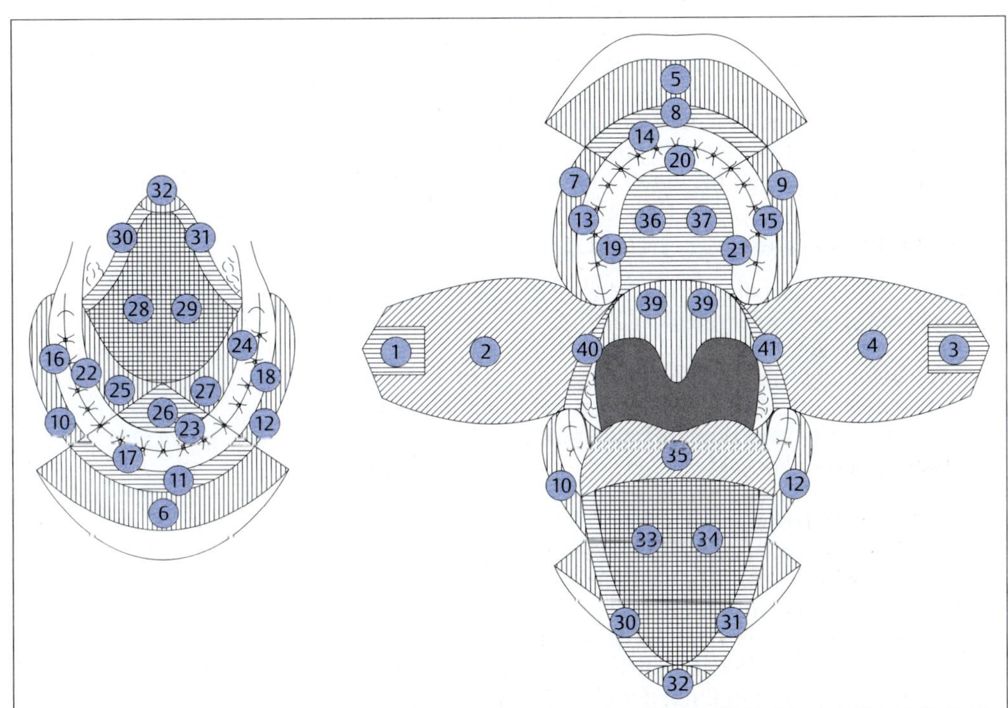

Abb. 7.**2** Befundbogen zur Dokumentation von Mundschleimhautveränderungen nach Roed-Petersen & Renstrup (1969). Vorhandene Zähne werden durch Kreise kenntlich gemacht (Unterkieferzähne im linken, Oberkieferzähne im rechten Schema). Entsprechend Markierung der Schleimhautläsionen: Weißliche Veränderungen werden schwarz markiert – Streifenzeichnung: 1; Plaques: 2; Papeln: 3. Rötliche Veränderungen werden rot markiert – leichtes Erythem: 1; deutliches Erythem: 2; Blasen: 3; Desquamation/Ulzeration: 4.

- Wangenschleimhäute
- Zungenrücken, Zungenseiten, Mundboden
- Vestibulum oris
- Gingiva: Form, Farbe, Konsistenz
- darüber hinaus: Konsistenz und Fließrate des Speichels.

➤ Erhebung des *Zahnbefundes*:
- fehlende Zähne
- restaurierte Zahnflächen (blau markieren)
- kariöse Zahnflächen:
  - invasive Behandlung notwendig (rot markieren)
  - Läsionen, bei denen ggf. ein Karies-Monitoring nach Einleitung präventiver Maßnahmen erfolgen soll (z. B. grün markieren).
- andere Defekte der Zahnhartsubstanz: Erosionen, Attrition, Abrasion
- Sensibilitätstests, z. B. mit Kohlensäureschnee
- Dentinhypersensibilität
- Perkussionsempfindlichkeit.

➤ Fotodokumentation:
- Aus forensischen Gründen.
- Zur Dokumentation des Zustands vor, während und nach der Behandlung.
- Vorgehen:
  - Brennweiten des Objektivs zwischen 90 und 120 mm
  - Ringblitz
  - frontal bei geschlossenen Zahnreihen: $\times \, ^2/_3$
  - links- und rechtslateral bei geschlossenen Zahnreihen: $\times \, ^2/_3$
  - okklusale Ansichten des Oberkiefers und Unterkiefers im Spiegel: $\times \, ^1/_2$
  - evtl. Detailaufnahmen mit stärkerer Vergrößerung.
- Polaroidabzüge von intraoralen Aufnahmen auch zur Motivation des Patienten.

Funktioneller Befund

➤ *Klinische Funktionsanalyse* im Rahmen der Basisuntersuchung:
- Palpation der Kiefergelenke
- Kiefergelenkgeräusche
- Palpation der Kiefer- und Gesichtsmuskulatur
- Schneidekantendifferenz bei maximaler Mundöffnung
- Deviation des Unterkiefers bei der Mundöffnung
- okklusale Fehlkontakte:
  - bei der Retrusionbewegung
  - bei der Protrusion
  - bei der Laterotrusion: Arbeitskontakte, Balancekontakte.
- Schlifffacetten, Anzeichen von Bruxismus.

➤ Herstellung von Planungsmodellen:
- Alginatabformungen mit Rimlock-Löffeln:
  - Abformung des Vestibulums mit Ansätzen von Lippen und Wangenbändchen
  - vollständige Darstellung der okklusalen Verhältnisse.
- Bestimmung der Bisslage in habitueller Okklusion ggf. mit Wachsregistrat
- Modelle aus Hartgips
- evtl. Montage im halbadjustierbaren Artikulator.

Parodontaler Befund

- Tab. 7.**1** listet die Standardinstrumente für das parodontologische Untersuchungstray auf.
- Bei jedem Patienten soll ein sextantenweises parodontales Screening erfolgen (**PSR**, Periodontal Screening & Recording; vgl. Tab. 4.**4**):
  - PSR soll verhindern, dass parodontale Läsionen übersehen werden.
  - Ersetzt allerdings nicht die bei parodontal erkrankten Patienten notwendige, detaillierte parodontale Befundung.
- Kardinalsymptome der Entzündung:
  - *Rubor* – Rötung des Gingivasaums
  - *Tumor* – ödematöse Schwellung der marginalen Gingiva
  - *Calor* – im Vergleich zum sublingualen Bereich erhöhte Temperatur, erfassbar mit entsprechenden Sonden (PerioTemp)
  - *Dolor* – Schmerzen v. a. bei ulzerativen Prozessen und Abszessen
  - *Functio laesa* – zunehmende Zahnbeweglichkeit und Zahnwanderung.
- Wichtige zusätzliche Befunde:
  - *Blutungsneigung* der Gewebe beim Sondieren
  - entzündliches, gelegentlich purulentes *Gingivaexsudat*.
- Parodontale Befunde werden an 4 – 6 oder sogar mehr Flächen aller Zähne erhoben, z. B.:
  - mesiobukkal
  - bukkal
  - distobukkal
  - distolingual/-palatinal
  - lingual/palatinal
  - mesiolingual/-palatinal.
- Mit *Parodontalsonden* können folgende Befunde erfasst werden:
  - ökologische Nischen für Parodontalpathogene
  - lokale Destruktion des Zahnhalteapparates
  - Blutungsneigung der Gingiva.
- Zum Einsatz kommen:
  - Starre, farbkodierte, nichtdruckkalibrierte Parodontalsonden:

Tabelle 7.1 Standardinstrumentensatz des parodontologischen Untersuchungstrays

Instrumente	Beschreibung	Artikelbezeichnung, Hersteller
Mundspiegel	plan, oben aufliegende Rhodiumbeschichtung, ∅ 22 mm	M4C, Hu-Friedy
Zahnärztliche Pinzette		DP18 oder DP17, Hu-Friedy
Häkchensonde	• doppelendig • zur Kariesuntersuchung • zum subgingivalen Ertasten von Konkrementen	EXD5, Hu-Friedy
WHO-Sonde	kugelförmiges Ende	PCP11.5B, Hu-Friedy
Parodontometer	Kalibrierung in 1-mm-Schritten oder 3 – 3 – 2 – 3-mm-Schritten	PCPUNC15 oder PCP11, Hu-Friedy
Furkationssonde	Nabers-Sonde, Kalibrierung in 3 – 3 – 3 – 3-mm-Schritten	PQ2N, Hu-Friedy

  - ∅ 0,4 – 0,45 mm, z. B. PCP 11, PCPUNC 15 (Hu-Friedy, Leimen)
  - empfohlene Sondierkraft 0,25 N; daraus ergibt sich ein Druck P von ca. 2 MPa, berechnet nach der Formel $P = F/r^2\ \pi = 0{,}25/0{,}2^2\ \pi\ N/mm^2$.
- Einfache druckkalibrierte Sonden, z. B. ClickProbe (Hawe Neos Dental, Bioggio, Schweiz), v. a. zur objektiveren Bestimmung der Blutungsneigung der Gingiva.
- Computergestützte automatische Sonden, z. B. FloridaProbe, PeriProbe (Vivacare, Schaan, Liechtenstein), nur für wissenschaftliche Untersuchungen.

➤ Bei unbehandelten Patienten sollten keine druckkalibrierten Sonden zur Bestimmung der Sondiertiefen verwenden werden:
- Hier eher forciertes Sondieren, da Konkremente den Tascheneingang verlegen können.
- **Merke**: Die parodontale Sondierung ist v. a. bei entzündeter Gingiva unangenehm oder sogar schmerzhaft. Der Patient sollte darauf vorbereitet werden.

➤ **Definitionen:**
- *Parodontale Sondiertiefe*: Distanz zwischen Gingivarand und klinisch sondierbarem Boden der Tasche.
- *Klinischer Attachmentlevel*: Distanz zwischen Schmelz-Zement-Grenze und klinisch sondierbarem Boden der Tasche (Abb. 7.**3**). **Merke**: Der tatsächliche Boden der Läsion oder der Sulkusboden sind mit Sonden nicht zu erfassen:
  - Bei entzündeter Gingiva wird das Saumepithel mit der Sonde immer durchfahren; die Sonde liegt bei 2 MPa bereits im Bindegewebe.
  - Nach Therapie kann die Sonde ein verlängertes Saumepithel nicht durchfahren.
- *Histologischer Attachmentlevel*: Distanz zwischen Schmelz-Zement-Grenze und den ersten Fasern des supraalveolären Faserapparates.
- *Parodontale Rezessionen*:
  - Differenz zwischen klinischem Attachmentlevel und parodontaler Sondiertiefe.
  - Ergibt sich als Differenz ein negativer Wert, ist die Rezession 0.

➤ **Furkationsdiagnostik.** Parodontale Läsionen, die den Furkationsbereich erreichen, haben eine ausgeprägte horizontale Komponente. Der Schweregrad des Furkationsbefalls hat prognostische Bedeutung.
- Sondierung mit gebogenen Sonden, z. B. Nabers-Sonde PQ2N (Hu-Friedy, Leimen), Kalibrierung in 3-mm-Schritten.
- Die Messung erfolgt von einer gedachten Tangente aus, die die Prominenz der Wurzeloberflächen beider Wurzeln verbindet (Abb. 7.**4**):
  - Grad I: horizonter Attachmentverlust bis 3 mm
  - Grad II: horizontaler Attachmentverlust von mehr als 3 mm, nicht durchgängig
  - Grad III: durchgängige Furkation

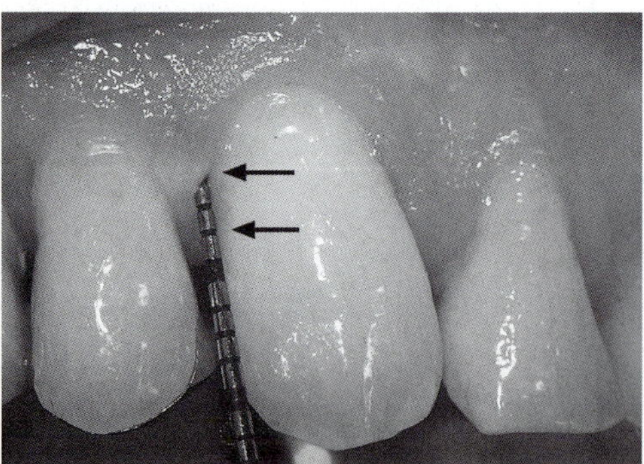

Abb. 7.**3** Parodontale Sondierung. Die verwendete Sonde (PCPUNC 15) ist in Millimeterschritten kalibriert. Die parodontale Sondierungstiefe beträgt distobukkal an Zahn 13 etwa 1 mm. Der klinische Attachmentlevel liegt bei 3 mm. Daraus ergibt sich eine parodontale Rezession von 2 mm.

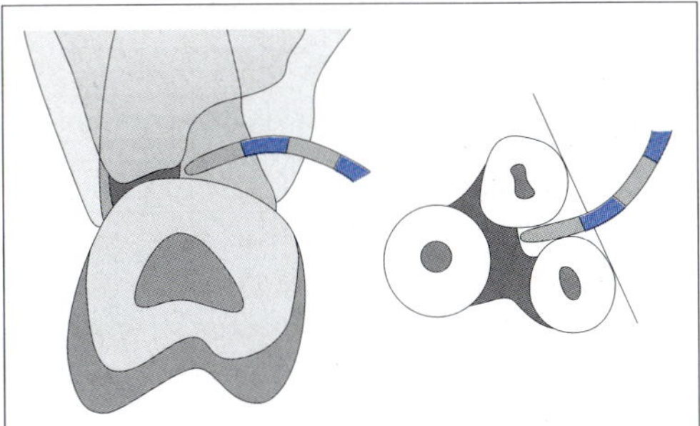

Abb. 7.**4** Sondierung des Furkationsbereichs. Gemessen wird mit gekrümmter Sonde (Nabers-Sonde) bis zu einer gedachten Tangente, die an die beiden Wurzelkonvexitäten angelegt wird. Da der Furkationseingang in der Regel subgingival liegt, kann der Furkationsbefall nur abgeschätzt werden. Eine intraoperative Neubestimmung ist daher erforderlich.

- Detaillierte Kenntnisse über die Lage der Furkationseingänge sind erforderlich. **Merke**: Die Eingänge müssen aktiv aufgesucht werden, daher eher forciertes Sondieren:
  - bei oberen Molaren von bukkal, mesiopalatinal und distopalatinal
  - bei oberen 1. Prämolaren von mesial und distal (jeweils von bukkal und palatinal)
  - bei Molaren im Unterkiefer jeweils von bukkal und lingual.
- Der Furkationseingang liegt meist subgingival. Der Befall wird daher klinisch nur grob abgeschätzt. Die genauere Diagnostik erfolgt intraoperativ.

➤ **Bestimmung der Zahnbeweglichkeit:**
- Manuell mithilfe von 2 Instrumentengriffen:
  - Grad I: Krone bis etwa 1 mm auslenkbar
  - Grad II: Krone mehr als 1 mm auslenkbar
  - Grad III: Zahn bewegt sich auf Lippen- und Wangendruck, auch in axialer Richtung; starke Einschränkung der Funktion.
- Elektronische Messung der Zahnbeweglichkeit mit dem PerioTest-Gerät, das die Dämpfungseigenschaften des gesamten Parodonts ermittelt.
- **Merke**: Zahnbeweglichkeit allein ist kein prognostischer Faktor.

➤ **Bluten nach Sondieren** (Abb. 7.**5 a**, **b**):
- Größere Gefäßdichte und Verlust an Kollagen im infiltrierten Bindegewebe hat Blutung bei geringfügiger mechanischer Traumatisierung zur Folge.

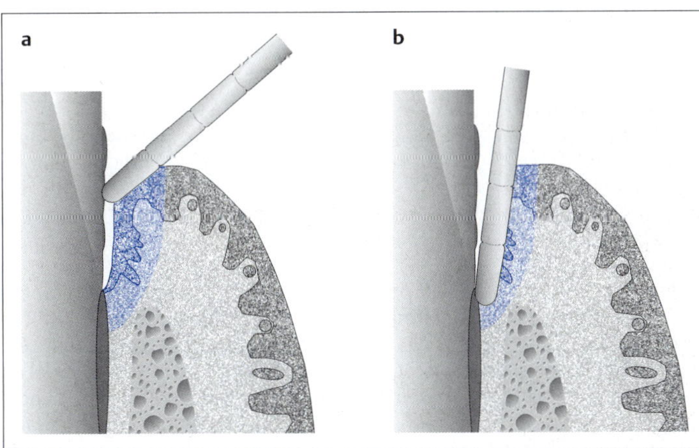

Abb. 7.**5** Blutung nach Sondieren.
a Bestimmung der Blutungsneigung beim Sondieren der marginalen Gingiva (z. B. PBI, SBI, GBI). Die Sonde wird im Winkel von etwa 45° in den Sulkus eingeführt und vorsichtig um den Zahn herumgeführt.
b Bluten nach Sondieren bis auf den Boden des Sulkus oder der Tasche.

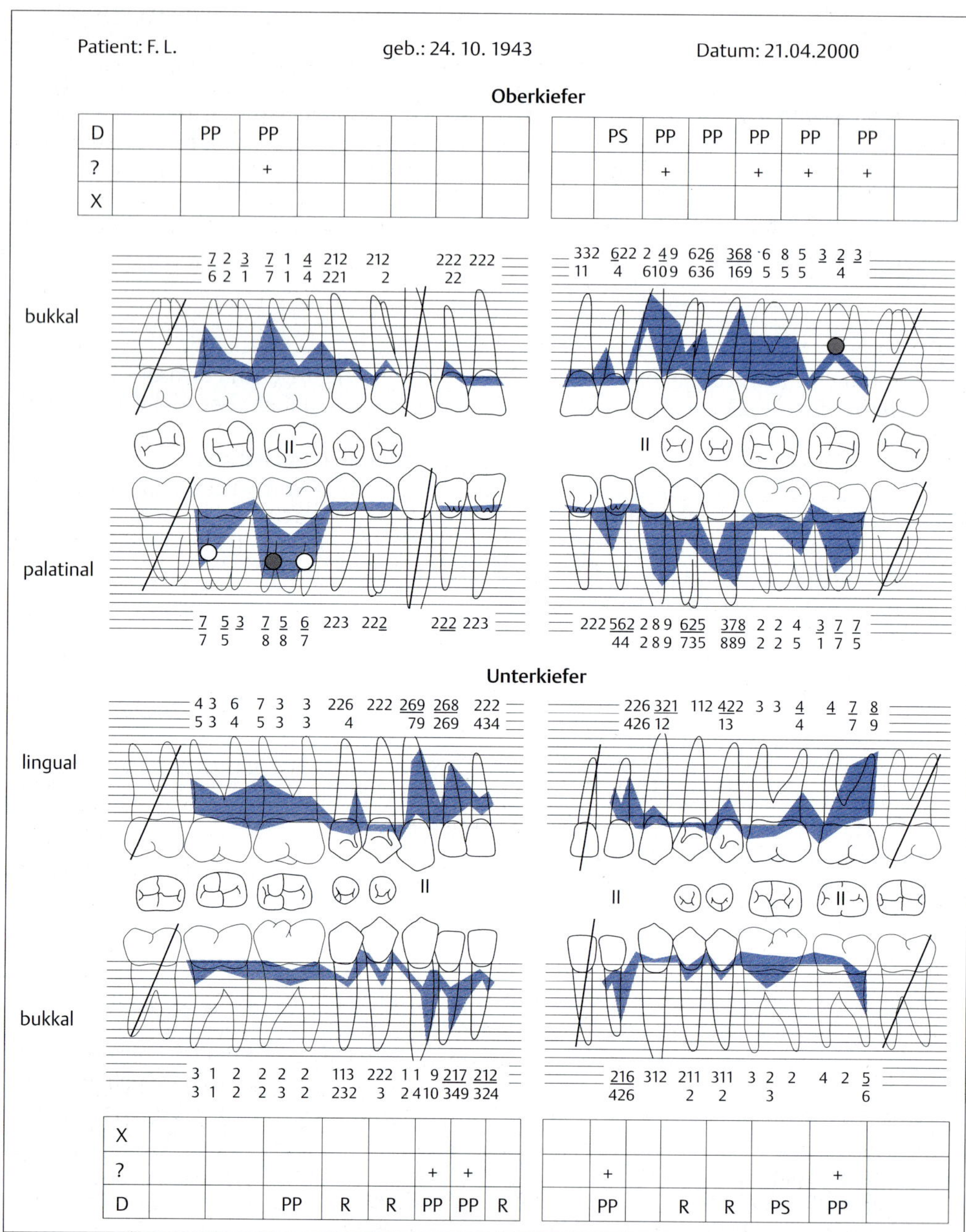

Abb. 7.**6** Ausgefüllter Parodontalstatus. Fehlende Zähne, parodontale Sondiertiefen (jeweils obere Reihe), klinischer Attachmentlevel (untere Reihe, nur Attachmentverluste werden eingetragen), Bluten nach Sondieren (unterstrichene Sondiertiefe) und Verlauf des Gingivarandes (parodontale Rezession). Zusätzliche Angaben: Karies und Restaurationen, Sensibilität, Zahnbeweglichkeit (römische Ziffern), Furkationsbefall: ○ beginnender Furkationsbefall (Grad I), ◉ fortgeschrittener Furkationsbefall (Grad II oder durchgängig), Diagnose (D): G: Gingivitis, R: Rezession, PS: Parodontitis marginalis superficialis, PP: Parodontitis marginalis profunda und vorläufige Prognose (X extraktionsreifer Zahn, ? zweifelhafte Prognose).

- Unterschiedliche Befunde:
  - Bluten nach Sondieren der marginalen Gingiva (*Sulkusblutung*): Hinweis auf den Einfluss supragingivaler Plaque. Im Rahmen von Indexsystemen (z. B. SBI, PBI, GBI) zur Dokumentation der Entwicklung im Verlauf der Therapie (Abb. 7.**5 a**).
  - Bluten nach Sondieren bis auf den (sondierbaren) Boden der Tasche deutet auf das Vorhandensein von subgingivaler Plaque hin. Dieser Befund sollte immer in Kombination mit der Sondiertiefe dokumentiert werden (Abb. 7.**5 b**).

➤ *Purulentes Exsudat*: Das früher namensgebende, gravierende Symptom (Pyorrhoea alveolaris) wird heute nicht mehr allzu häufig beobachtet.

➤ Dokumentation der parodontalen Befunde in einem Parodontalstatus (Abb. 7.**6**).

Mukogingivaler Befund

➤ Bei Patienten mit ästhetischen Defiziten und parodontalen Rezessionen ist eine detaillierte Befundung der mukogingivalen Situation erforderlich:
- Tiefe des Vestibulums
- Ansatz und Ausprägung von Lippen- und Wangenbändchen
- *Position* der Gingiva in Relation zur Schmelz-Zement-Grenze
- *Breite* der Gingiva:
  - Verstärkung des Kontrasts durch Anfärbung der glykogenhaltigen Alveolarmukosa mit Schiller-Iodlösung (1 %ige Iodlösung mit 2 % Kaliumiodid)
  - Messung der Distanz zwischen dem Gingivarand und der mukogingivalen Grenze (Parodontalsonde oder Schieblehre)
  - Nach Abzug der Sondiertiefe ergibt sich die Breite der *befestigten Gingiva.*
- *Dicke* der Gingiva: mit Ultraschallgerät (Krupp SDM) ermittelbar
- gingivaler Effekt, Höhe der Lachlinie
- Beurteilung des *parodontalen Phänotyps* (Abb. 7.**7 a**, **b**):
  - dicke (ca. 1,5 mm) und breite Gingiva (3 – 5 mm), breite Interdentalsepten; Kombination mit eher quadratischen Oberkieferfrontzähnen: neigt nicht zu Rezessionen
  - schmale und dünne Gingiva (<1 mm), girlandenförmiger Verlauf des Alveolarknochens: verletzliche Gingiva, Neigung zu Rezessionen; häufig schlanke Frontzähne.

➤ Parodontale Rezessionen:
- Tiefe und Breite der Rezession (Parodontalsonde oder Schieblehre)
- Papillenverlust
- Klassifizierung nach Miller (1985) (Abb. 7.**8**):
  - Klasse I: Rezession tangiert nicht die mukogingivale Grenze
  - Klasse II: Rezession durchbricht die mukogingivale Grenze
  - Klasse III: Attachmentverluste auch approximal (Papillenverlust)
  - Klasse IV: approximaler Attachmentverlust in Kombination mit Zahnfehlstellungen
  - **Merke**: Rezessionen der Klasse I und Klasse II lassen sich chirurgisch decken. Bei Rezessionen der Klasse III und IV nur partielle Deckung möglich.
- Stillman-Spalten (Abb. 7.**9 a**):
  - kommaförmige Läsionen im Bereich der marginalen Gingiva
  - verletzungsbedingt v. a. bei horizontalem Zähnebürsten.
- McCall-Girlanden (Abb. 7.**9 b**) im Bereich von Rezessionen: fibröse Verdickung der Gingiva bei habitueller Verletzung mit der Zahnbürste.

➤ Die Befunde werden in einem speziellen Rezessionsstatus dokumentiert (Abb. 7.**10**).

➤ Zahnlose Kieferabschnitte können Defekte am Alveolarfortsatz aufweisen:
- Klasse I: *bukkolingualer* Knochenverlust, normale Höhe des Alveolarfortsatzes
- Klasse II: *Höhenverlust* des Alveolarfortsatzes bei normaler bukkolingualer Breite
- Klasse III: *kombinierter Verlust* an Höhe und Breite.

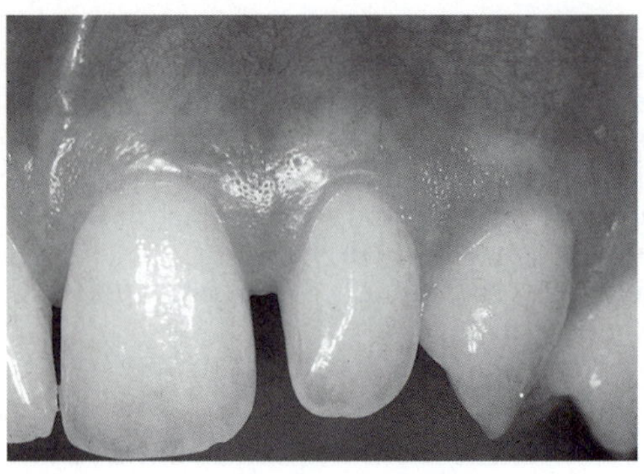

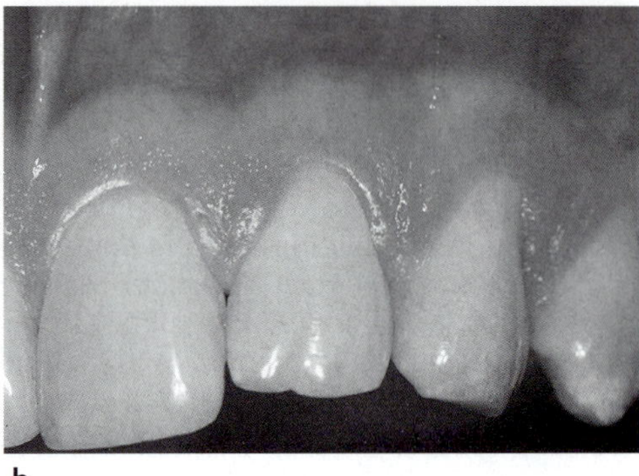

Abb. 7.**7** Parodontaler Phänotyp.
a „Dünner“ parodontaler Phänotyp: schlanke Frontzähne bei schmaler und offenbar dünner, verletzlicher Gingiva.
b „Dicker“ parodontaler Phänotyp: eher breite, quadratische Frontzähne bei wesentlich breiterer und offenbar dickerer Gingiva.

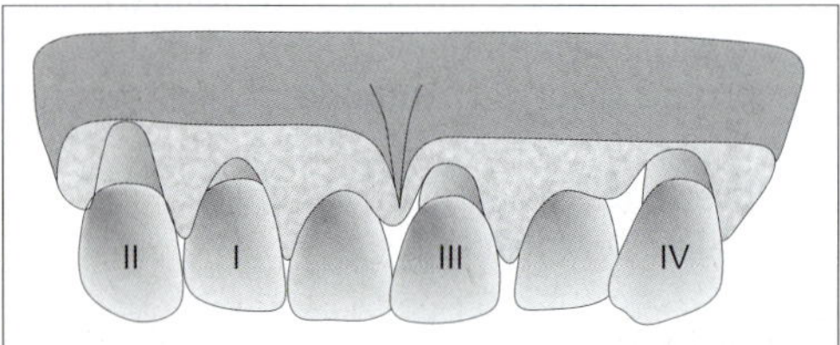

Abb. 7.**8** Einteilung der parodontalen Rezessionen nach Miller (1985). Grad I und Grad II lassen sich zu 100 % decken.

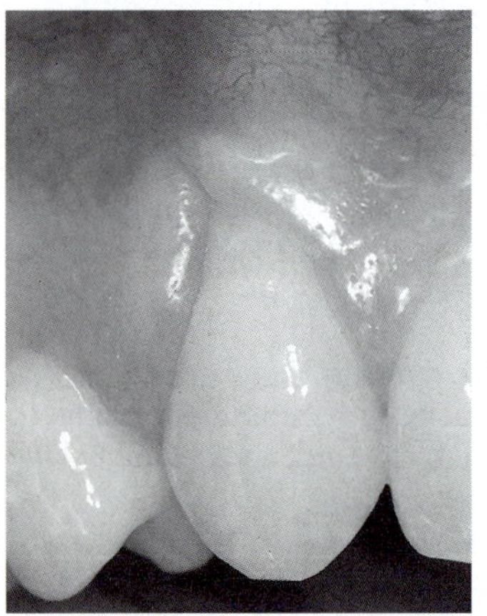

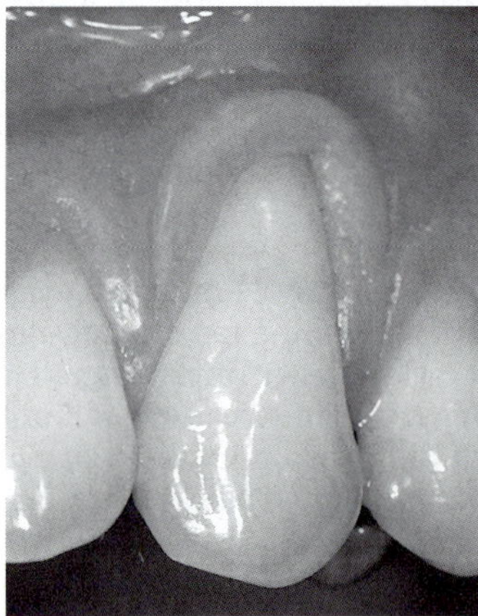

Abb. 7.**9** Parodontale Rezessionen.
a Klasse-I-Rezession bei Zahn 13 mit Stillman-Spalte.
b Klasse-I-Rezession bei Zahn 23 mit McCall-Girlande.

Mundhygiene

➤ Zahnstein sowie die topographische Verteilung der supragingivalen Plaque und entzündeter Gingivaeinheiten sollten in speziellen Formblättern festgehalten werden:
- zur Information und dauerhaften Motivation des Patienten
- zur Dokumentation der Verhaltensänderung.

Patient: B. G. geb.: 14. 2. 1975 Datum: 17. 6. 2000

16	15	14	13	12	11		21	22	23	24	25	26
			4,5	2	0	Rezessionstiefe	2,5	0	3,5			
			4	2	0	Rezessionsbreite	3,5	0	4,5			
			1	1	2	Sondiertiefe	2	1	2			
			0	2	3,5	Gingivabreite	2	3	0			
			0	1	1,5	befestigte Gingiva	0	2	0			
			1,2	0,9	1,3	Gingivadicke	1,2	1,0	1,2			
			II	I	0	Miller-Klasse	III	0	IV			
						Miller-Klasse						
						Gingivadicke						
						befestigte Gingiva						
						Gingivabreite						
						Sondiertiefe						
						Rezessionsbreite						
						Rezessionstiefe						
46	**45**	**44**	**43**	**42**	**41**		**31**	**32**	**33**	**34**	**35**	**36**

Abb. 7.**10** Rezessionsstatus.

- Die Anwesenheit von Plaque wird nach Anfärbung z. B. mit 3%iger Erythrosinlösung an 4 Flächen aller Zähne (mesial, bukkal, distal und lingual) festgehalten: z. B. Plaque Control Record (PCR, O'Leary et al. 1972).
- Entsprechend wird das Auftreten von Bluten nach vorsichtiger Sondierung des Sulkus dokumentiert (vgl. Abb. 7.**5 a**), z. B. Gingival Bleeding Index (GBI, Ainamo & Bay 1975):
  - Die Sonde wird distobukkal im Winkel von etwa 45° im Sulkus angesetzt und über bukkal nach mesiobukkal geführt. Dies wird an jedem Zahn wiederholt.
  - Auf der palatinalen/lingualen Seite wird entsprechend verfahren.
  - Evtl. Blutungspunkte werden vermerkt.
- Der prozentuale Anteil plaquebedeckter Zahnflächen und nach marginalem Sondieren blutender Gingivaeinheiten werden errechnet, dem Patienten mitgeteilt und in der Patientenakte vermerkt (Abb. 7.**11**).

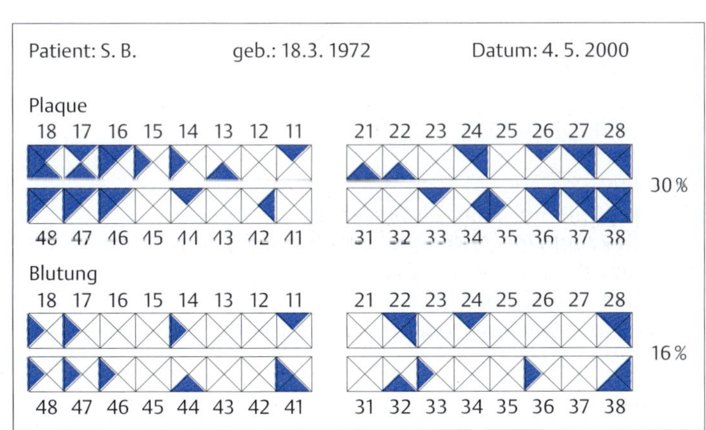

Abb. 7.**11** Topographische Verteilung plaquebedeckter Zahnflächen (PCR = 30 %) und nach Sulkussondierung blutender Gingivaeinheiten (GBI = 16 %).

Röntgenologischer Befund

Allgemeines

- Aus Gründen des Strahlenschutzes erfolgt eine röntgenologische Untersuchung nur bei Vorliegen entsprechender Indikationen, z. B. zur Abklärung unsicherer klinischer Befunde.
- **Merke**: Bei fortgeschrittenen Parodontalerkrankungen ist eine eingehende Röntgendiagnostik unverzichtbar
- Beurteilt werden dabei folgende Parameter:
  - *absoluter Knochenabbau* – Distanz zwischen Schmelz-Zement-Grenze und Limbus alveolaris (in mm).
    Merke: Auf intraoralen Aufnahmen wird der Knochenabbau um 1 – 2 mm unterschätzt.
  - *relativer Knochenabbau* – in Relation zur Wurzellänge (prozentualer Knochenabbau)
  - Diagnostik von Knochentaschen
  - Lamina dura
  - Desmodontalspalt
  - endodontische Situation und periapikale Gewebe
  - Form und Anzahl der Wurzeln, Topographie des Wurzelkomplexes
  - weitere Diagnostik des Furkationsbefalls
  - angrenzende Bereiche:
    - Kieferhöhlen
    - Verlauf des N. alveolaris inferior
    - Foramen mentale
  - sonstige Befunde, z. B.:
    - verlagerte Zähne
    - Wurzelreste
    - Zysten
    - Wurzelresorptionen
    - Hyperzementosen.
- Regelmäßig erstellte Röntgenaufnahmen ermöglichen den Vergleich mit früher oder später hergestellten Filmen.

Panoramaschichtaufnahme

- Panoramaschichtaufnahme (Orthopantomogramm, OPT) – Übersichtsaufnahme; bei superfiziellen Fällen zur parodontalen Diagnostik in der Regel ausreichend:
  - Vorteile:
    - geringe Strahlenbelastung
    - Beurteilung angrenzender Strukturen möglich (Kiefergelenke, Nasennebenhöhlen, verlagerte Zähne).
  - Nachteile gegenüber intraoralen Zahnfilmen:
    - Unschärfe, Verzeichnung
    - unregelmäßige Vergrößerung
    - Überlagerung der Halswirbelsäule im Frontzahnbereich.
  - **Merke**: Auf OPTs lassen sich periapikale Aufhellungen und Aufhellungen im Furkationsbereich gelegentlich besser erkennen als auf Zahnfilmen:
    - Es handelt sich um eine Schichtaufnahme.
    - Zentrale Schicht des Alveolarfortsatzes wird deutlicher abgebildet.

Zahnfilmstatus

- Fortgeschrittene Fälle der marginalen Parodontitis bei Sanierungspatienten erfordern einen *Zahnfilmstatus*:
  - Rechtwinkel-Parallel-Technik: Filmhalter, Visiergestänge und Langtubus (Abb. 7.**12a**).
  - Ultraspeedfilme für detailreichere Zeichnung aufgrund kleinerer Partikelgröße.
  - Ektaspeedfilme benötigen nur halb so lange Belichtungszeit, sind grobkörniger.
  - 65- bis 70-kV-Röntgenröhre für kontrastreichere Filme.
  - Mit 90 kV werden kontrastärmere Bilder hergestellt: größerer Informationsgehalt bezüglich der Knochendichte und der Höhe des Limbus alveolaris.
- **Zahnfilmstatus:**
  - *14 periapikale Aufnahmen* (Abb. 7.**13**):
    - jeweils 2 Molaren- und 2 Prämolarenaufnahmen im Oberkiefer und im Unterkiefer (Zahnfilme $3 \times 4\,cm^2$)
    - 2 Oberkiefereckzahn-Aufnahmen (Zahnfilme $2 \times 3\,cm^2$); distale Fläche des lateralen Schneidezahnes wird mit erfasst
    - 1 Aufnahme der mittleren Schneidezähne im Oberkiefer (Zahnfilme $2 \times 3\,cm^2$); mesiale Fläche des lateralen Schneidezahnes wird mit erfasst
    - 2 Unterkiefereckzahn-Aufnahmen (Zahnfilme $2 \times 3\,cm^2$)
    - 1 Aufnahme der Schneidezähne im Unterkiefer (Zahnfilme $2 \times 3\,cm^2$).

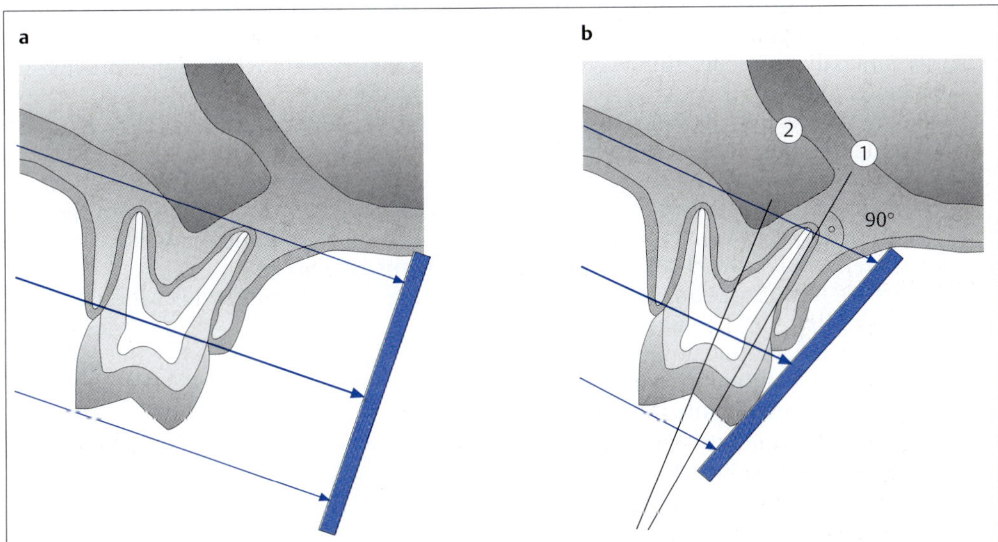

Abb. 7.**12** Zahnfilmstatus.
a Rechtwinkel-Parallel-Technik. Der Film wird mit einem geeigneten Halter parallel zur Zahnachse relativ zahnfern positioniert. Der Langtubus wird mit einem Visiergestänge senkrecht auf den Zahnfilm eingestellt. Das Bild des Zahnes auf dem Film entspricht der tatsächlichen Größe des Zahnes.
b Die Halbwinkeltechnik ist nicht zu empfehlen. Der Zahnfilm wird an Gaumen und Zahnkrone angelegt und von dem Patienten mit dem Zeigefinger fixiert. Der Tubus wird senkrecht (90°) auf die Winkelhalbierende (1) zwischen Zahnfilm und Zahnachse (2) eingestellt.

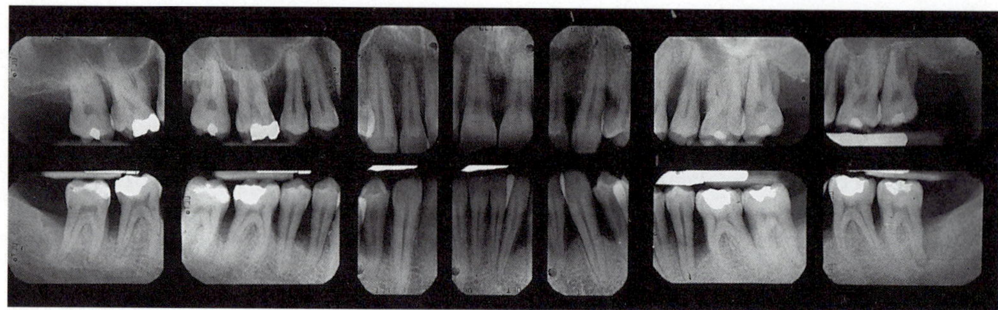

Abb. 7.**13** Zahnfilmstatus aus 14 periapikalen Aufnahmen bei fortgeschrittener Parodontitis.

- *Vorgehen:*
  - Patient sitzt aufrecht im Stuhl.
  - Positionierung des Filmes in Filmhalter unter Sichtkontrolle bei geöffnetem Mund.
  - Watterolle auf den Zahnreihen des Gegenkiefers sichert die Fixierung des Halters beim Schließen des Mundes.
  - Langtubus wird parallel zum Visiergestänge ausgerichtet.
  - Exposition je nach Zahngruppe.

➤ Alternativ sind im Seitenzahnbereich vielfach **vertikale Bissflügelaufnahmen** möglich (spezieller Filmhalter erforderlich: z. B. VIP-2, UpRad Corp. FL, USA):
- Zur bimaxillären Beurteilung von Knochenabbau bis etwa zur Hälfte der Zahnwurzel.
- Vorteile:
  - Keine Verbiegung des Zahnfilmes am Gaumen oder Mundboden möglich.
  - Weniger Expositionen erforderlich.
- Bei okklusalen Einbissen aus selbsthärtendem Acrylat sind weitgehend standardisierte Aufnahmen möglich; in wissenschaftlichen Untersuchungen zur Verlaufskontrolle.
- Nachteil: bei Frontzahnaufnahmen meist nicht akzeptable Überlagerungen.

➤ *Halbwinkeltechnik* (Abb. 7.**12 b**): Ist in aller Regel nicht zu empfehlen:
- Unsichere Positionierung des Filmes und Fixierung mit Zeigefinger des Patienten.
- Unkontrollierte Verbiegung des Filmes.
- Unsichere Einstellung des Tubus.
- Auch bei Nadelaufnahmen in der Endodontie ist heute die Rechtwinkel-Parallel-Technik mit speziellen Filmhaltern möglich.

➤ Zur Beurteilung approximaler kariöser Läsionen wird der Zahnfilmstatus durch **horizontale Bissflügelaufnahmen** ergänzt. Bei Kindern und Jugendlichen reichen horizontale Bissflügelaufnahmen zur Diagnostik von beginnendem Knochenabbau vielfach aus.

➤ Direkte **digitale Radiographie** mit Speicherfolie (Luminiszenzradiographie mit Scanner) oder Sensor-(CCD-)Chip.
- Vorteile:
  - Reduktion der Strahlenbelastung
  - Möglichkeit der digitalen Bildmanipulation (Helligkeit, Kontrast)
  - Möglichkeit der qualitativen und quantitativen Subtraktionsradiographie, computergestützte Bildanalyseverfahren (computer-assisted digital image analysis, CADIA).
- Nachteile:
  - Bildgebendes Sensorfeld nur etwa $2 \times 3\ cm^2$, daher meist mehr Aufnahmen pro Status notwendig.
  - Möglichkeit der nicht statthaften digitalen Manipulation.

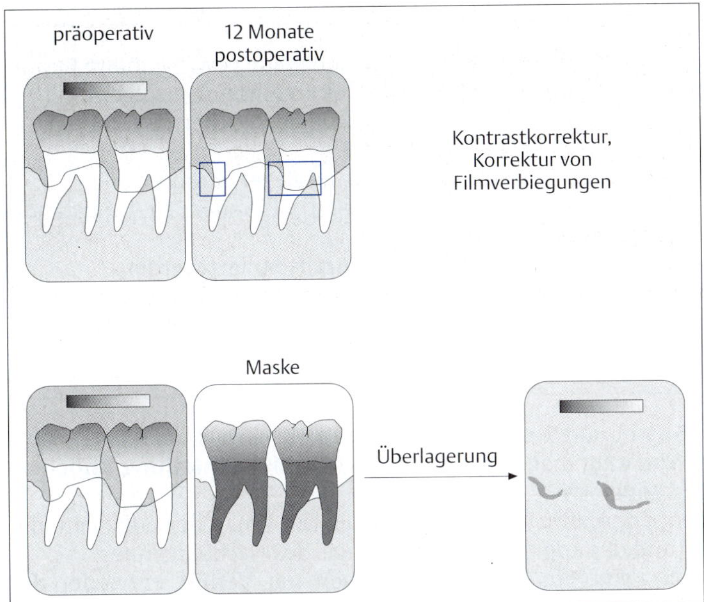

Abb. 7.**14** Prinzip der Subtraktionsradiographie. Von den interessierenden Regionen liegen zwei bezüglich der Strahlengeometrie akzeptable, digitale oder digitalisierte Röntgenbilder im Abstand von 12 Monaten vor. Unterschiede in Kontrast und Helligkeit können angeglichen werden. Mit geeigneter Software ist es möglich, Unterschiede bei kleineren Verbiegungen der Filme auszugleichen. Von dem postoperativen Bild wird ein Negativ (Maske) hergestellt. Die beiden Bilder werden überlagert. Abgesehen vom Hintergrundrauschen werden jetzt die Knochenänderungen distal von Zahn 47 und 46 sowie in der Furkation von Zahn 46 sichtbar.

- Subtraktionsradiographie (Abb. 7.**14**) setzt hohes Maß an Standardisierung in Bezug auf Strahlengeometrie, Helligkeit und Kontrast voraus (Letztere können mit geeigneter Software adjustiert werden).

Computertomographie

➤ Hoch auflösende Computertomographie:
- Vorteile: Schichtweise Darstellung des Parodonts in zwei Ebenen möglich, z.B.:
  - Furkationsbereiche
  - Knochentaschenmorphologie
  - Knochendehiszenzen.
- Nachteile:
  - sehr aufwendige Methode
  - hohe Strahlenbelastung
  - Artefakte bei metallischen Restaurationen.
- Zurzeit v.a. in der präimplantologischen Diagnostik.

Intraoperative Diagnostik der Defektmorphologie

Allgemeines

- Bei geplanten aufwendigen regenerativen Maßnahmen sollte eine gewissenhafte Befundung der knöchernen Defekte und eine entsprechende Dokumentation erfolgen:
  - Die Wandigkeit der Knochentasche als auch die Morphologie knöcherner Läsionen im Furkationsbereich haben prognostische Bedeutung:
    - Je mehr knöcherne Wände, umso bessere Aussichten auf Regeneration.
      Merke: Bei Defekten mit 4 Wänden (Extraktionswunden) ist in aller Regel vollständige knöcherne Regeneration zu erwarten.
    - Bei wenig aussichtsreichen Verhältnissen sollte ggf. umdisponiert werden.
      Merke: Defektmorphologie lässt sich endgültig erst intraoperativ beurteilen.
  - Dokumentationspflicht des Zahnarztes gegenüber Patienten und Kostenträger.

Knochentaschen

- Knochentaschen (Abb. 7.**15 a – c**) und Furkationsbefall werden bereits auf Röntgenaufnahmen (OPT, Zahnfilme) vorläufig diagnostiziert. Eine definitive **Einteilung knöcherner Defekte** erfolgt erst intraoperativ:
  - 3-Wand-Knochentaschen: approximale Knochentaschen mit Erhalt der bukkalen und lingualen Knochenwand und des approximalen Knochens des Nachbarzahnes
  - 2-Wand-Knochentaschen: approximale Knochentaschen mit Verlust entweder der lingualen oder bukkalen Knochenwand
  - 1-Wand-Knochentaschen: approximale Knochentaschen mit Verlust sowohl der lingualen und bukkalen Knochenwand
  - interdentale Krater: Erhalt der lingualen und bukkalen Knochenwand, Verlust des approximalen Knochens auch am Nachbarzahn
  - sehr häufig Kombination:
    - 3-wandiger Anteil am Boden der Läsion
    - 2-wandiger Anteil in der Mitte
    - 1-wandiger Anteil koronal.
  - Abschätzung der Zirkumferenz der knöchernen Läsion, z. B. in Schritten von etwa 30°.
- Prinzipiell kann die Wandigkeit der Knochentasche auch bei Läsionen angegeben werden, die nicht approximal liegen.

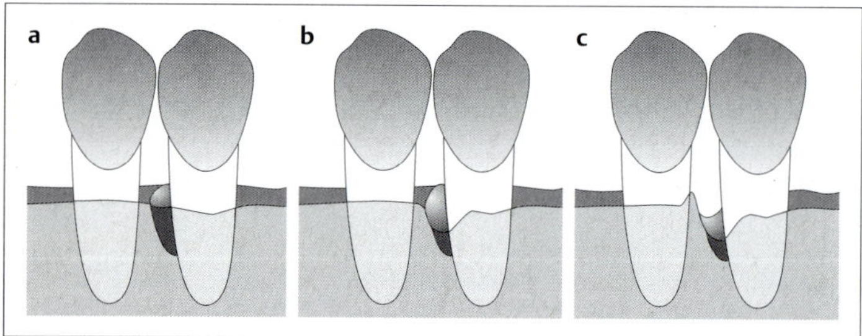

Abb. 7.**15** Knochentaschen.
a Dreiwandige Knochentasche.
b Zweiwandige Knochentasche. Der Defekt wird von einer bukkalen oder lingualen und einer approximalen Knochenwand begrenzt.
c Überwiegend einwandige Knochentasche, im apikalen Bereich allerdings mehrere Wände.

Furkationen

➤ Intraoperative Neubeurteilung des Furkationsbefalls (Abb. 7.**16** und 7.**17**):
  - Furkationstiefe
  - Breite des Furkationseingangs
  - Höhe des Furkationseingangs, z. B. Klassifikation nach Tarnow & Fletcher (1984):
    - Klasse A: < 3 mm
    - Klasse B: 4–6 mm
    - Klasse C: > 6 mm
  - Höhe des Wurzelstammes
  - Höhe des interdentalen Knochens
  - spezielle zirkumferente Knochentaschen mit indirekter Furkationsbeteiligung.

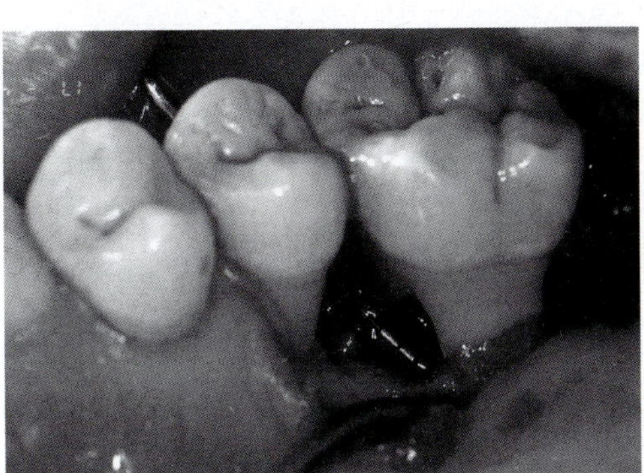

Abb. 7.**16** Intraoperative Diagnostik der knöchernen Läsionen im Furkationsbereich. Beurteilung der Breite des Furkationseingangs auf Höhe des Limbus alveolaris, der Höhe und Tiefe der Furkation, der Höhe des Wurzelstammes sowie der Distanz zwischen Schmelz-Zement-Grenze und Defektboden.

Name: N. L.	*: 18. 5. 1936	Datum: 20. 5. 2000	Zahn: 26

Prognostische Bedeutung: hoch
Sensibilität: +
Endodontische Versorgung: ./.
Beweglichkeit: I
Restaurative Versorgung: ausreichend

	MB		B		DB	DL		L		ML
Klinisch										
PST	5	1	6	2	4	4		2		6
VKAL	3	3	7	2	2	2		0		4
HKAL			Ø			2				Ø
Furkationsgrad			FIII			FI				FIII
Röntgenologisch										
Abbau in % der Wurzellänge	40	0		0	30	15				40
Intraoperativ										
Knochenhöhe										
SZG-DB	3,5	3,5	5,5	2,5	2,5	2		1,5		5
SZG-LA	3,5	3,5	7,5	2,5	2,5	2		1,5		5,5
3-Wand-Anteil			2							0,5
2-Wand-Anteil			0							
1-Wand-Anteil			0							
Furkation										
Tiefe			Ø			2,5				Ø
Furkationsgrad korrigiert			FIII			FI				FIII
Breite			2			2				2,5
Höhe			2			1,5				2,5
Wurzelstamm			2			2,5				2

Abb. 7.**17** Befundbogen zur intraoperativen Diagnostik knöcherner parodontaler Läsionen.
B = bukkal
DB = distobukkal
DL = distolingual
L = lingual
MB = mesiobukkal
ML = mesiolingual
HKAL = horizontaler klinischer Attachmentlevel
VKAL = vertikaler klinischer Attachmentlevel
F I – III = Furkationsgrad I – III
PST = parodontale Sondiertiefe
SZG-DB = Abstand zw. Schmelz-Zement-Grenze und Defektboden
SZG-LA = Abstand zw. SZG und Limbus alveolaris

Allgemeines

- In problematischen Fällen sind gelegentlich *spezielle Untersuchungen* erforderlich:
  - bei aggressiven Formen der marginalen Parodontitis
  - in hartnäckigen Fällen ohne erkennbaren Therapieerfolg (refraktäre Fälle).
- **Merke**: Der Informationsgewinn muss in vernünftiger Relation zum zeitlichen und finanziellen Aufwand stehen.

Diagnostische Testsysteme

- Diagnostische Tests sollen dem Arzt ergänzend zum klinischen und röntgenologischen Befund zusätzliche Informationen liefern bezüglich:
  - Art der Infektion
  - Prognose
  - Therapieerfolg.
- Mithilfe von diagnostischen Tests sollen z. B. folgende Fragen beantwortet werden:
  - Muss man mit der Entwicklung einer Parodontitis rechnen?
  - Ist die vorliegende parodontale Läsion aktiv, d. h. progredient, oder inaktiv?
  - Handelt es sich um eine aggressive Form der Parodontitis oder um eine chronische, langsam verlaufende?
- Konventionelle diagnostische Maßnahmen führen häufig zu Unter- und Überbehandlungen. Diagnostische Tests sollen im Idealfall eine angemessene Therapie ermöglichen.
- Die Entwicklung eines diagnostischen Tests setzt das Vorhandensein eines sog. *Goldstandards* voraus, der die Anwesenheit von Krankheit definitiv signalisiert:
  - Der Goldstandard ist in der Regel sehr invasiv – z. B. der histologische Nachweis eines Attachmentverlustes, nachdem der betreffende Zahn extrahiert wurde.
  - Im klinischen Alltag soll er durch nichtinvasive Parameter, d. h. validierte „Testverfahren", ersetzt werden: ein innerhalb kurzer Zeit auftretender klinischer Attachmentverlust oder Knochenabbau signalisiert z. B. die aktive Zerstörung des Zahnhalteapparates.
  - Folgende Probleme sind zu beachten:
    - Mittels klinischer Sondierung wird der tatsächliche Attachmentlevel nicht erfasst.
    - Parodontale Sondierung unterliegt einer Messungenauigkeit von etwa 0,5 – 1 mm.
    - Qualitative und quantitative Subtraktionsradiographie setzt weitgehend standardisierte Zahnfilme voraus.
- Mittels dieser *Surrogatverfahren* waren diagnostische Tests zur Aufdeckung parodontaler Aktivität entwickelt worden, die auf ganz unterschiedlichen Testsystemen basieren:
  - potenzielle Parodontalpathogene
  - lokale Mediatoren der entzündlichen und immunologischen Wirtsantwort
  - metabolische Produkte
  - Defekte und Besonderheiten im Immunsystem
  - Genpolymorphismen.
- Gemessen am Goldstandard können die Testparameter eines diagnostischen Tests im Rahmen eines Screenings abgeschätzt werden (Abb. 7.**18**):
  - *Sensitivität*: Die bedingte Wahrscheinlichkeit, dass ein Erkrankter mit dem Test richtig erkannt wird (richtig positive Testausgänge).
  - *Spezifität*: Die bedingte Wahrscheinlichkeit, dass ein Gesunder ein negatives Testergebnis aufweist (richtig negative Testausgänge).
- Die Brauchbarkeit des diagnostischen Tests hängt nicht nur von diesen beiden Testparametern ab, sondern ganz wesentlich von 3 weiteren Parametern:
  - Der *Prävalenz* der Erkrankung in einer bestimmten Population.
  - Der *Bedeutung* der Erkrankung für das einzelne Individuum und die Allgemeinheit.
  - Den anfallenden *Kosten* für den Test.

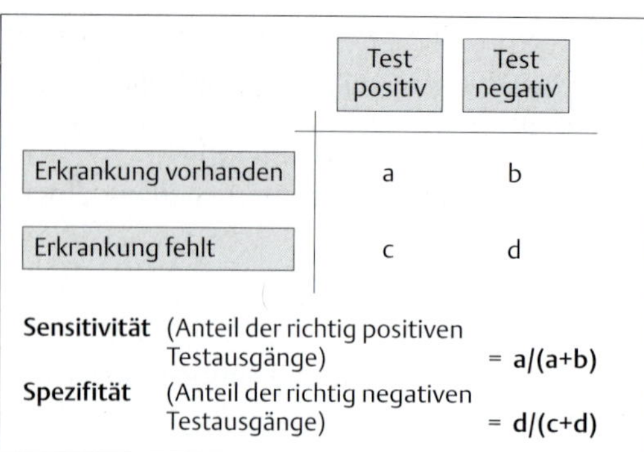

Abb. 7.**18** Die Testparameter eines diagnostischen Tests werden im Rahmen von Screeninguntersuchungen ermittelt. Die Sensitivität des Tests gibt den Anteil der richtig positiven Testausgänge (verglichen mit dem Goldstandard) an, die Spezifität den Anteil der richtig negativen Testausgänge.

- Bei lebensbedrohenden Erkrankungen mit hohem Übertragungsrisiko wird eine sehr hohe Sensitivität (z. B. 99%) und eine noch höhere Spezifität (z. B. 99,9%) verlangt:
  - *Hypothetisches Beispiel:* Prävalenz der mit einem bestimmten Virus Infizierten = 0,1%.
  - Nur 2×10^{-6}% der negativ getesteten Personen sind tatsächlich mit dem Virus infiziert. Diese *falsch negative Rate* ist zu vernachlässigen.
  - Allerdings: Immerhin 50% der positiv getesteten Personen sind nicht infiziert – hohe *falsch positive Rate*!
  - Bewertung: Der Test ist trotzdem brauchbar, weil praktisch alle Infizierten identifiziert werden:
    - sofortige Einleitung von Präventions- und Therapiemaßnahmen möglich
    - Schutz der Allgemeinbevölkerung.
  - Konsequenz: Positiv getestete Personen müssen allerdings erneut mit einem besseren, aber teureren Test getestet werden, um die Rate der falsch positiven Testausgänge zu senken.
- Bei einer nicht lebensbedrohenden und häufigen Erkrankung wie der aktiven Parodontitis, die durch unaufwendige Therapiemaßnahmen behandelt werden kann (z. B. subgingivales Scaling), werden an einen Test nicht so hohe Anforderungen gestellt. Eine mäßige Sensitivität von etwa 70% und eine relativ hohe Spezifität von etwa 90% ergeben vielfach einen brauchbaren Test, falls die Kosten nicht exorbitant hoch sind:
  - *Hypothetisches Beispiel:* angenommene Prävalenz aktiver parodontaler Läsionen = 5%.
  - 73% der positiven Testausgänge würden parodontal stabile Patienten/Zahnflächen betreffen: hohe falsch positive Rate.
  - 1,7% der negativen Testausgänge würde bei parodontal aktiven Patienten/Zahnflächen auftreten: relativ niedrige falsch negative Rate.
  - Folgen: Der Test führt zu einer häufigen Überbehandlung bei an sich stabilen Verhältnissen.
    Andererseits werden fast alle aktiven Läsionen einer Therapie zugeführt.
  - Bewertung: Die Konsequenzen einer Überbehandlung (unnötige Kosten) wiegen die einer möglichen Unterbehandlung (irreversibler Verlust des Zahnhalteapparates) auf.
- Die traditionellen klinischen Parameter (Rötung der Gingiva, Bluten nach Sondieren, purulentes Exsudat, Taschentiefe) sind nur mäßig spezifisch ($\geq$ 70%) und schwach sensitiv ($\geq$ 30 %). Daher werden Testsysteme mit größerem Informationsgewinn entwickelt.

Mikrobiologische Tests

- Eine mikrobiologische Diagnostik liegt nahe, weil eine überschaubare Zahl von Mikroorganismen bisher mit der marginalen Parodontitis assoziiert wurde (Tab. 7.**2**).
- Tab. 7.**3** gibt einen Überblick über die verschiedenen Testverfahren in der mikrobiologischen Parodontaldiagnostik.
- Verschiedene Morphotypen von Bakterien der dentalen Plaque und ihre Beweglichkeit waren erstmals im Jahr 1683 von A. van Leeuwenhoek beschrieben worden. W.D. Miller kultivierte erstmals Ende des 19. Jahrhunderts dentale Mikroorganismen im Laboratorium von R. Koch. Im Laufe der vergangenen 20 Jahre sind sensitivere und spezifischere Untersuchungsmethoden entwickelt worden.
- **Mikroskopische Techniken** (Dunkelfeld-, Phasenkontrastmikroskopie, Grampräparat):
  - Gramnegative Bakterien nehmen in pathologisch vertieften Taschen stark zu.
  - Erhebliche Anteile beweglicher Bakterien (Spirochäten, bewegliche Stäbchen):
    - bei gesunden Verhältnissen etwa 1 : 40
    - bei Parodontitis 1 : 3 bis etwa 1 : 1
  - Allerdings: Unterschiedliche Spezies können nicht unterschieden werden.
  - Eignen sich möglicherweise zur Motivation des Patienten; nicht bei Bakterienphobie.
- **Bakterienkultur**:
  - sehr zeitaufwendig und teuer
  - Identifizierung bereits etablierter Parodontalpathogene
  - Identifizierung ungewöhnlicher Bakterien wie Pseudomonaden, Enterobakterien, Staphylokokken, Candida spp. etc.
  - Antibiogramm erstellbar.
- *Vorgehen:*
  - Entfernung aller supragingivalen Ablagerungen.
  - Subgingivale Probenentnahme mit endodontischen Papierspitzen (ISO 30 oder 35), die für etwa 10 s in die Tasche eingeführt werden (Abb. 7.**19**).
  - Transfer der Proben in ein vorreduziertes Transportmedium (z. B. Port-A-Cul) und unverzüglicher Transport in mikrobiologisches Labor.
  - Dispersion der Probe in dem Transportmedium mit Ultraschall.
  - Anlegen einer Verdünnungsreihe und Ausstreichen der Probe auf Agarplatten:
    - nichtselektiv auf angereicherten Medien
    - selektiv auf Medien, die antimikrobielle Farbstoffe und/oder Antibiotika enthalten und bestimmte Spezies begünstigen: A. actinomycetemcomitans, E. corrodens, Capnocytophaga spp., Fusobacterium spp., Actinomyces spp., Streptokokken.
  - Kultivierung der Platten unter strikt anaeroben und/oder aeroben Bedingungen.

Tabelle 7.2 Pathogenetische Bedeutung potenzieller Parodontalpathogene nach der bisher vorliegenden Evidenz (modifiziert nach Haffajee & Socransky 1994; B. forsythus wurde in die 1. Gruppe befördert); NUG/P = nekrotisierende ulzerative Gingivitis/Parodontitis

Sehr stark	Stark	Mäßig	Unzureichend
A. actinomycetemcomitans P. gingivalis B. forsythus Invasive Spirochäten bei NUG/P	P. intermedia C. rectus E. nodatum T. denticola	S. intermedius P. nigrescens P. micros F. nucleatum Eubacterium spp. E. corrodens	Selenomonas spp. gramnegative Enterobakterien Staphylococcus spp. C. gracilis

Tabelle 7.3 Vergleich mikrobiologischer Testverfahren in der parodontalen Diagnostik

Methode	Nachweisgrenze	Aufwand	Bemerkungen
Kultur • Vollmedien • Selektivmedien	 $10^4 - 10^5$ $10^2 - 10^3$	mehrere Wochen	• Gesamtbild der *lebenden, kultivierbaren* Flora • Nachweis ungewöhnlicher Bakterien • Resistenzbestimmung möglich
Immunologisch	$10^2 - 10^4$	chairside bis 1 Tag	• tote Bakterien nachweisbar
Enzymtests (BANA, andere Oligopeptide)	10^4	chairside	• unspezifisch für P. gingivalis, B. forsythus, T. denticola • Capnocytophaga spp. und einige Aktinomyzeten sind ebenfalls BANA-positiv
Molekularbiologisch • DNA-Sonden • PCR	 10^2 (1 –)10	 Tage Stunden	• sehr spezifische Oligonukleotidsonden für 16S-rRNA • kommerziell angebotene Tests für begrenzte Zahl von Bakterien • tote Bakterien nachweisbar

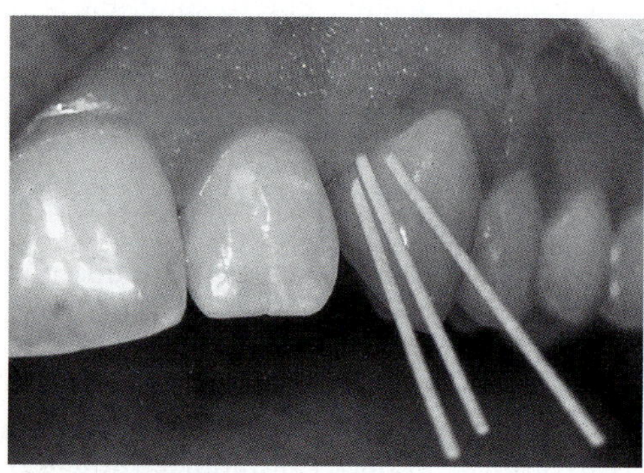

Abb. 7.**19** Die Probenentnahme aus der parodontalen Tasche erfolgt in der Regel mittels 3 bis auf den Taschenboden eingeführten endodontischen Papierspitzen, die für etwa 10 s in der Tasche belassen werden. Anschließend sofortige Transferierung in eine geeignetes vorreduziertes Transportmedium.

- Inspektion nach 7 – 10 Tagen. Bestimmung der Gesamtzahl der Kolonien und der Anteile bestimmter koloniebildender Einheiten (KBE) an der kultivierbaren Flora. Berücksichtigung des Verdünnungsfaktors ergibt Zahl der KBE in der Probe (Abb. 7.**20**):
  - Abimpfen individueller Kolonien
  - Subkultivierung für weitere 7 Tage.
- Identifikation der Reinkulturen mittels zahlreicher Tests:
  - Koloniemorphologie
  - Gram-Präparat
  - biochemische Tests
  - Gaschromatographie metabolischer Endprodukte etc.
- Mögliche *Resistenzbestimmung* gegenüber diversen Antibiotika:
  - Agardiffusionstest, E-Test
  - Agardilutionstest.
  - **Merke**: Minimale Hemmkonzentrationen liegen für die in einem Biofilm organisierten Bakterien etwa 100- bis 1000fach höher als die normalerweise für planktonische Kulturen ermittelten Konzentrationen.

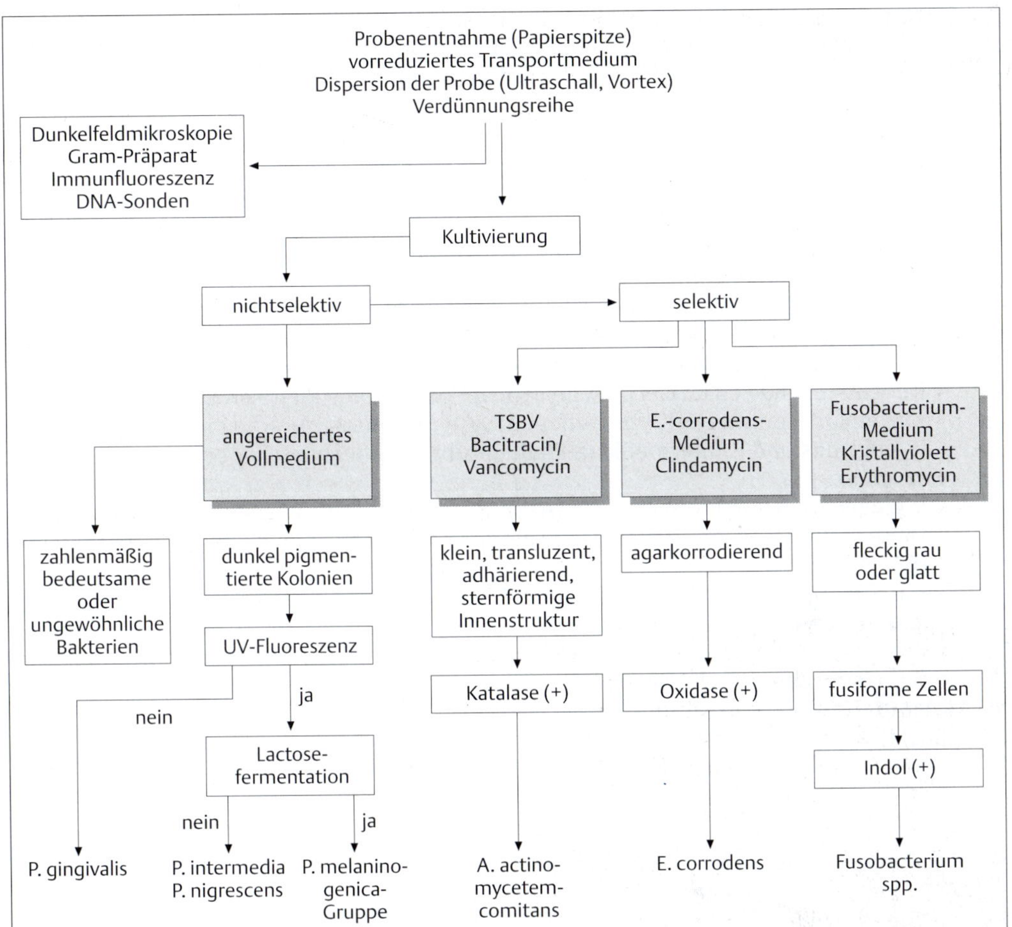

Abb. 7.**20** Kultivierung einer Probe subgingivaler Plaque und vorläufige Identifizierung potenzieller, gramnegativer Parodontalpathogene. Auf dem nichtselektiven Vollmedium wird unter Berücksichtigung des Verdünnungsfaktors die Zahl der koloniebildenden Einheiten bestimmt. Dunkelpigmentierte Kolonien können zum Teil anhand ihrer Fluoreszenz mit langwelligem UV-Licht differenziert werden (P. gingivalis oder P. intermedia/P. nigrescens, P. melaninogenica-Gruppe). Eine weitere Differenzierung erfolgt bezüglich der Fermentation von Lactose. Pinkfarbene oder opaleszierende, runde, konvexe Kolonien aus fusiformen Bakterien sind möglicherweise B. forsythus (weitere Kultivierung auf *N*-Acetylmuraminsäure-haltigem Blutagar). Transparente, flache, sich ausbreitende Kolonien möglicherweise Campylobacter spp. (weitere Kultivierung auf Format-Fumarat-Agar). Selektivmedien für A. actinomycetemcomitans, E. corrodens und F. nucleatum erlauben eine vorläufige Identifikation, Enumeration, Subkultivierung und endgültige Identifikation (adaptiert nach Slots 1986); TSBV = Trypticase-Soja-Bacitracin-Vancomycin.

➤ **Immunologische Methoden** basieren auf monoklonalen Antikörpern oder speziesspezifischen polyklonalen Antiseren:
- *Indirekte Immunfluoreszenz:*
  • Die Plaqueprobe wird verdünnt und auf einem Objektträger hitzefixiert.
  • Zugabe von monoklonalen Mausantikörpern oder Spezies-spezifischen polyklonalen Kaninchenantiseren, die an den entsprechenden Oberflächenantigenen binden.

    - Nach Zugabe von Anti-Maus- bzw. Anti-Kaninchen-IgG-Antikörpern, an die der Fluoreszenzfarbstoff *Fluorescein-Isothiocyanat* gebunden ist, werden die fluoreszierenden Zellen im Dunkelfeldmikroskop identifiziert und gezählt.
  - *Latexagglutination*:
    - Speziesspezifische Antikörper auf Latexperlen.
    - Nach Zugabe der Plaqueprobe binden entsprechende Antigene an den Latexperlen.
    - Anschließende Agglutination der Latexpartikel erlaubt visuelle Beurteilung.
  - *Enzymimmunassay* (EIA; Abb. 7.**21**):
    - Speziesspezifische Antikörper sind an einer Membran in einem miniaturisierten Reaktionsgefäß gebunden.
    - Spezifische Antigene der Plaque binden an diesen Antikörpern.
    - Nach Zugabe eines weiteren Antikörpers, der an ein Enzym gekoppelt ist, wird das System mit einem geeigneten Substrat „entwickelt".
    - Der entstehende charakteristische Farbstoff wird kolorimetrisch quantifiziert.
    - Mit einem kommerziell vertriebenen System können A. actinomycetemcomitans, P. gingivalis und P. intermedia in Plaqueproben nachgewiesen werden.
  - *Enzymtest*:
    - P. gingivalis, B. forsythus und T. denticola besitzen eine trypsinartige Peptidase.
    - Diese hydrolysiert das synthetische Peptid *N*-α-Benzoyl-DL-arginin-2-naphthylamid (BANA).
    - Das Spaltungsprodukt β-Naphthylamid ist ein Chromophor und kann mittels Farbreaktion sichtbar gemacht werden.
    - Allerdings: Eher harmlose Bakterien wie Capnocytophaga spp. und einige Aktinomyzeten sind ebenfalls BANA-positiv.
- **Molekularbiologische Methoden:**
  - Speziesspezifische, radioaktiv oder enzymatisch markierte Oligonukleotidsequenzen (DNA-Sonden) binden an komplementäre Sequenzen der Bakterien-DNA:

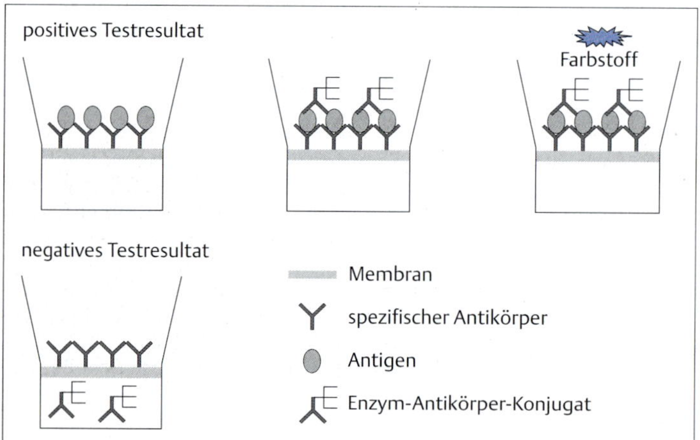

Abb. 7.**21** Miniaturisierter Immunassay zum Nachweis von A. actinomycetemcomitans, P. gingivalis und P. intermedia in Plaqueproben (Evalusite). Die spezifischen Antikörper sind an der Membran gebunden. Die Plaqueprobe wird zugegeben, spezifische Antigene binden an den Antikörpern. Nach Zugabe eines weiteren spezifischen Antikörpers, der mit einem Enzym konjugiert wurde, kann das System mit einem Substrat „entwickelt" werden, das nach enzymatischer Spaltung einen charakteristischen Farbstoff freisetzt.

  - Hypervariable Sequenzen der 16S-rRNA, die für sehr viele Spezies bekannt sind, eignen sich besonders gut für die Konstruktion speziesspezifischer DNA-Sonden.
  - Oligonukleotide aus 24 – 30 Basen werden entweder radioaktiv oder enzymmarkiert, fluoreszieren oder chemiluminiszieren (digoxigeninmarkiert).
  - Im Gegensatz zu diesen Oligonukleotidsonden kommt es bei vollständig genomischen oder geklonten DNA-Sonden häufiger zu Kreuzreaktionen.
- Prinzipielles Vorgehen:
  - Dispersion der Plaqueproben in dem Transportmedium
  - Zelllyse durch Zugabe von Enzymen und Detergenzien
  - Denaturierung der Bakterien-DNA durch Zugabe von NaOH
  - Die zugegebene DNA-Sonde bindet nur an komplementäre Fragmente (Abb. 7.**22 a – e**).
- Kommerziell sind DNA-Sonden für P. gingivalis, P. intermedia, A. actinomycetemcomitans, E. corrodens, F. nucleatum, C. rectus, B. forsythus und T. denticola erhältlich.
- *Polymerasekettenreaktion* (polymerase chain reaction, PCR). Mithilfe von 1 Paar von Oligonukleotidprimern werden kleine Abschnitte genomischer DNA millionenfach amplifiziert und dadurch nachweisbar (Abb. 7.**23 a – e**). Die Primer sind meist zwischen 18 und 28 Basen lang.

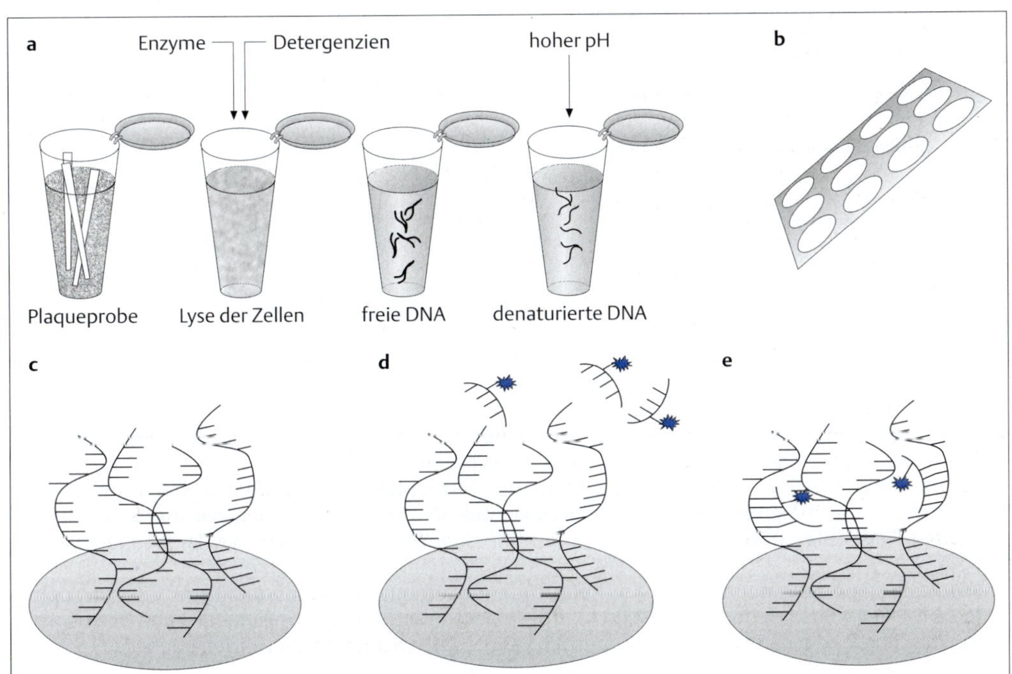

Abb. 7.**22** Vorgehen bei molekularbiologischen Tests.
a Gewinnung und Denaturierung der Bakterien-DNA.
b Spezielles Filterpapier mit den bearbeiteten Proben.
c Starke Vergrößerung eines Spots in **b** mit flottierenden Einzelsträngen der Bakterien-DNA.
d Zugabe speziesspezifischer, markierter DNA-Sonden.
e Sonden binden nur an entsprechenden Zielorten der homologen Bakterienspezies. Die Markierung erlaubt eine semiquantitative Auswertung (nach Murray & French 1989).

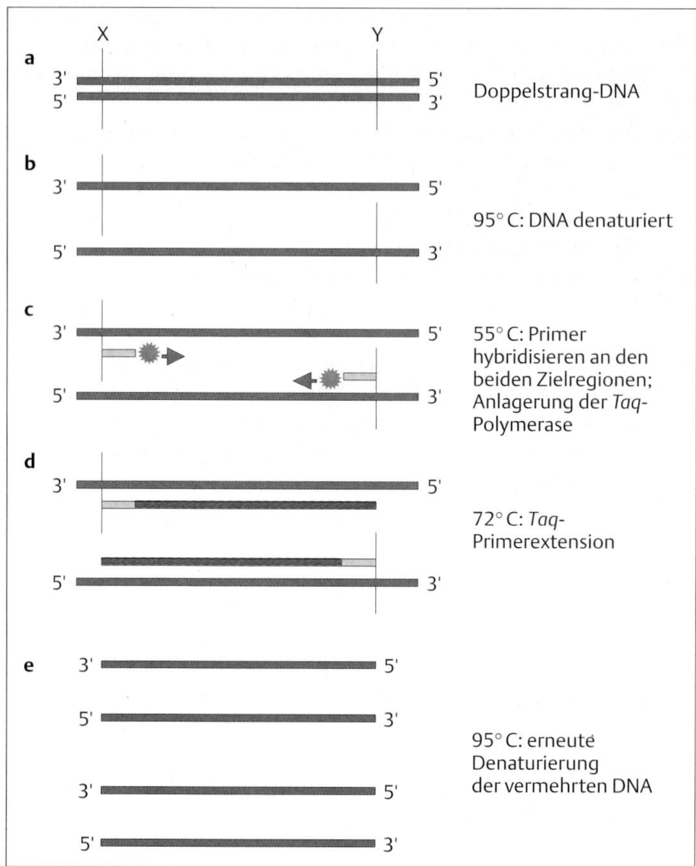

Abb. 7.**23** Prinzip der Polymerasekettenreaktion (PCR).

a Die genomische Sequenz zwischen X und Y soll durch millionenfache Amplifikation nachgewiesen werden.

b Bei 95 °C denaturiert die DNA. Sie liegt jetzt in Form von 2 Einzelsträngen vor.

c Durch Abkühlen auf 55 °C können die zugegebenen Oligonukleotidprimer an den entsprechenden DNA-Sequenzen binden (hybridisieren), die *Taq*-Polymerase lagert sich an.

d Die thermostabile *Taq*-Polymerase des Bakteriums Thermophilus aquatus (lebt in heißen Quellen) leitet bei 72 °C die Primerextension ein, wobei Nukleotide im Überschuss vorliegen müssen. Durch Neusynthese des (blau gekennzeichneten) jeweiligen Gegenstrangs entsteht wieder doppelsträngige DNA.

e Wird die Temperatur wieder auf 95 °C erhöht, kommt es erneut zur Denaturierung der jetzt verdoppelten DNA-Sequenz. Wiederholte Zyklen b – d resultieren rasch in einer millionenfachen Vermehrung der Abschnitte, die dann gelelektrophoretisch (Abb. 7.**24**) nachgewiesen werden können.

- Unterschiedliche Abschnitte genomischer DNA werden amplifiziert, z. B. speziesspezifische 16S-rRNA, Sequenzen im Leukotoxingen von A. actinomycetemcomitans (Abb. 7.**24**) etc.
- Sehr hohe Sensitivität.

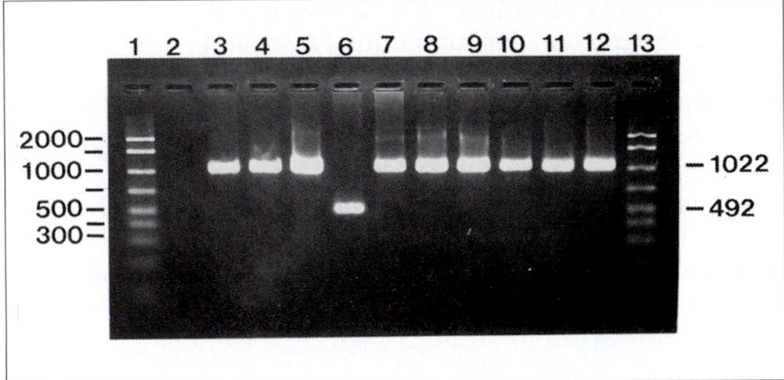

Abb. 7.**24** Gelelektrophorese der Amplifikate nach Polymerasekettenreaktion (PCR). Eine Sequenz aus der Promotorregion von A. actinomycetemcomitans (siehe Abb. 2.**6**) wurde mittels PCR amplifiziert. Die unterschiedlich großen Amplifikate wurden mit Ethidiumbromid sichtbar gemacht. Spuren 1 und 13 sind DNA-Größenmarker, Spur 2 ist eine negative Kontrolle (Wasser). Bei den meisten Stämmen wurde eine 1022 Basenpaare (bp) große Sequenz amplifiziert (Spuren 3–5, 7–12). Ein Isolat hatte eine Deletion von 530 bp in der Promoterregion (Spur 6).

Marker der spezifischen und unspezifischen Wirtsantwort

- Ergebnisse serologischer Untersuchungen sind nicht eindeutig interpretierbar:
  - Hohe Antikörpertiter gegen Parodontalpathogene wie A. actinomycetemcomitans bei aggressiver Parodontitis deuten immer auf die Anwesenheit dieser Mikroorganismen.
  - Werden Antikörper nicht in ausreichendem Maße gebildet, entwickelt sich häufig eine generalisierte Form der Erkrankung.
- Im entzündlichen Gingivaexsudat (Abb. 7.**25**) können unterschiedliche Marker mit z.T. prognostischer Bedeutung nachgewiesen werden:
  - Entzündungsmarker
  - Wirtsenzyme
  - Gewebsmetabolite.
- Entzündungsmarker
  - Monozyten parodontal anfälliger Patienten reagieren auf LPS gramnegativer Bakterien mit einer 2- bis 3-mal erhöhten Ausschüttung von *PGE_2*:

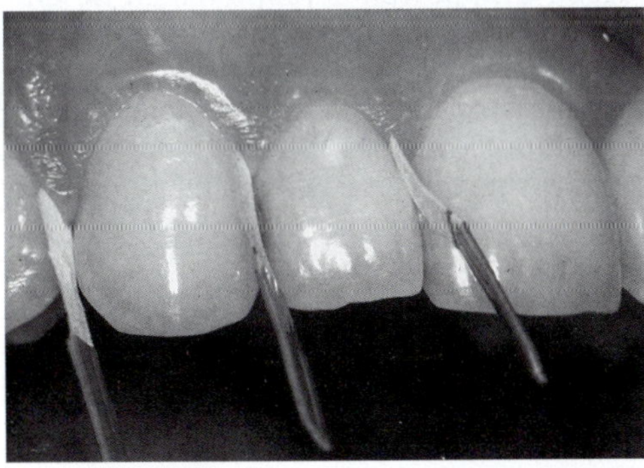

Abb. 7.**25** Gewinnung von entzündlichem Gingivaexsudat jeweils mesial an den Zähnen 12, 13 und 14 mithilfe von Filterpapierstreifen, die in den Sulkus bzw. Tascheneingang platziert werden.

    - PGE_2 ist im Gingivaexsudat und gingivalem Bindegewebe nachweisbar.
    - PGE_2 ist stark mit der lokalen Progression der Parodontitis assoziiert.
    - EIA für PGE_2 im Gingivaexsudat ist vorhanden.
    - Ähnliche Beobachtungen in Bezug auf proinflammatorische Zytokine IL-1α und IL-1β, IL-6 und TNF-α, die insbesondere bei therapierefraktären Fällen im Gingivaexsudat mit EIA in erhöhten Konzentrationen nachweisbar sind.
    - **Merke**: Ein postulierter *hyperreaktiver Makrophagenphänotyp* steht wahrscheinlich im Wesentlichen unter genetischer und verhaltensbedingter Kontrolle.
  - *Akute-Phase-Proteine* C-reaktives Protein (CRP), α_1-Makroglobulin, α_1-Proteinaseinhibitor sowie Transferrin und Lactoferrin eignen sich nicht zur Identifikation aktiver Läsionen.

➤ Wirtsenzyme
  - Matrixmetalloproteinasen wie *Kollagenase* und Gelatinase spielen eine wesentliche Rolle während des Ab- und Umbaus parodontaler Gewebe:
    - Neutrale Proteasen können unspezifisch mit einem kommerziell vertriebenen kolorimetrischen Assay im Gingivaexsudat nachgewiesen werden.
    - Ein lösliches farbmarkiertes Kollagenfragment wird von einem unlöslichen Konjugat aus Farbstoff und Kollagen durch enzymatische Aktivität abgespalten.
  - Für andere *lysosomale Enzyme* polymorphkerniger Granulozyten wurden ähnliche Nachweisverfahren im Gingivaexsudat beschrieben:
    - Elastase
    - Kathepsine
    - β-Glucuronidase.
  - *Alkalische Phosphatase* wird von Osteoblasten, Fibroblasten und neutrophilen Granulozyten freigesetzt. Ein Chairsidetest weist das Enzym mittels Chemilumineszenz im Gingivaexsudat nach.
  - Das Enzym *Aspartat-Aminotransferase* (AST) wird erst bei Zellnekrose freigesetzt. Erhöhte Konzentrationen von AST im Gingivaexsudat ($>$ 800 mIU) sind mit aktiver parodontaler Destruktion assoziiert. Ein Testkit wird kommerziell vertrieben.

➤ Produkte des Gewebemetabolismus
  - Glykosaminoglykane sind Polysaccharidkomponenten, die an Proteoglykane des Bindegewebes gebunden sind. Das Auftreten v. a. von *Chondroitin-4-* und *Chondroitin-6-sulfat* im Gingivaexsudat ist mit parodontaler Entzündung korreliert.
  - Die Aminosäure *Hydroxyprolin* ist ein Hauptbestandteil von Kollagen. Da sie auch bei Gingivitis im Gingivaexsudat nachgewiesen wird, scheidet sie als Marker für parodontale Destruktion aus.
  - Ähnliches gilt für *Fibronectine*, eine heterogene Gruppe von Glykoproteinen im Blut und Bindegewebe, die sowohl während der Entzündung als auch der Wundheilung eine wichtige Rolle spielen.
  - Weitere Bindegewebsproteine, wie Osteonectin, Osteocalcin oder Typ-I-Kollagenpeptide, carboxyterminales Typ-I-Propeptid und aminoterminales Typ-III-Propeptid, sind im Gingivaexsudat nachweisbar, ohne dass man bisher ihre Assoziation mit parodontaler Destruktion näher untersucht hätte.

➤ Kritische Beurteilung
  - Einige biochemische Marker im Gingivaexsudat scheinen mit parodontaler Aktivität assoziiert zu sein.
  - Bei anderen besteht eher eine enge Korrelation mit der klinischen Entzündung.
  - **Merke**: Biochemische Marker eignen sich zurzeit nicht zur Parodontitisdiagnostik:
    - Möglicher Test erbringt keinen Informationsgewinn.
    - Hohe Kosten bei Auswahl zahlreicher Teststellen.
    - Die bereits entwickelten Testsysteme konnten sich in der Praxis nicht durchsetzen.

Humangenetische Tests

➤ **Genetische Marker:**
  - An sich seltene aggressive Formen der Parodontitis häufen sich in bestimmten Familien:
    - Möglicherweise ist ein *singulärer Hauptgenort* mit autosomal dominantem Erbgang für die Anfälligkeit von früh beginnender Parodontitis verantwortlich.
    - Alternativ kontrollieren mehrere *modifizierende Gene* die individuelle Immunantwort (z. B. die Produktion von IgG2 bei Infektion mit gramnegativen Bakterien der Plaque).
    - Eine Kombination aus beiden Möglichkeiten ist ebenfalls möglich.

➤ In vielen Fällen von aggressiver Parodontitis sind Funktionen neutrophiler Granulozyten beeinträchtigt und gleichzeitig die monozytäre Reaktionen auf LPS gesteigert:
  - Entsprechende Genorte (Tab. 7.**4**) eignen sich möglicherweise für die Entwicklung humangenetischer Tests zur Bestimmung des individuellen Parodontitisrisikos.

➤ *Polymorphismen des FcγRIIa-Rezeptors* (Chromosom 1q21 – q23):
  - FcγRIIa auf Monozyten/Makrophagen und neutrophilen Granulozyten ist der einzige Rezeptor der FcγR-Familie, der effektiv an IgG2 bindet.
  - Varianten des Rezeptors differieren an Stelle 131: Histidin (H) oder Arginin (R):
    - Homozygote H131 weisen kein erhöhtes Risiko für aggressive Parodontitis auf.
    - Homozygote R131 haben wegen der schwachen Bindung des Rezeptors an IgG2 eine erhöhte Anfälligkeit für Infektionen mit Neisseria meningitidis und Haemophilus influenzae und möglicherweise auch ein erhöhtes Risiko für aggressive Parodontitis.

➤ *Polymorphismen im Interleukin-1-Genkomplex* sind mit chronischer Parodontitis bei Nichtrauchern assoziiert:
  - Allel 2 des IL-1A-Polymorphismus (– 889 oder + 4845) plus Allel 2 des IL-1B-Polymorphismus (+ 3954) haben wahrscheinlich eine stark erhöhte monozytäre Freisetzung von IL-1 bei Kontakt mit LPS von gramnegativen Bakterien zur Folge.

Tabelle 7.4 Genetische Besonderheiten, die mit einer erhöhten Anfälligkeit für Parodontalerkrankungen in Verbindung stehen können (nach Page et al. 1997)

Genetische Besonderheit	Genort, Chromosom
Funktionsanomalien von Phagozyten	
Variable Monozyten-/ Makrophagenfunktionen	
Eingeschränkte Produktion von IgG2	6
FcγRIIa-Rezeptor	1q21 – q23
TNF-α-Polymorphismus	6
IL-1-Cluster	2q13 – q21
Cyclooxygenase-1-Gen	9q32,33
Kathepsin-C-Gen	11q4

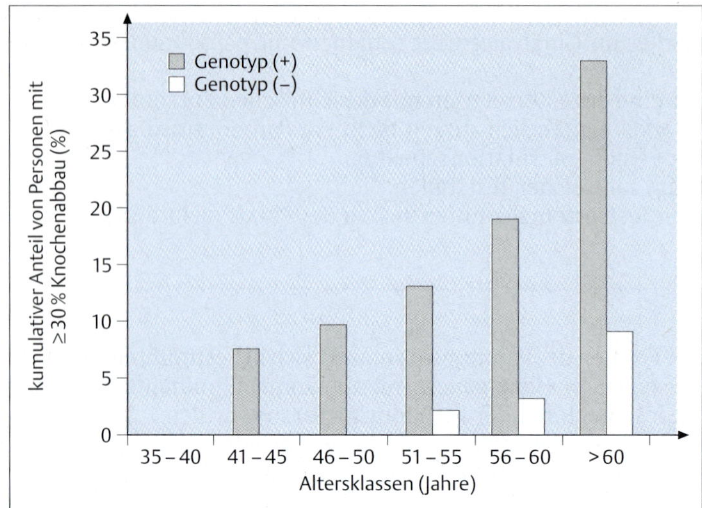

Abb. 7.**26** Kumulative Häufigkeiten von Nichtrauchern mit 30% Knochenabbau oder mehr in unterschiedlichen Altersklassen. 36 Genotyp-positive und 63 Genotyp-negative Personen wurden untersucht (nach Kornman et al. 1997).

- Ein kommerziell vertriebener humangenetischer Test basiert auf einer Assoziation zwischen diesem Haplotyp und chronischer Parodontitis:
  - IL-1-Genotyp-positive Nichtraucher haben schwerere Formen der chronischen Parodontitis (Abb. 7.**26**).
  - Bei Rauchern wurde keine Assoziation der Parodontitis mit dem Haplotyp gefunden.
  - IL-1-Genotyp-positive, parodontal erkrankte Individuen verlieren trotz intensiver unterstützender Nachsorgetherapie mehr Zähne als IL-1-Genotyp-negative.
- **Merke**: Humangenetische Tests sollten nur bei vorliegender Erkrankung durchgeführt werden.

Mundgeruch

- Hauptanliegen vieler Patienten ist die Beseitigung eines tatsächlichen oder vermeintlichen Mundgeruchs (Foetor ex ore, Halitosis).
- In den meisten Fällen wird Mundgeruch durch orale Bakterien verursacht, die flüchtige Schwefelverbindungen freisetzen, z. B.: Schwefelwasserstoff, Dimethylsulfid, Methylmercaptan.
- Folgende ökologische Nischen sollten besonders beachtet werden:
  - parodontale Taschen
  - offene kariöse Läsionen, imperfekte Restaurationsränder
  - Zungenrücken
  - Tonsillen.
- Die olfaktorische Beurteilung der Ausatemluft ist psychologisch problematisch und nicht sehr objektiv.
- *Gaschromatographische Untersuchungen* der ausgeatmeten Luft sind reproduzierbar und sensitiv (z. B. Halimeter). Unspezifische Bestimmung flüchtiger Schwefelverbindungen.

Allgemeine Diagnose

➤ Allgemeine Diagnosen betreffen:
- die *Verlaufsform* der marginalen Parodontitis
- das *Ausmaß* der Erkrankung (lokalisiert, generalisiert)
- ggf. verstärkende *systemische Erkrankungen* (z. B.: generalisierte chronische Parodontitis bei vorliegendem Diabetes mellitus Typ II, Nichtraucher)
- ggf. mukokutane (Mundschleimhaut-)Erkrankungen.

Zahnbezogene Diagnose

➤ Ergänzend werden *für jeden Zahn* die entsprechende Diagnosen gestellt, z. B.:
- *Gingivitis* (chronisch oder akut):
  - Parodontale Sondiertiefen bis 3 mm, Attachmentverluste können vorhanden sein.
  - Bluten nach Sondieren.
  - Knochenabbau kann vorhanden sein.

➤ Der Schweregrad der Parodontitis kann nach dem Attachmentverlust eingeteilt werden in leicht (1 – 2 mm), mäßig (3 – 4 mm) und schwer (≥ 5 mm). Traditionell gebräuchliche Diagnosen (vgl. Kapitel 6) sind:
- *Parodontitis marginalis superficialis:*
  - parodontale Sondiertiefen von mehr als 3 mm und Attachmentverlust
  - Bluten nach Sondieren
  - Knochenabbau bis etwa $^1/_3$ der Wurzellänge.
- *Parodontitis marginalis profunda:*
  - parodontale Sondiertiefen von mehr als 3 mm (in der Regel wesentlich tiefer) und Attachmentverlust
  - Bluten nach Sondieren
  - Knochenabbau von mehr als $^1/_3$ der Wurzellänge
  - und/oder fortgeschrittener Furkationsbefall (Grad II oder III).
- *Parodontale Rezessionen* liegen vor, wenn der Attachmentverlust größer ist als die parodontale Sondiertiefe.
- Parodontalabszess.
- Kombinierte parodontal-endodontale Läsion etc.

Prognose

➤ Die Einzelzahndiagnosen sollten im Parodontalstatus zusammen mit den entsprechenden vorläufigen Prognosen festgehalten werden (vgl. Abb. 7.**6**):
- Welche Zähne können sicher erhalten werden?
- Welche Zähne haben eine fragliche Prognose, aber eine hohe strategische Bedeutung?
- Welche Zähne sind hoffnungslos erkrankt und sollten extrahiert werden?

Therapieplanung

Allgemeines

➤ Die Behandlung des parodontal erkrankten Sanierungspatienten gliedert sich in unterschiedliche Abschnitte (Abb. 7.**27**):
  - Erfassung und Berücksichtigung systemischer Erkrankungen
  - Schmerzbehandlung
  - Phase I der Behandlung: kausale Therapie (antiinfektiöse Maßnahmen)
  - Phase II: korrektive Maßnahmen mit dem Ziel der Regeneration, restaurative Maßnahmen etc.
  - Phase III: unterstützende Nachsorgetherapie – Risikoerfassung und Risikomanagement.

Fallbesprechung

➤ Nach Erhebung der Anamnese, eingehender Befundaufnahme und Diagnosestellung wird der Behandlungsplan mit dem Patienten besprochen:
  - Aufklärung über die dokumentierten Befunde
  - Eruierung des Hauptanliegens des Patienten
  - Erfassung des individuellen Bedarfs des Patienten an Kaukomfort und Ästhetik
  - individuell optimaler Behandlungsvorschlag
  - Ziel: Erreichen eines weitgehend stabilen Behandlungsergebnisses.

➤ Es sollte mindestens eine ärztlich vertretbare Minimallösung vorgeschlagen werden:
  - Der Patient entscheidet selbst nach Aufklärung über Vor- und Nachteile im Rahmen seiner zeitlichen und finanziellen Möglichkeiten zwischen beiden Lösungen
  - **Merke:** Fortgesetztes Monitoring parodontaler Läsionen oder fortgeschrittener kariöser Defekte ist während der Sanierungsphase grundsätzlich zu vermeiden.

➤ Zeit- und Kostenplan vereinbaren.

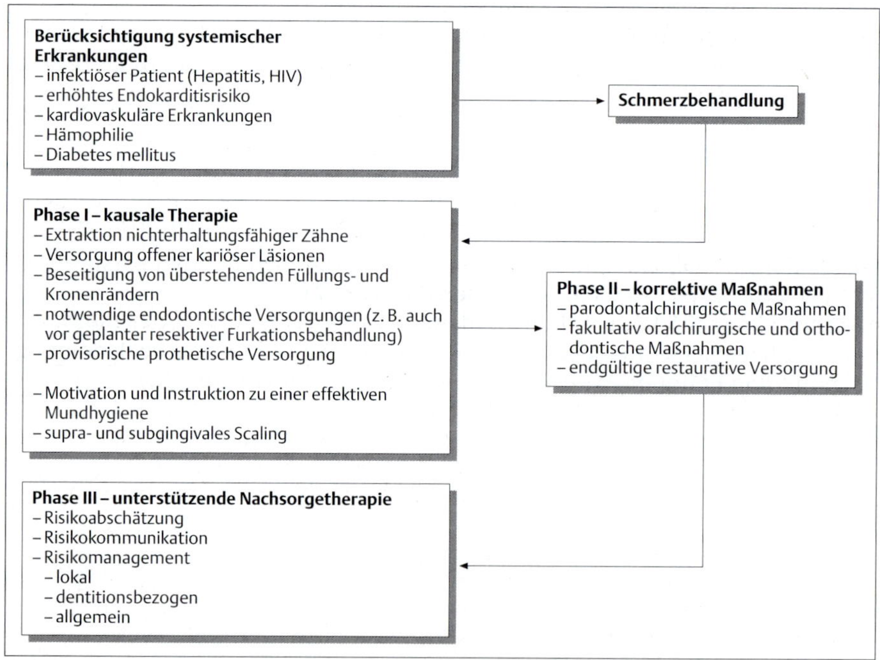

Abb. 7.**27** Phasenweise Therapie eines komplex erkrankten Sanierungspatienten.

Allgemeines

- Vor Sanierungsbeginn werden die anamnestischen Angaben auf ihre klinische Relevanz überprüft. *Systemische Erkrankungen* müssen bei der Behandlungsplanung berücksichtigt werden:
  - zum Schutz des Behandlers und seines Teams vor infektiösen Patienten (z. B. infektiöse Hepatitis durch HBV, HCV; Infektion mit HIV etc.)
  - zum Schutz des Risikopatienten:
    - ggf. Therapieeinschränkungen
    - Wechselwirkungen mit Medikamenten
    - ggf. Kontraindikationen, z. B. allergische Reaktionen
  - zur Erzielung eines optimalen Therapieergebnisses.

Infektiöse Patienten

- Entsprechenden anamnestischen Hinweisen sollte gezielt nachgegangen werden:
  - spezifische Antikörpertiter
  - Zugehörigkeit zu Risikogruppen.
- HIV-seropositive Patienten erkranken häufig an opportunistischen Infektionen der Mundhöhle, z. B. an:
  - nekrotisierender ulzerativer Gingivitis/Parodontitis
  - Virusinfektionen: akuter Herpesvirusinfektion, haariger Leukoplakie (Epstein-Barr-Virus-Infektion), Papillomavirusinfektion
  - Candidiasis, therapieresistentem linearem Erythem der Gingiva
  - Neoplasmen: Kaposi-Sarkom.
- Ggf. sollte in diesen Fällen ein HIV-Test veranlasst werden.
- **Merke:** Auch bei sorgfältiger Anamnese kann nicht ausgeschlossen werden, dass bestimmte Patienten ein Infektionsrisiko darstellen. Bei allen zahnärztlichen Untersuchungen und Eingriffen sind daher Handschuhe, Mundschutz und Schutzbrille erforderlich.

Erhöhtes Endokarditisrisiko

- Die infektiöse Endokarditis ist eine lebensbedrohliche Erkrankung. Bei der durch Mundkeime ausgelösten Endokarditis handelt es sich um eine Infektion hämodynamisch besonders exponierter endokardialer Strukturen im Rahmen einer transienten Bakteriämie.
- Bei erhöhtem Endokarditisrisiko (Tab. 8.**1**) angemessene Antibiotikaprophylaxe vor der parodontalen Befundaufnahme.
  Merke: Auch parodontales Sondieren führt zur Bakteriämie.
- Je nach Erregervirulenz und Resistenzlage verschiedene **Verlaufsformen der Endokarditis**:
  - *akute, infektiose Formen:*
    - septisches Krankheitsbild mit hohem Fieber
    - rasche Zerstörung des Endokards, Tod in weniger als 6 Wochen
    - Erreger sind Staphylococcus aureus, Streptococcus pneumoniae, S. pyogenes
  - *akut-subakute Zwischenformen*, die häufig durch Enterokokken ausgelöst werden
  - *subakute Formen:*
    - leichtes Fieber, Nachtschweiß, Gewichtsverlust
    - unbehandelt erfolgt Tod nach 6 Wochen bis 3 Monaten
  - *chronische Verlaufsformen:*
    - Symptome wie bei der subakuten Endokarditis
    - Tod nach mehr als 3 Monaten.

Tabelle 8.1 Herzfehler und postoperative Befunde, bei denen eine Endokarditisprophylaxe indiziert ist, und Herzfehler und postoperative Befunde ohne erhöhtes Endokarditisrisiko

Herzfehler und postoperative Befunde
Hohes Endokarditisrisiko
• Zustand nach biologischem oder mechanischem Herzklappenersatz
• Zustand nach infektiöser Endokarditis auch bei Abwesenheit von Herzerkrankungen
Mäßiges Endokarditisrisiko
• Angeborene und erworbene Herzklappenfehler
• Angeborene Herzfehler wie
– Aortenisthmusstenose
– Ductus Botalli apertus
– Ventrikelseptumdefekt (Primumtyp)
– sub- oder supravalvuläre Aortenstenose
– zyanotisches Vitium
• Zustand nach palliativer Operation angeborener Herzfehler
• Inkomplett korrigierte angeborene Herzfehler
• Hypertrophische obstruktive Kardiomyopathie (HOCM)
• Mitralklappenprolaps (MVP) *mit* systolischem Geräusch
Kein erhöhtes Endokarditisrisiko
• Vorhofseptumdefekt
• Zustand nach erfolgreichem Verschluss eines Vorhof- (Primumtyp) oder Ventrikelseptumdefekts (6 Monate) ohne Residuen
• Zustand nach koronarer Bypassoperation
• Mitralklappenprolaps (MVP) *ohne* systolisches Geräusch
• Physiologische, funktionelle oder harmlose Herzgeräusche
• Früherer Morbus Kawasaki ohne Klappendysfunktion
• Früheres rheumatisches Fieber ohne Klappendysfunktion
• Zustand nach Schrittmacherimplantation
• Zustand nach Operation einer Aortenisthmusstenose

  - **Merke:** Subakute und chronische Endokarditiden werden gewöhnlich durch Viridans-Streptokokken ausgelöst.
- Bei *angeborenen und erworbenen Herzfehlern* besteht ein deutlich höheres Risiko einer infektiösen Endokarditis. Am höchsten ist das Endokarditisrisiko bei Patienten mit *Klappenprothesen* oder *vorausgegangener Endokarditis.*
  - Ursächlich sind:
    - abnorme Strömungsbedingungen
    - angeborene oder rheumatische Vorschädigungen der betreffenden Herzklappen.
  - Auf Oberflächenveränderungen der Klappen kommt es zu fibrinösen und thrombotischen Auflagerungen: nichtbakterielle thrombotische Endokarditis.
  - Besiedelung der appositionellen Thromben während transienter Bakteriämie.
- Läsionen in Hochturbulenzgebieten werden besonders schnell mit Bakterien infiziert:
  - Atrialfläche der Mitralklappe
  - Ventrikelfläche der Aortenklappe.
- Unterschiedliche Affinität zum primär bakterienfreien Thrombus:
  - Viridans-Streptokokken, Enterokokken, S. aureus, S. epidermidis und Pseudomonas aeruginosa adhärieren besser als Escherichia coli, Klebsiella pneumoniae und A. actinomycetemcomitans.
  - Die Adhäsion der oralen Streptokokken S. mutans, S. bovis, S. mitis und S. sanguis hängt von der Produktion des extrazellulären Polysaccharids Dextran ab.

Tabelle 8.2 Endokarditisprophylaxe bei Eingriffen im Oropharynx (nach American Heart Association, Dajani et al. 1997)

Keine Penicillinunverträglichkeit	Penicillinunverträglichkeit
• 2 g Amoxicillin peroral 1 h vor dem Eingriff	• 600 mg (oder 20 mg/kg Körpergewicht) 1 h vor dem Eingriff oder • 2 g (oder 50 mg/kg KG) Cefalexin oder Cefadroxil oder • 500 mg (oder 15 mg/kg KG) Clarithromycin

- Neben A. actinomycetemcomitans werden weitere gramnegative Bakterien der Mundhöhle und des oberen Respirationstrakts für infektiöse Endokarditiden verantwortlich gemacht: Haemophilus spp., Cardiobacterium spp., Eikenella corrodens, Kingella spp., Capnocytophaga spp., Neisseria spp.
- **Merke**: Bei allen zahnärztlichen Maßnahmen, bei denen eine Blutung auftritt, muss mit einer Bakteriämie gerechnet werden:
  - Zahnextraktion, operative Zahnentfernung
  - Wurzelspitzenresektion
  - Nahtentfernung
  - Zahnsteinentfernung
  - Infiltrations-, Leitungs-, intraligamentäre Anästhesie
  - aber auch: parodontale Sondierung.
- Weitgehende Vereinfachung des Dosierungsschemas (Tab. 8.**2**): Die bisher empfohlene halbe Dosis 6 h nach dem Eingriff entfällt.
- **Merke**: Termine so planen, dass möglichst wenige Antibiotikagaben notwendig werden. Zwischen den Behandlungen Zeitintervall von 10–14 Tagen einhalten.
- „Spontane" Bakteriämien bei entzündeter Gingiva und schlechter Mundhygiene bedeuten ein erhöhtes Risiko bei gefährdeten Personen:
  - Gesunde parodontale Verhältnisse sind die beste Endokarditisprophylaxe.
  - Präoperative Mundspülung mit Chlorhexidindigluconat (0,2%) oder Applikation des Chlorhexidins auf die getrocknete Schleimhaut reduzieren die Keimbelastung.
  - Während der Parodontalbehandlung sollte der Patient statt Zahnpasta ein Chlorhexidingel (1%) benutzen, um die Phase der Behandlung abzukürzen.

Weitere Indikationen für eine Antibiotikaprophylaxe

- *Transplantationspatienten:*
  - Immunsuppressive Medikation z. B. mit Cyclosporin A (u. U. in Verbindung mit Corticosteroiden), zur vornehmlichen Unterdrückung der Funktionen von T-Lymphozyten:
    - generell Konsultation des behandelnden Internisten, der Vorschläge für eine Antibiotikaprophylaxe machen sollte
    - z. B. bei allen Eingriffen, bei denen eine Bakteriämie erwartet wird: Langzeitprophylaxe mit 1500 mg/d Amoxicillin (1 Tag vor und 2 Tage nach dem Eingriff)
    - bei Penicillinunverträglichkeit: am Tag vor dem Eingriff 200 mg Doxycyclin, weitere Prophylaxe mit 100 mg/d; alternativ Erythromycin (1000 mg/d).
  - **Merke**: Während der Therapie mit Cyclosporin A entwickeln 25–30% der Patienten Gingivavergrößerungen, die u. U. parodontalchirurgisch behandelt werden müssen.
- *Radiatio im Kiefer- und Gesichtsbereich:*
  - Gefäßschädigung mit Hypovaskularität, Degeneration des Knochenmarks und weitgehendem Untergang von Osteoblasten und Osteoklasten; Gefahr der Osteoradionekrose:

- primären Wundverschluss z.B. nach Extraktion anstreben, Antibiotikaprophylaxe: 1,5 g/d Amoxicillin bzw. 600 mg/d Clindamycin am Tag vor und bis 2 Tage nach dem Eingriff
- größere Eingriffe erfolgen in der Regel stationär.

- Parodontale Sanierungen möglichst vor der Bestrahlung. Cave: Osteoradionekrose nach spontaner Exazerbation einer chronischen Parodontitis.

➤ *Antibiotikaprophylaxe nach Anweisungen des behandelnden Internisten bei:*
- Dialysepatienten
- Hämophilie
- Neutropenien, Funktionsstörungen polymorphkerniger Granulozyten.
- Bei Erkrankungen des rheumatischen Formenkreises besteht in der Regel eine Medikation mit Corticosteroiden: internistische Abklärung bezüglich Antibiotikaprophylaxe.
- Ob und in welcher Weise bei Patienten mit Gelenkprothesen eine Antibiotikaprophylaxe erfolgen soll, ist umstritten. Z.B. 2 g Cephalexin 1 h vor dem Eingriff und 1 g nach 4 h (Erythromycin oder Clindamycin bei Betalactamantibiotika-Allergie).

Hämorrhagische Diathesen, Therapie mit Antikoagulanzien

➤ Parodontalbehandlungen bei Patienten mit **angeborener Hämophilie** oder (häufiger) unter **Medikation mit Antikoagulanzien** (z.B. mit Cumarinderivaten oder Heparin nach Herzinfarkt, Apoplex, zur Thromboseprophylaxe) sind nur nach *Rücksprache mit dem behandelnden Internisten* durchzuführen:
- lebensbedrohliche Nachblutungen sind bei allen zahnärztlich-chirurgischen Eingriffen möglich: Zahnextraktion, Lappenoperation, Gingivektomie, auch Zahnsteinentfernung
- bei Quickwert > 30% erfolgen zahnärztlich-chirurgische Eingriffe meist problemlos
- bei Quickwert zwischen 15 und 25% Behandlung unter stationären Bedingungen
- umfassende Sanierung in kurz aufeinander folgenden Sitzungen anstreben.

➤ *Pharmakologische Wechselwirkungen der Antikoagulanzien* beachten:
- Verstärkung der gerinnungshemmenden Wirkung z.B. durch nichtsteroidale Antiphlogistika, Tetracycline, Sulfonamide
- Gerinnungshemmung durch Barbiturate und Glucocorticoide mit Zunahme des Thromboserisikos.

➤ **Merke**: Hämophiliepatienten weisen erhöhtes Hepatitis- und HIV-Risiko auf.

Atherosklerose, kardiovaskuläre Erkrankungen

➤ Erhöhte Risiken zahnärztlich-chirurgischer Maßnahmen bei **Herzinfarkt**, **Angina pectoris**, **Herzinsuffizienz**, **Apoplex**, **Gefäßverschlusskrankheiten**:
- internistische Konsultation und Abklärung der verordneten Medikamente
- keine zahnmedizinische Behandlung in den ersten 6 Monaten nach Herzinfarkt
- evtl. Prämedikation mit Diazepam; Nitroglycerin griffbereit halten
- keine generelle Kontraindikation für Lokalanästhetika mit Adrenalinzusatz bis 1 : 100.000
- kurze Behandlungssitzungen planen
- bei Patienten mit Herzschrittmachern sind Zahnreinigungen mit Ultraschall, elektrochirurgische Maßnahmen und elektrische Vitalitätstests kontraindiziert
- **Merke**: Bei Infarkt- oder Apoplexrisiko besteht häufig eine antikoagulative Therapie
- antihypertensive Dauermedikation während der Behandlung aufrechterhalten.

➤ Die häufig bei Koronarinsuffizienz verordneten *Calciumantagonisten* (Nifedipin, Diltiazem, Verapamil etc.) führen in etwa 20% der Fälle zu einer Vergrößerung der Gingiva, die chirurgische Korrekturen erforderlich machen können.

Wechselwirkung zwischen marginaler Parodontitis und kardiovaskulären Erkrankungen

- Kardiovaskuläre Erkrankungen, insbesondere koronare Herzerkrankung und Apoplex, scheinen in gewisser Beziehung zu *chronischen Infektionen* zu stehen:
  - Helicobacter pylori: Gastritis, Magenulkus
  - Chlamydia pneumoniae: respiratorische Erkrankungen
  - Zytomegalievirus
  - Assoziation mit marginaler Parodontitis:
    - In Querschnittsuntersuchungen und longitudinalen Studien ergab sich unter Berücksichtigung anderer etablierter Risikofaktoren ein relatives Risiko für koronare Herzerkrankung von etwa 1,2 – 2.
    - In atheromatösen Plaques wurde DNA von Parodontalpathogenen wie A. actinomycetemcomitans, P. gingivalis und P. intermedia nachgewiesen.
- Chronische Infektionen erhöhen das Risiko für die Entwicklung von Atheromen und thrombembolischen Ereignissen (Abb. 8.**1**). Möglicherweise stehen Atherosklerose und Parodontitis in Beziehung zu einem *hyperreaktiven Makrophagenphänotyp*:
  - exzessive Freisetzung proinflammatorischer Zytokine und Mediatoren (IL-1β, TNF-α, PGE_2) bei Kontakt mit LPS gramnegativer Bakterien
  - steht unter genetischer, umgebungs- und verhaltensbedingter Kontrolle:
    - genetisch determinierte immunologische und entzündliche Wirtsantwort
    - Ernährung: LDL (low-density lipoproteins), Triglyceride; fettreiche Diät führt zu einer stärkeren Sekretion proinflammatorischer und kataboler Zytokine
    - Stress.

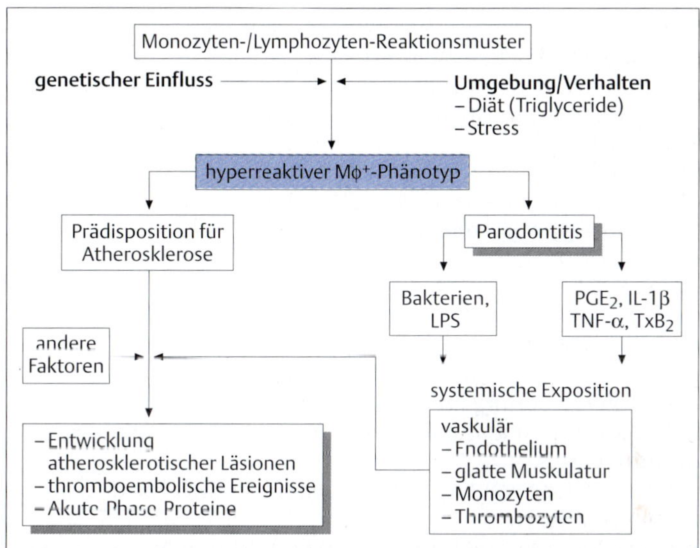

Abb. 8.**1** Dem Modell einer Wechselbeziehung zwischen vaskulären Erkrankungen und marginaler Parodontitis liegt die bisher weitgehend hypothetische Existenz eines unter genetischer und umgebungs- und verhaltensbedingter Kontrolle stehenden *hyperreaktiven Makrophagenphänotyps* zugrunde. Bei vorhandener Anfälligkeit für atherosklerotische Veränderungen der Gefäßinnenwand können sich im Gefolge chronischer Infektionen (u. a. Parodontitis) bei chronischer, systemischer Exposition von Bakterien und/oder Lipopolysacchariden nach exzessiver Freisetzung proinflammatorischer Mediatoren atherosklerotische Läsionen entwickeln (nach Beck et al. 1996).

Diabetes mellitus

➤ Diabetes mellitus ist eine *heterogene Gruppe von Erkrankungen*. Gemeinsamkeiten sind:
  - eingeschränkte Glucosetoleranz
  - beeinträchtigter Fett- und Kohlenhydratstoffwechsel.

➤ 2 Formen des Diabetes mellitus werden unterschieden:
  - **Typ I**: Zerstörung der Insulin sezernierenden β-Zellen des Pankreas (Autoimmunerkrankung, nach Virusinfektion):
    - Neigung zu Ketoacidose
    - Beginn grundsätzlich bei Kindern und Jugendlichen
    - Insulinsubstitution erforderlich
    - Patienten sind normal- oder untergewichtig.
  - **Typ II**: Veränderung der Insulinrezeptoren, Insulinresistenz der Gewebe:
    - ausgeprägte genetische Disposition
    - meist adäquate Insulinproduktion
    - Ketoacidoseresistenz
    - meist bei Erwachsenen; zunehmende Inzidenz bei Heranwachsenden
    - Patienten sind häufig übergewichtig; charakteristische Gesichtsrötung: Rubeosis diabetica
    - Triglyceridämie
    - Kontrolle über (1) Diät und Gewichtsreduktion oder (2) Diät plus orale Antidiabetika oder (3) Kombination aus Diät, oralem Antidiabetikum und Insulin.

➤ Darüber hinaus sind in Bezug auf Diabetes mellitus folgende *Diagnosen* möglich:
  - eingeschränkte Glucosetoleranz
  - erhöhte Nüchtern-Plasmaglucose-Konzentration
  - Schwangerschaftsdiabetes
  - Diabetes als Folgeerscheinung von Pankreaserkrankungen, Medikamenten, endokrinen Störungen, Infektionen und genetischen Syndromen.

➤ Die *Prävalenz* des Diabetes mellitus liegt in Industrienationen bei etwa 8%:
  - etwa die Hälfte der Fälle sind nicht diagnostiziert
  - 85 – 90% Typ-II-Diabetes-mellitus
  - etwa 5 – 10% Typ-I-Diabetes-mellitus
  - ab der 7. Lebensdekade Anstieg der Prävalenz auf 18 – 20%.

➤ Klassische Symptome als Folge der *Hyperglykämie*:
  - Trias aus Polyurie, Polydipsie, Polyphagie
  - daneben Juckreiz, Schwäche, Erschöpfung
  - Infektanfälligkeit.

➤ Hyperglykämie führt zu:
  - osmotischer Diurese
  - Verschlechterung der Sauerstoffversorgung im Gewebe und der Perfusion
  - Störung der Chemotaxis, Phagozytose und Adhäsion von neutrophilen Granulozyten.

➤ Beeinflussung des *Kollagenstoffwechsels:*
  - Synthese, Maturation und Homöostase von *Kollagen* werden wesentlich von der Glucosekonzentration im Gewebe beeinflusst.
  - Kollagenolytische Aktivität im Gingivaexsudat von Diabetikern ist erhöht.

➤ Weitere *pathogenetische Mechanismen:*
  - Hyperglykämie führt zu reversibler Glykierung von Lipiden und Proteinen:
    - Prototyp ist glykiertes Hämoglobin HBA1c
    - Marker für diabetische Kontrolle.
  - Irreversible, nichtenzymatische Bildung von AGE (Advanced Glycated Endproducts).

- AGE verändern Form und Funktion zahlreicher Extrazellulärmatrix-Komponenten, einschließlich des Kollagens.
- Reaktionen der AGE mit speziellen Rezeptoren (RAGE) auf diabetischen Zielzellen:
  - Endothelien und mesangiale Zellen
  - Nervenzellen
  - Monozyten/Makrophagen.
- In der Folge kommt es zu:
  - vaskulärer Dysfunktion: fokale Thrombose und Vasokonstriktion
  - verschlechterter Wundheilung
  - überschießender Reaktionslage von Monozyten mit exzessiver Freisetzung proinflammatorischer Mediatoren sowie Sekretion von Insulin-like Growth Factor (IGF).

➤ **Merke**: AGE-vermittelte Prozesse spielen eine zentrale Rolle in der Pathogenese diabetischer *Komplikationen* (Abb. 8.**2**):
- Retinopathie
- Nephropathie mit Folge einer renalen Hypertension
- Neuropathie
- Makroangiopathie (Atherosklerose mit kardiovaskulären, zerebrovaskulären und peripher-vaskulären Folgeerkrankungen)
- eingeschränkte Wundheilung
- parodontale Veränderungen („6. Komplikation").

➤ **Merke**: Glykämische Kontrolle ist Komplikationsvorbeugung.

➤ Diabetes mellitus und *Parodontitis:*
- Parodontale Veränderungen (Abb. 8.**3**) bei unzureichend kontrolliertem oder nicht diagnostiziertem Diabetes mellitus:
  - Vergrößerung der Gingiva, verstärkte Blutungsneigung
  - Neigung zur Proliferation

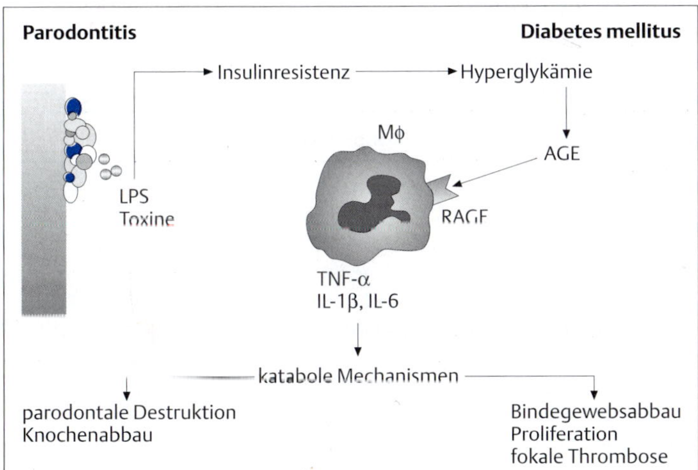

Abb. 8.**2** Mögliche Wechselwirkung zwischen marginaler Parodontitis und Diabetes mellitus. Die chronische Infektion mit gramnegativen Bakterien der dentalen Plaque hat bei bestehendem Diabetes mellitus eine Zunahme der Insulinresistenz der Gewebe und zunehmende Hyperglykämie zur Folge. Daher Anhäufung von irreversibel veränderten Proteinen (AGE, advanced glycated endproducts), die an spezielle Makrophagenrezeptoren (RAGE) binden und eine überschießende Reaktion dieser Zellen mit Freisetzung großer Mengen proinflammatorischer Zytokine und letztlich katabole Reaktionslage bewirken (nach Grossi & Genco 1998).

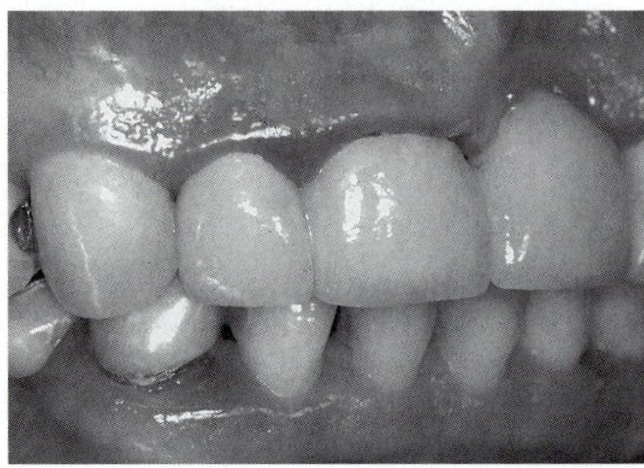

Abb. 8.**3** Klinisches Bild einer parodontal erkrankten Patientin mit Typ-II-Diabetes. Hämorrhagische, verdickte und proliferative Gingiva mit Neigung zur Abszessbildung.

   - Neigung zu Parodontalabszessen
   - beschleunige Progredienz der parodontalen Destruktion.
  - Diabetiker haben ein etwa 3-mal höheres Risiko für Parodontitis als Nichtdiabetiker.
  - Schlecht eingestellte Diabetiker haben ein stark erhöhtes Risiko für progressive Parodontitis: relatives Risiko > 10.
  - Wechselseitige Beziehung:
    - Chronische Infektionen beeinträchtigen die metabolische Kontrolle: zunehmende Insulinresistenz der Gewebe.
    - Parodontale Sanierung hat günstige Effekte auf die metabolische Kontrolle. Ggf. Unterstützung durch systemisch verordnetes Doxycyclin: wird nicht in der Niere metabolisiert (Möglichkeit der Nephropathie), hemmt Gewebskollagenase.

➤ Bei bestehendem Verdacht auf Diabetes mellitus sollte eine gezielte Untersuchung veranlasst werden (Tab. 8.**3**). Glucometer eignen sich zur raschen und kostengünstigen Schnelldiagnostik in der zahnärztlichen Praxis, um:

Tabelle 8.3 Diabetesdiagnostik

Nicht diagnostizierter Patient (bei Verdacht)	Bereits diagnostizierter Diabetiker
• Symptome von Diabetes mellitus: Polyurie, Polydipsie, Polyphagie, unklarer Gewichtsverlust und • Plasmaglucose ≥ 200 mg/dl (nicht nüchtern) • Nüchternblutzucker – Diabetiker: ≥ 126 mg/dl – normal: 70 – 110 mg/dl – erhöht: 110 – 126 mg/dl • Glucoseintoleranz: Plasmaglucose 2 h nach Aufnahme eines Äquivalents von 75 g wasserfreier Glucose in Wasser – Diabetiker: ≥ 200 mg/dl – normale Glucosetoleranz: < 140 mg/dl – eingeschränkte Toleranz: 140 – 200 mg/dl **Merke**: Grundsätzlich Bestätigung an einem anderen Tag mit einer der 3 Methoden	Glykiertes Hämoglobin: reflektiert den mittleren Blutzuckerspiegel der letzten 4 – 6 Wochen • normal: HbA1: 5,5 – 8,4 % HbA1c: 4,4 – 6,7 % • HbA1c < 8 %: gut eingestellt (Ziel: < 7 %) • HbA1c 8 – 10 %: mäßig eingestellt • HbA1c > 10 %: schlecht eingestellt

- einen Anfangsverdacht zu begründen
- Blutzuckerwerte bei bereits diagnostiziertem Diabetiker zu überprüfen.

Dabei sind Qualitätskontrollen zu beachten.

Schwangerschaft

- Schwere Parodontalerkrankungen der werdenden Mutter erhöhen das Risiko für ein *zu geringes Geburtsgewicht* (unter 2500 g):
  - relatives Risiko unter Berücksichtigung anderer etablierter Risikofaktoren etwa 7
  - aufgrund fehlender Interventionsstudien ist unklar, ob das Risiko nach parodontaler Sanierung abnimmt.
- Während der Schwangerschaft können verschiedene Veränderungen am Parodont beobachtet werden, die Patientinnen häufiger in die parodontologische Fachpraxis führen:
  - ausgeprägte Schwangerschaftsgingivitis
  - Granuloma pyogenicum: Schwangerschaftstumor (Abb. 8.**4**)
  - Verschlechterung der parodontalen Situation bei vorliegender Parodontitis
  - gegen Ende der Schwangerschaft erhöhte Zahnbeweglichkeit.
- Parodontale Infektionen sollten von Beginn der Schwangerschaft an kontrolliert werden:
  - Sanierung offener kariöser Läsionen
  - Etablierung einer effektiven Mundhygiene
  - subgingivales Scaling
  - Beeinflussung des Ernährungsverhaltens
  - engmaschige Nachsorgetherapie
  - **Merke**: Gegen den unterstützenden intraoralen Einsatz von chlorhexidinhaltigen Präparaten bestehen während der Schwangerschaft keine Bedenken.
- Ziel ist die Reduktion der oralen Belastung mit Oralpathogenen (S. mutans, A. actinomycetemcomitans, P. gingivalis) bei der werdenden Mutter:
  - verringert das Risiko einer frühzeitigen Übertragung auf das Kind
  - verhindert die Entwicklung von Karies und entzündlichen Parodontalerkrankungen.

Osteopenie, Osteoporose

- Osteopenie und Osteoporose betreffen häufiger Frauen im Klimakterium:
  - hohe Estrogenlevel vor der Menopause und Estrogensubstitution danach schützen vor Osteoporose und reduzieren das Risiko für Parodontitis und Zahnverlust
  - bei Verdacht gynäkologisches Konsil, Knochendichtemessungen, Hormonsubstitution:
    - Estrogen und Progesteron bei Frauen mit Uterus

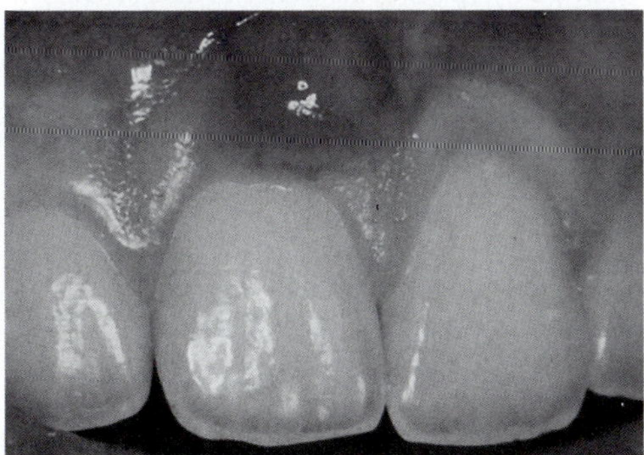

Abb. 8.**4** Während der Schwangerschaft entwickelt sich reaktiv auf lokale Reize gelegentlich ein Granuloma pyogenicum (Schwangerschaftstumor).

- Estrogen bei Frauen nach Hysterektomie
- evtl. medikamentöse Behandlung (NaF, Calcium, Vitamin D, Diphosphonat).

Tabakkonsum

➤ Tabakkonsum ist der bedeutendste unter den *vermeidbaren Risikofaktoren* für zahlreiche ernste und lebensbedrohende Erkrankungen:
  - chronisch obstruktive Lungenerkrankungen
  - Bronchial-, Mund- und Kehlkopfkrebs
  - kardiovaskuläre Erkrankungen.

➤ In Deutschland ähnlich hohe Raucherprävalenz wie im europäischen Durchschnitt:
  - etwa 37% der erwachsenen Männer und 22% der Frauen rauchen
  - höchste Rate bei den 25 – 40-Jährigen: 48% der Männer und 36% der Frauen.

➤ Von zahnärztlicher Seite sind Raucher vielfach bereits klinisch zu erkennen:
  - *Rauchermelanose* in etwa 20 – 30% der Fälle, betrifft v. a. starke Raucher (Abb. 8.**5**)
  - ausgeprägte *Zahnsteinbildung*, Raucherbeläge
  - relativ geringe Anzeichen der Entzündung der Gingiva:
    - weniger Rötung
    - geringere Blutungsneigung beim Sondieren.

➤ **Merke**: Bei Rauchern sollte immer eine detaillierte Inspektion der gesamten Mundhöhle im Sinne eines *Krebs-Screenings* erfolgen (s. Abb. 7.**2**):
  - Leukoplakien
  - Raucherleukokeratose.

➤ Pathomechanismen:
  - Tabakrauch beeinträchtigt die erste Linie der Infektabwehr:
    - verminderte Chemotaxis und Phagozytose neutrophiler Granulozyten
    - eingeschränkte Antikörperbildung.
  - Stimulierung der monozytären Freisetzung proinflammatorischer Mediatoren.
  - Zunahme obligat anaerober Parodontalpathogene wie B. forsythus und P. gingivalis.
  - Nicotin schädigt in höheren Dosen Fibroblasten der Gingiva und des Desmodonts.

➤ Epidemiologische Daten untermauern die Bedeutung des Tabakkonsums als *Hauptrisikofaktor* für die Entwicklung und Progression der *marginalen Parodontitis*:
  - Relatives Risiko von Rauchern für Parodontitis liegt etwa zwischen 2,5 und 6.
  - Insbesondere bei Kindern und Jugendlichen deutlich höheres relatives Risiko (> 10).
  - Mehr als 50% der Parodontitis in den Altersklassen bis etwa 45 Jahren gehen auf das Konto von Zigarettenrauchen.

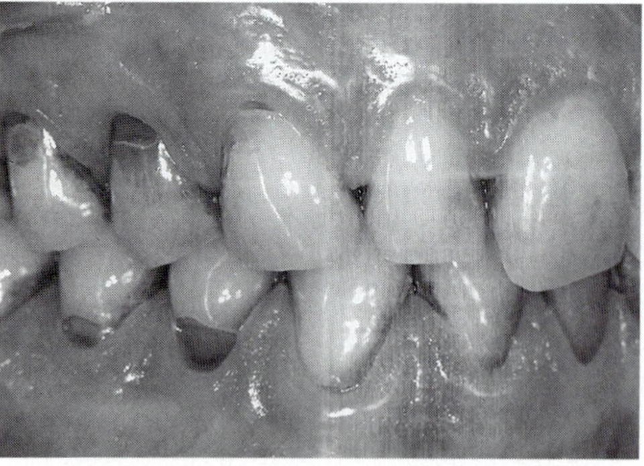

Abb. 8.**5** Typisches klinisches Bild des Gebisses eines Kettenrauchers. Beachte die Rauchermelanose der Gingiva v. a. im Unterkiefer, Rezessionen und starke Raucherbeläge. Die Kardinalsymptome der Entzündung sind nur schwach ausgeprägt.

  - Bei vollständiger Raucherentwöhnung könnte man die Parodontitisprävalenz um 30–60% reduzieren.
- Therapieergebnisse:
  - Parodontalbehandlung führt auch bei Rauchern zur Reduktion der Taschentiefe.
  - Allerdings: Attachmentgewinne liegen 25–60% unter denen, die bei Nichtrauchern erzielt werden. Dies gilt für alle Therapieverfahren:
    - nichtchirurgische Therapie
    - Lappenoperationen
    - regenerative Verfahren
    - plastisch- und parodontalchirurgische Verfahren
    - lokale Antibiotikatherapie.
  - Insbesondere bei regenerativen Verfahren besteht bei starken Rauchern eine geringe Vorhersagbarkeit des postoperativen Heilungsverlaufs.
- Positive Effekte nach endgültigem Stopp des Zigarettenkonsums treten sehr schnell auf:
  - Abnahme der Progressionsrate der Parodontitis
  - verbesserte Wundheilung nach parodontalchirurgischen Eingriffen.
- Eine moderne präventionsorientierte Zahnheilkunde muss eine konsequente Raucherentwöhnung beinhalten:
  - regelmäßige Abschätzung des Raucherstatus, Raucherfragebogen ausfüllen (Tab. 8.**4**)
  - ärztliche Raucherberatung

Tabelle 8.4 Raucherfragebogen

Rauchen Sie zurzeit oder haben Sie jemals geraucht?	**Ja** **Nein**	☐ ☐
In welchem Alter haben Sie angefangen, regelmäßig zu rauchen?	Mit	Jahren
Seit wie vielen Jahren rauchen Sie regelmäßig?	Seit	Jahren
Rauchen Sie zurzeit mindestens einmal pro Tag?	Ja Nein	☐ ☐
Wie viele Zigaretten rauchen Sie im Durchschnitt pro Tag?		Zigaretten pro Tag
Wie viele Zigarren rauchen Sie im Durchschnitt pro Tag		Zigarren pro Tag
Wie viele Portionen Tabak (Pfeifen, Portionen Kautabak, Schnupftabak) konsumieren Sie durchschnittlich pro Woche?		Portionen pro Woche
Haben Sie in den letzten 12 Monaten einmal ernsthaft versucht, mit dem Rauchen aufzuhören?	Ja Nein	☐ ☐
Hat Ihnen in den letzten 12 Monaten ein Arzt oder eine Schwester geraten, mit dem Rauchen aufzuhören?	Ja Nein	☐ ☐
Glauben Sie, dass Rauchen Ihrer Gesundheit schadet?	Ja Nein Weiß nicht	☐ ☐ ☐
Möchten Sie mit dem Rauchen aufhören?	Ja Nein Nicht erforderlich	☐ ☐ ☐

- konsequente Nicotinsubstitution: Nicotinpflaster, Nicotinkaugummi:
  - weniger als 7% der Menschen, die mit dem Rauchen aufhören, sind nach 1 Jahr noch abstinent, aber
  - 25% der Raucher, die mithilfe von Nicotinersatz nach 1 Woche abstinent sind, sind dies auch nach 1 Jahr
- Zusammenarbeit mit Allgemeinmedizinern, Psychologen etc.; evtl. medikamentöse Unterstützung (Antisympathotonika, Antidepressiva, Anxiolytika)
- Etappenziel ist, zumindest während und in den Wochen nach parodontalchirurgischen Eingriffen auf Tabakkonsum zu verzichten.

➤ Ggf. frühzeitige Extraktion zweifelhafter Zähne bei Rauchern, die nicht willens oder in der Lage sind, mit ihrer Angewohnheit aufzuhören.
- Aufklärung über geringe Erfolgswahrscheinlichkeit bei regenerativen Maßnahmen und Implantatversorgungen.
- In jedem Fall konsequente Kontrolle der parodontalen Infektion.

Verletzungen

- Verletzungen treten meist nach unsachgemäßer Anwendung von Mundhygienehilfsmitteln (Bürsttrauma, Abb. 9.**1**; Spalten nach Verletzungen durch Zahnseide), thermischen (z. B. heißer Käse auf Pizza) oder chemischen Insulten auf.
- Differenzialdiagnosen:
  - nekrotisierende ulzerative Gingivitis/Parodontitis
  - Herpesvirusinfektionen.
- Therapeutisches Vorgehen:
  - Aussetzen mechanischer Plaquekontrolle
  - evtl. Verletzung mit Zahnfleischverband (CoePak) abdecken
  - Mundspülungen mit 0,1 – 0,2 %iger Lösung von Chlorhexidin-(CHX)digluconat
  - Kontrolle nach 1 Woche.

Nekrotisierende ulzerative Parodontalerkrankungen

- Je nach Ausmaß der Erkrankung und Topographie der Läsionen werden unterschiedliche Formen unterschieden:
  - nekrotisierende ulzerative Gingivitis
  - nekrotisierende ulzerative Parodontitis (Abb. 9.**2**)
  - nekrotisierende Stomatitis.
- Differenzialdiagnosen:
  - Herpesvirusinfektion, insbesondere Gingivostomatitis herpetica
  - Verletzungen.
- Diagnostisches und therapeutisches Vorgehen:
  - Differenzialblutbild und HIV-Test veranlassen zum Ausschluss von:
    - hämatologischen Erkrankungen, insbesondere Agranulozytose und Leukämie
    - HIV-Infektion.
  - Lokaltherapie:
    - vorsichtiges Debridement
    - Abwischen der Beläge auf den Nekrosen mit 3 %igem H_2O_2
    - CHX-Präparate: 0,1 – 0,2 %ige Mundspüllösung, 1 %iges Gel.
  - Tägliche Kontrollen bis zum Abklingen der Beschwerden.
  - Bei Persistenz der Beschwerden nach Ausschluss evtl. Kontraindikationen systemisch Metronidazol (3×250 mg/d für die Dauer von 7 Tagen) verordnen.
- **Merke**: hohes Regenerationspotenzial verloren gegangener Interdentalpapillen v. a. bei jungen Menschen und guter Plaquekontrolle:

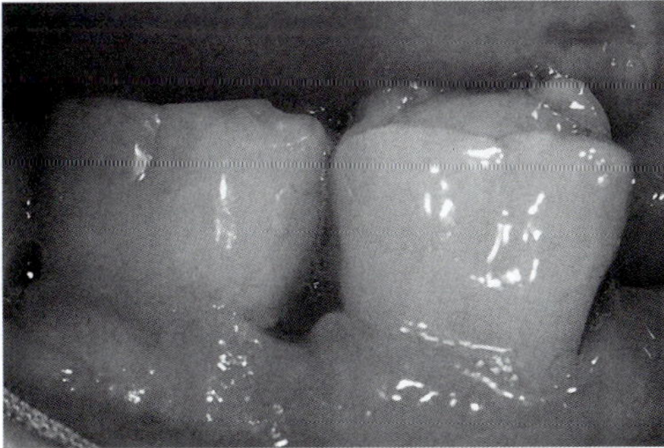

Abb. 9.**1** Verlust der Interdentalpapille nach unsachgemäßer Anwendung von Interdentalbürstchen.

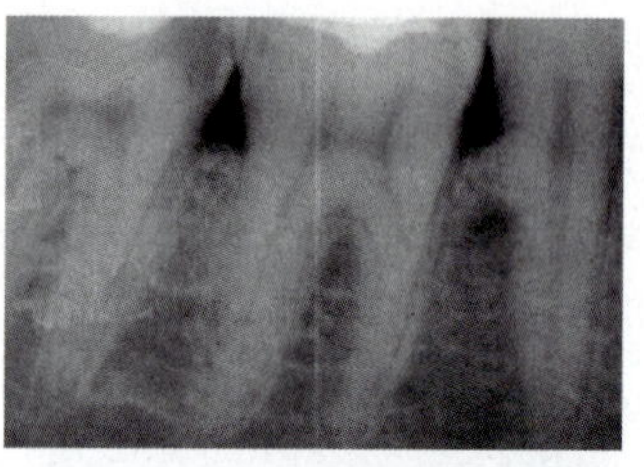
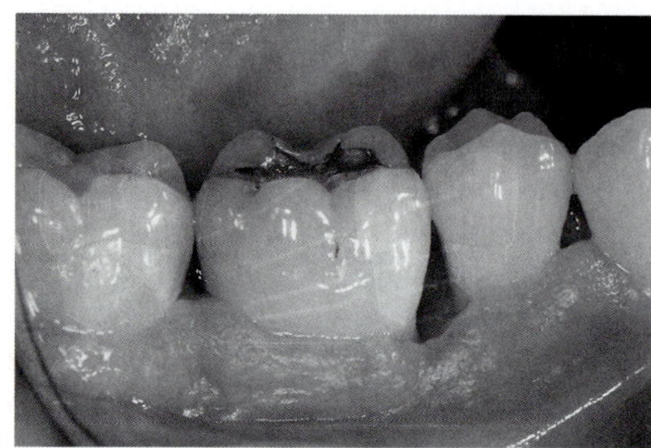
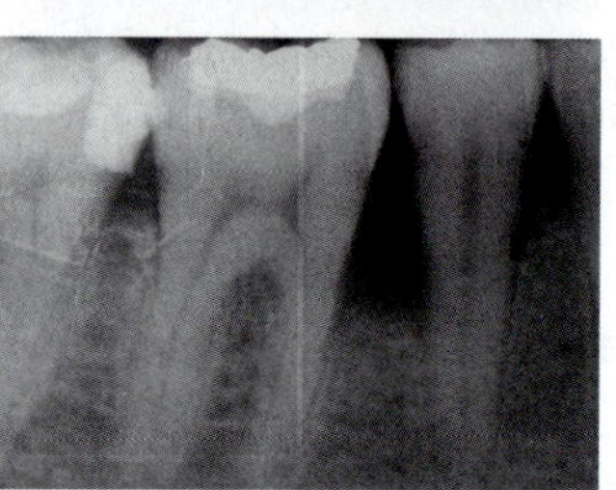

Abb. 9.**2** Nekrotisierende Parodontalerkrankung.
a Verlust der interdentalen Papillen bei nekrotisierender ulzerativer Parodontitis bei HIV-seronegativem 28-jährigem Mann.
b Sequesterbildung zwischen den Zähnen 46 und 45, 45 und 44.
c Zustand 3 Monate nach Beginn der Erkrankung. Erheblicher Verlust des Alveolarknochens. Beachte den Erhalt der parodontalen Knochenlamelle mesial an Zahn 46.

- Zahnseide zur Interdentalraumhygiene verwenden, keine Interdentalraumbürsten
- nur bei Persistenz interdentaler Krater evtl. gingivoplastische Korrekturen.

Gingivostomatitis herpetica, rezidivierender oraler Herpes

➤ Gingivostomatitis herpetica ist die Erstinfektion mit dem Herpes-simplex-Virus (HSV-1):
  - Erkrankungsmaximum zwischen 2 und 4 Jahren („Mundfäule")
  - Auftreten auch bei jüngeren Erwachsenen: Zusammenhang mit HIV-Infektion?

➤ Differenzialdiagnosen:
  - nekrotisierende ulzerative Gingivitis
  - Erythema exsudativum multiforme.

➤ Therapeutisches Vorgehen:
  - Vermeidung einer Superinfektion mit pathogenen Bakterien, lokales Debridement
  - CHX-Präparate
  - evtl. Verordnung eines Virustatikums (Aciclovir)
  - je nach Ausprägung des Krankheitsbilds Überweisung zu Internist bzw. Kinderarzt
  - ggf. HIV-Test veranlassen.

➤ Rezidivierende Läsionen (Herpes simplex, Abb. 9.**3**) erfordern meist keine besondere Therapie.

Parodontalabszess

➤ Differenzialdiagnosen:
  - akute apikale Parodontitis
  - dentoalveolärer Abszess
  - Langerhans-Zell-Histiozytose.

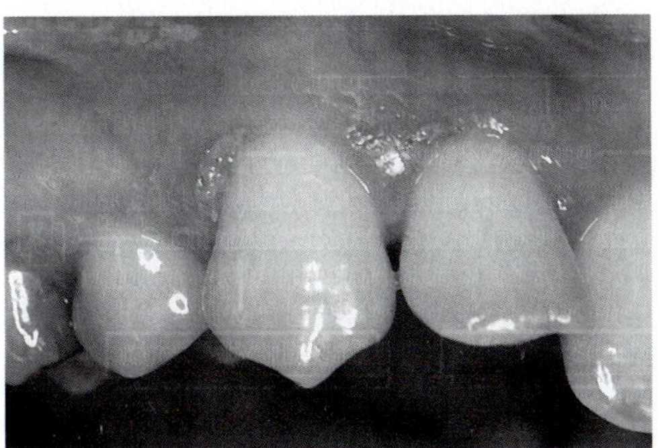

Abb. 9.**3** HSV-1-Infektion an der Gingiva. Nach kurzem Bläschenstadium kam es zum Aufplatzen der Bläschen und schmerzhaften Ulzera. Bei der Patientin bestand gleichzeitig eine typische Läsion an der Oberlippe.

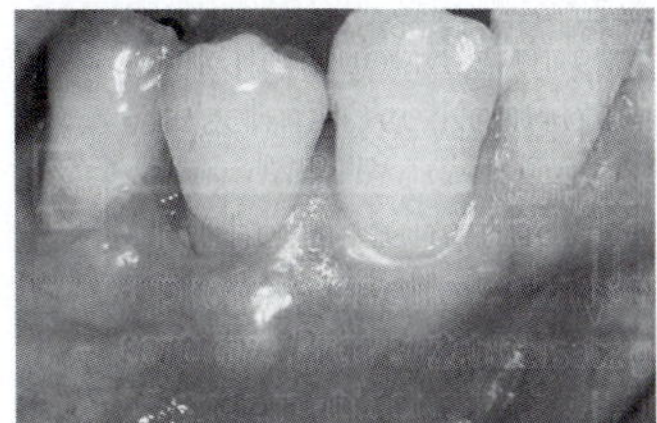

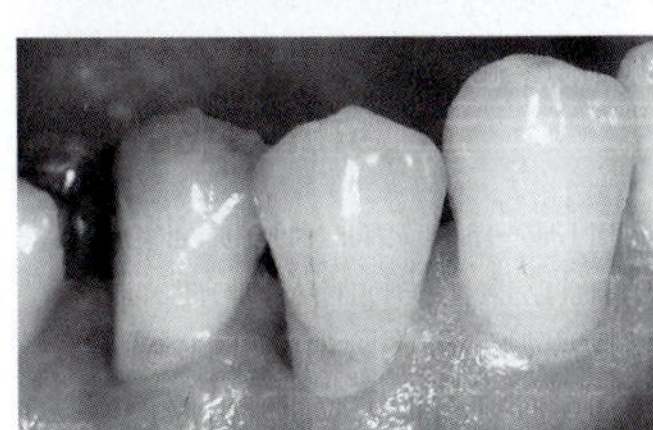

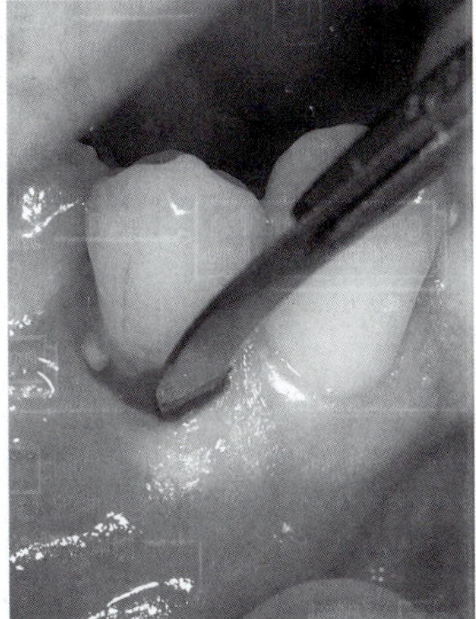

Abb. 9.**4** Parodontalabszess.
a Abszess bei Zahn 44, Zahn ist vital.
b Inzision von marginal, Pus entleert sich.
c Zustand nach 1 Woche. Systematische Parodontalbehandlung ist einzuleiten.

- Diagnostisches und therapeutisches Vorgehen:
  - Vitalitätstest, Zahnfilm
  - Lokalanästhesie
  - Drainage, wenn möglich Inzision von marginal (Abb. 9.**4**)
  - vorsichtiges lokales Debridement, 1%iges Chlorhexidingel instillieren
  - ggf. Antibiotikatherapie: Azithromycin oder Amoxicillin/Clavulansäure
  - bei Auftreten von multiplen Parodontalabszessen in Zusammenhang mit der Verordnung eines nicht betalactamasefesten Antibiotikums:
    - Antibiotikum absetzen
    - mikrobiologische Diagnostik (Kultur, ggf. Antibiogramm)
    - tägliche Kontrollen bis zum Abklingen der Beschwerden
  - Beginn der systematischen Parodontalbehandlung.

Parodontal-endodontale Läsionen

- **Differenzialdiagnose und Therapie**:
  - *Endodontische Ursache:*
    - Ausbreitung einer periapikalen Infektion über den Desmodontalraum
    - Zahn reagiert nicht auf Sensibilitätstest (ist vermutlich avital)
    - Wurzelkanalbehandlung; bei zunächst fraglicher Prognose ordnungsgemäße Aufbereitung und medikamentöse Einlage
    - zunächst keine instrumentelle Bearbeitung der Wurzeloberfläche
    - Röntgenkontrolle nach 3 und 6 Monaten.
  - *Parodontale Ursache:*
    - retrograde Pulpitis, Sensibilitätstest positiv
    - Entscheidung über Erhaltungsfähigkeit.
      Merke: bei Knochenabbau bis zum Apex in aller Regel hoffnungsloser Fall
    - ggf. Wurzelkanalbehandlung; bei zunächst fraglicher Prognose ordnungsgemäße Aufbereitung und medikamentöse Einlage
    - gründliche instrumentelle Bearbeitung der Wurzeloberfläche
    - Röntgenkontrolle nach 3 und 6 Monaten.
  - Häufig *unklarer Ursprung* der parodontal-endodontalen Läsion:
    - konsequente Behandlung beider Infektionsquellen: Wurzelkanalbehandlung, Parodontalbehandlung
    - im Allgemeinen fraglicher Erhaltungsversuch.

Allgemeines

- Ziel der *kausalen Therapie* ist die Reduktion von Oralpathogenen. Im Vordergrund steht die Änderung der ökologischen Verhältnisse innerhalb der Mundhöhle:
  - Extraktion der nicht erhaltungsfähigen Zähne, ggf. Inkorporation von Interimszahnersatz, evtl. funktionelle Therapie.
  - Versorgung der offenen kariösen Läsionen und Korrektur defekter Restaurationen (Randspalten, überstehende Füllungs- und Kronenränder).
  - Ggf. endodontische Versorgungen.
  - Erst nachdem die Hygienefähigkeit wiederhergestellt wurde, erfolgt eine eingehende Motivation und Instruktion zu effektiver Mundhygiene und ein
  - definitiv angelegtes supra- und subgingivales Scaling.
- Eine effektive Mundhygiene ist bei parodontal erkrankten Patienten kompliziert, was eine Revision der Zeitvorstellungen des Patienten erforderlich macht:
  - offene Interdentalräume
  - große freiliegende Wurzeloberflächen.
- Die Grundreinigung der Zähne sollte einmal am Tag erfolgen (z. B. vor dem Zubettgehen):
  - systematisches Zähnebürsten
  - systematische Interdentalraumhygiene
  - ggf. Kontrolle mit Plaquerevelator und Nachreinigung
  - nach den Mahlzeiten dann einfaches Zähnebürsten und Ausspülen.
- Verbesserungen der Mundhygiene und Abnahme der Blutungsneigung beim Sondieren sollten in entsprechenden Formblättern schriftlich dokumentiert werden (s. Abb. 7.**11**).

Zahnbürsttechniken

- Dentale Plaque ist Ursache von Karies und entzündlichen Veränderungen am Parodont:
  - Die Verbesserung der Mundhygiene steht daher stets am Anfang jeder Therapie.
  - Plaque ist ein Biofilm, wie er sich auf allen Oberflächen in stehenden und fließenden Gewässern und Wasser führenden Leitungssystemen bildet.
  - Biofilme lassen sich in aller Regel nur mechanisch beseitigen.
- Wesentlicher Aspekt der Kommunikation zwischen Arzt und Patient im Hinblick auf eine Änderung des Verhaltens ist die angemessene Erläuterung des Problems – *Motivation:*
  - Plaque sollte mit einem geeigneten Revelator sichtbar gemacht werden:
    - grundsätzlich Färbelösungen verwenden, z. B. 3%ige Erythrosinlösung
    - Mund vorher ausspülen lassen, um zähen Speichel von den Zähnen zu entfernen.
  - Gemeinsames Aufsuchen der Problemzonen (Patient hält einen Handspiegel): Molaren, Interdentalräume, zervikale Bereiche.
    Herstellen einer Beziehung zu blutenden Gingivaeinheiten und parodontalen Taschen.
- Zahlreiche *Zahnbürsttechniken* wurden für unterschiedliche Situationen entwickelt:
  - Meist wird von den Patienten eine *Schrubbtechnik* (horizontales Bürsten) bevorzugt:
    - **Merke**: effektive Plaqueentfernung ist nicht gewährleistet
    - Verletzungsgefahr.
  - *Modifizierte Bass-Technik:*
    - trockene Multibüschelbürste (Kurzkopf)
    - erbsengroße Menge Zahnpasta
    - Ansatz im Winkel von 45° zur Zahnachse in Richtung Gingiva (Abb. 10.**1 a**)
    - kleine Vibrationen der Bürste lockern Plaque im Sulkusbereich auf
    - anschließend Auswischen der Plaque nach koronal.

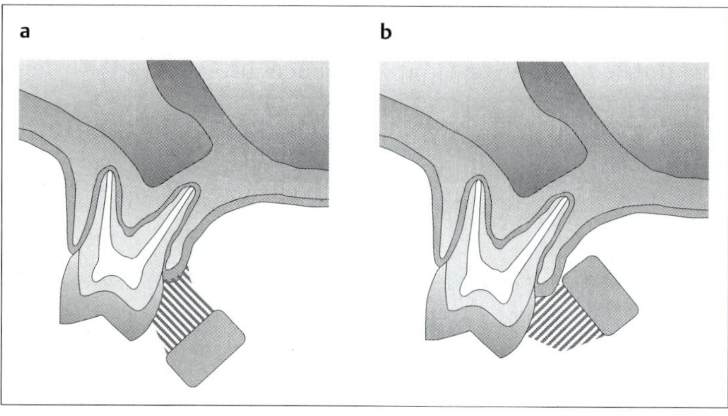

Abb. 10.**1** Zahnbürsttechniken.
a Ansetzen der Multibüschelbürste bei der Bass-Technik zur Entfernung sulkulärer Plaque.
b Charters-Technik zur ansatzweisen Reinigung offener Interdentalräume.

- *Charters-Technik:*
  - Bürste im Winkel von 45° nach koronal ansetzen (umgekehrt wie bei der Bass-Technik)
  - Technik eignet sich v. a. bei freiliegenden Interdentalräumen (Abb. 10.**1 b**).
- *Modifizierte Stillman-Technik:*
  - Bürste wird im Winkel von 45° zur Zahnachse Richtung Gingivarand aufgesetzt und nach koronal abgerollt („Rolltechnik")
  - besonders geeignet bei Rezessionen
  - geringe Verletzungsgefahr.

➤ Statt die Betonung auf das Erlernen einer neuen und ungewohnten Zahnbürstmethode zu legen, sollte zunächst ein *systematisches Vorgehen* erläutert werden:
- Man beginnt bei den schwer erreichbaren, habituell unsauberen Zonen.
- Zahngruppe für Zahngruppe wird gereinigt, z. B.:
  - lingual im Unterkiefer links beginnend: Weisheitszahn, Molaren, Prämolaren, Eckzahn, Schneidezähne, Eckzahn, Prämolaren, Molaren, Weisheitszahn
  - palatinale Flächen im Oberkiefer: rechts beginnend, bis auf die linke Seite
  - Wechsel zu den bukkalen Flächen im Oberkiefer: links beginnend bis auf die rechte Seite
  - bukkale Flächen im Unterkiefer: rechts beginnend bis auf die linke Seite
  - okklusale Flächen.
- Innovative Bürsten mit schrägen, längeren Borsten sollen eine deutlich bessere interdentale Reinigung ermöglichen.

➤ *Elektrische Zahnbürsten* erleichtern die Mundhygiene in den meisten Fällen. Besonders bewährt haben sich innovative Konzepte wie:
- oszillierende und rotierende Bürstenköpfe
- Nutzung von Schallenergie:
  - Auflockerung des Biofilms
  - möglicherweise Zerstörung empfindlicher Parodontalpathogene (?).

➤ Mit *Mundduschen* wird die strukturierte Plaque nicht von den Zähnen entfernt. Mundduschen sollten, wenn überhaupt, nur mit antimikrobiellen Zusätzen betrieben werden.

Interdentalraumhygiene

- **Merke**: Interdentale Bereiche werden mit normalen oder elektrischen Zahnbürsten nur unzureichend erfasst:
  - Zurzeit sind daher stets weitere *spezielle Hilfsmittel* zur Interdentalraumhygiene erforderlich:
    - Zahnseide
    - Interdentalraumbürsten
    - medizinische Zahnhölzer.
  - **Merke**: Interdentalraumhygiene kann nur bei freien Interdentalräumen durchgeführt werden (kein Zahnstein, imperfekte Restaurationsränder).
- *Zahnseiden* (Abb. 10.**2**):
  - Ungewachst oder gewachst; haben die breitesten Anwendungsmöglichkeiten:
    - etwa 40 cm der Zahnseide werden um die Mittelfinger beider Hände gewickelt
    - Seide mit Daumen und Zeigefingern vorsichtig über den Kontaktpunkt führen
    - Auf- und Abbewegung der Seide in Kontakt zur approximalen Zahnoberfläche
    - **Merke**: Nach 5–6 Bewegungszyklen knirscht die Seide – akustisches Signal, die Fläche ist jetzt sauber (fehlt bei gewachsten Zahnseiden und Seiden aus Teflon).
  - Für Brückenzwischenglieder und verblockte Kronen: dreiteilige Superfloss:
    - steifes Ende zum Einfädeln
    - „Schwamm"-Teil zur flächigen Reinigung der Unterseite des Zwischenglieds
    - normaler Zahnseideteil.
  - Nachteile aller Zahnseiden: technisch anspruchsvoll, Verletzungsgefahr.
  - Elektrisch betriebene „Zahnseiden" haben sich nicht bewährt.
- *Interdentalraumbürsten* (Abb. 10.**3**):
  - Bei weit offenen Interdentalräumen und konkaven Wurzelbereichen:
    - Unterschiedlich große Interdentalräume machen unterschiedliche Interdentalbürsten erforderlich.
    - Gezielte Empfehlung nach genauer Analyse der vorliegenden Verhältnisse (Durchgängigkeit, Friktion).
      Merke: Nie mehr als maximal 2 Zwischenraumbürsten empfehlen. Zu viele Hilfsmittel sind immer kontraproduktiv.
    - Bei sehr großen Zwischenräumen können Bürsten ohne Halter empfohlen werden.
  - Spezielle Befundbögen, die der Patient mit nach Hause nehmen kann, haben sich in einigen Fällen bewährt.

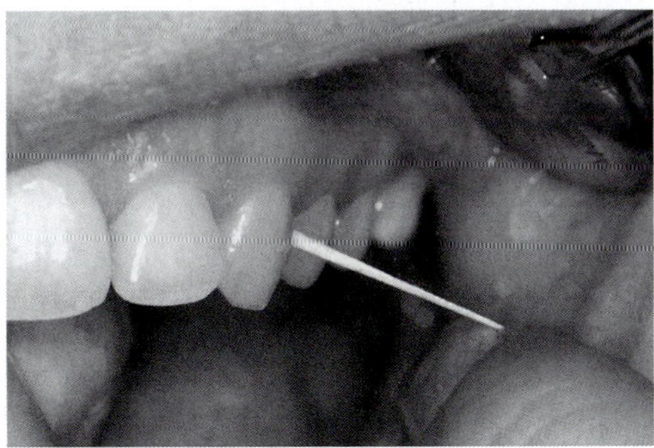

Abb. 10.**2** Zahnseidetechnik – Zahnseide wird um Mittelfinger gewickelt und mit Daumen und Zeigefinger vorsichtig sägend über den Kontaktpunkt geführt. Die Fläche wird durch Auf- und Abbewegen der Zahnseide gereinigt.

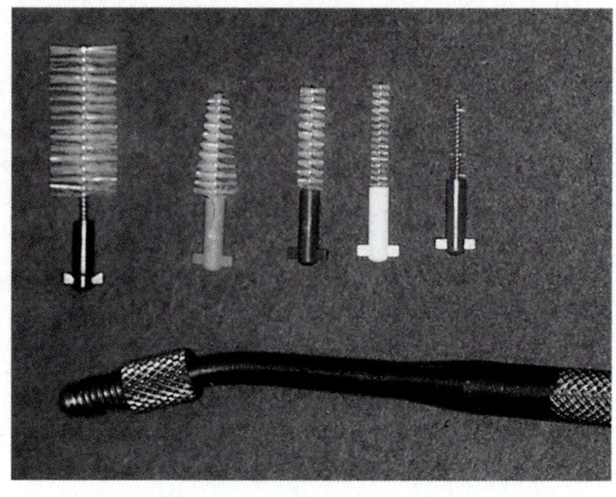

Abb. 10.**3** Interdentalbürsten werden in allen erforderlichen Größen angeboten. Problematisch ist der Gebrauch v. a. bei Vorliegen von unterschiedlich großen Interdentalräumen. Mehr als 2 verschiedene Bürsten werden kaum akzeptiert: Verletzungsgefahr nimmt zu.

Allgemeines

- Antibakterielle Zusätze zur Unterstützung der mechanischen Plaquekontrolle in:
  - Zahnpasten bzw. -gelen
  - Mundspüllösungen.
- Am besten eignen sich Zahnpasten:
  - Die meisten Menschen putzen sich mindestens einmal am Tag die Zähne.
  - Die Bedeutung von Fluoriden als aktiver Bestandteil von Zahnpasten zur Kariesprophylaxe ist z. B. seit Jahrzehnten bekannt.
  - **Merke**: Die weite Verbreitung fluoridhaltiger Zahnpasten ist ein wesentlicher Faktor für den beobachteten Kariesrückgang in den westlichen Industrienationen.
- Komplizierte **Zusammensetzung der Zahnpasten** kann mit antibakteriellen Zusätzen interferieren. Im Allgemeinen besteht eine Zahnpasta aus folgenden Bestandteilen:
  - *Schleifmittel* (Abrasivstoffe): Calciumcarbonat, -phosphat, Metaphosphate, kleinstkörnige Kieselsäure, Aluminiumoxid, Silicate
  - *Suspensionsmittel*: Wasser, Glycerin, Propylenglykol, Sorbitsirup
  - *Verdickungs-, Stabilisierungs-, Bindemittel*: Gele, Stärke, Alginate, ölige Substanzen
  - *Detergenzien* (oberflächenaktive Stoffe) wie Natriumlaurylphosphat
  - *aromatische Stoffe:* etherische Öle (als Geschmackskorrigenzien, vielfach leicht antibakterielle Wirkung) wie Menthol, Pfefferminzöl
  - *medikamentöse und chemische Zusätze* wie:
    - Fluoride
    - antimikrobiell wirkende Substanzen: z. B. Metallionen, Triclosan
    - Enzyme: z. B. Amyloglucosidase, Glucoseoxidase
    - antiinflammatorische Substanzen
    - zahnsteininhibierende Substanzen: Diphosphonate, Pyrophosphat, Triclosan, desensibilisierende Substanzen (Kalium- und Strontiumsalze, Hydroxylapatit)
    - Vitamin A.
  - *Farbstoffe*.
- Die Möglichkeiten rein mechanischer Plaquekontrolle sind meist begrenzt. Durchbrüche in der persönlichen Mundhygiene sind durch Formen der chemischen Plaquekontrolle zu erwarten: *Soft-Chemoprävention* (Tab. 10.**1**).
- Folgende Aspekte sind zu beachten:
  - *Substantivität*: Die betreffende Substanz sollte möglichst an den Oberflächen der Mundhöhle haften mit der Folge einer *verzögerten Abgabe* in Konzentrationen, die mit der Plaqueneubildung interferiert.
  - *Keine Wechselwirkung* mit den Bestandteilen von Zahnpasten. Trotz Retention und langsamer Freisetzung wird die plaqueinhibierende Wirkung des kationischen Chlorhexidins in üblichen Zahnpastaformeln durch anionische Tenside und Calciumionen aufgehoben.

Chlorhexidin

- 1,1′-Hexamethylenbis[5-(4-chlorphenyl)-biguanid]. Als Digluconat, Acetat oder wenig wasserlösliches Hydrochlorid; ist das am besten wirkende orale Antiseptikum:
  - CHX ist seit Jahrzehnten in der Zahnheilkunde fest etabliert.
  - Ist in klinischen Studien zur Entwicklung von Mundspüllösungen positive Kontrolle.
  - Antimikrobiell gegen breites Spektrum unterschiedlicher Mikroorganismen wirksam:
    - grampositive und gramnegative Bakterien
    - Pilze und Hefen, einschließlich Candida spp.
    - einige Viren (Hepatitis-B-Virus, HIV).

Tabelle 10.1 Einige antimikrobielle Verbindungen und entsprechende Produkte zur Reduzierung von Plaque und Gingivitis

	Beispiele	Wirkungsmechanismus	Produkte
Bisbiguanide	Chlorhexidin	antimikrobiell	Zahnpasten, Gele, Mundspüllösungen, Rachenspray, Kaugummi, Lacke
Quartäre Ammoniumverbindungen	• Cetylpyridiniumchlorid • Benzalkoniumchlorid	antimikrobiell	Mundspüllösungen
Phenole und etherische Öle	• Thymol, Menthol, Eukalyptusöl • Triclosan	• antimikrobiell • antimikrobiell, entzündungshemmend	Mundspüllösungen, Zahnpasten
Metallionen	• Zinn, Zink • Strontium, Kalium	• antimikrobiell • desensitivierend	Mundspüllösungen, Zahnpasten
Fluoride	• Natriumfluorid, Natriummonofluorphosphat • Zinnfluorid • Aminfluorid	karieshemmend (antimikrobiell), desensitivierend	Zahnpasten, Gele, Mundspüllösungen, Lacke
Aminoalkohole	Delmopinol	stört Bildung des Biofilms	kein Produkt erhältlich
Sauerstoffabspaltende Verbindungen	• Wasserstoffperoxid • Natriumperborat • Natriumpercarbonat	antimikrobiell	Mundspüllösungen
Pflanzliche Produkte	• Sanguinarin	antimikrobiell	Mundspüllösung, Zahnpasten
Enzyme	• Glucose-Oxidase • Amyloglucosidase	antimikrobiell	Zahnpasta

- Mundspüllösungen mit 0,1 – 0,2%igem CHX-Digluconat. Zahnputzgel mit 1% CHX (enthalten weder Abrasivstoffe noch Detergenzien). Rachenspray mit 0,1% CHX zur Desinfektion der Tonsillenbereiche.
- Häufige Indikationen z. B.:
  - schmerzhafte Entzündungen innerhalb der Mundhöhle, bei denen eine effektive mechanische Mundhygiene nicht möglich ist
  - postoperative Infektionsprophylaxe nach parodontal- oder oralchirurgischen Eingriffen
  - Patienten mit mentaler und/oder physischer Behinderung; hospitalisierte Patienten.
- Anwendungsbeschränkung auf wenige Wochen, da regelmäßig vergleichsweise milde Nebenwirkungen auftreten:
  - Zahnverfärbungen
  - schwarze Haarzunge
  - Geschmacksbeeinträchtigungen
  - gelegentlich Epitheldesquamation
  - selten Parotisschwellung.

Triclosan

➤ 5-Chlor-2-(2,4-dichlorphenoxy)-phenol. Nichtionische, lipidlösliche, antimikrobielle Substanz mit breitem Wirkungsspektrum. Interferiert nicht mit Detergenzien und anderen Komponenten in Zahnpasten. In Kosmetika und Seifen als Konservierungsmittel:
- Geringe Substantivität, daher:
  - Inkorporation des lipidlöslichen Triclosans in Copolymer aus Polyvinylmethylether und Maleinsäure (PVM/MA, Gantrez), das erhebliche Retention auf Oberflächen der Mundhöhle aufweist
  - Lösen in Polydimethylsiloxan (Siliconöl)
  - Kombination von Triclosan und Zinkcitrat (additiver plaqueinhibierender Effekt).
- Entzündungshemmende Wirkung unabhängig von antimikrobieller Wirkung:
  - Triclosan interferiert mit dem Arachidonsäuremetabolismus
  - nach topischer Anwendung reduzierte Produktion der proinflammatorischen Mediatoren PGE_2 und Leukotrien B_4.
- Möglicherweise sogar Beeinflussung der Zusammensetzung der subgingivalen Plaque.

Metallionen

➤ Zinnfluorid, Zinkcitrat und andere Metallsalze sind wenig toxisch, aber haben plaquehemmende Effekte; Bestandteil von Zahnpasten und Mundspüllösungen:
- Metallionen interferieren mit dem Bakterienmetabolismus; SnF_2 inhibiert die bakterielle Glykolyse
- Zink-, Zinn- und Kupferionen eliminieren flüchtige Schwefelverbindungen gramnegativer Bakterien (H_2S, CH_3SH), die für Mundgeruch verantwortlich sind.

Andere Zusätze

➤ Etherische Öle, Phenole, pflanzliche Zusatzstoffe:
- Einige *etherische Öle* haben in vitro einen gewissen antimikrobiellen Effekt. Zum Teil widersprüchliche Ergebnisse bezüglich der Hemmung der Plaquebildung.
- *Sanguinarin* (Alkaloid der Kanadischen Blutwurz) wurde in verschiedene Zahnpasten und Mundspülungen inkorporiert. Eher geringe Plaqueinhibition.

➤ Zusätze zur Beeinflussung der *Zahnsteinbildung:*
- Pyrophosphat
- Triclosan in Kombination mit Gantrez oder Zinkcitrat
- Diphosphonat.

➤ Zusätze zur Behandlung der *Dentinhypersensibilität:*
- Hypothesen über den Wirkungsmechanismus desensitivierender Ingredienzien:
  - Okklusion der Dentintubuli
  - Koagulation oder Präzipitation der tubulären Flüssigkeit
  - Stimulation der Sekundärdentinbildung
  - neuronale Blockierung der Reizleitung.
- **Merke**: Hohe Fluoridkonzentrationen führen zur Präzipitation von CaF mit Verschluss der Dentintubuli – sicherste Maßnahme zur Behandlung der Dentinhypersensibilität.
- Inkorporation von Metallsalzen (Strontiumchlorid, Kaliumsalze, Natriumcitrat) oder Formaldehyd in speziellen Zahnpasten gegen hypersensible Zahnhälse. Kaliumnitrat und -citrat scheinen über die Fluoridwirkung hinausgehende Effekte zu haben.

- Weiterentwicklungen auf dem Mundhygienesektor machen regelmäßige Revisionen bestehender Konzepte notwendig:
  - Unterschiedliche Probleme erfordern individuelle Lösungsansätze.
  - Die persönliche Mundhygiene bietet vielfältige Ansätze für eine intensive Kommunikation mit dem Patienten.

Allgemeines

- Wichtigster Bestandteil der I. Phase der Behandlung ist das definitive supra- und subgingivale Scaling; letzteres ist in aller Regel nur unter lokaler Anästhesie möglich.
- Definition Lokalanästhesie:
  - örtlich begrenzte, reversible Ausschaltung der Schmerzrezeptoren bzw. der ihnen zugehörigen afferenten Nervenfasern
  - die Wirkungsweise der Lokalanästhetika beruht auf Blockierung des Natriumioneneinstroms bei der Impulsleitung afferenter Nervenzellen.
- Lokalanästhetika sind bei Aufnahme in den Gesamtorganismus relativ toxisch. Die Resorption sollte daher auf ein Minimum beschränkt bleiben:
  - Vasokonstringenzien verlängern die Resorptionszeit und verringern die Toxizität.
  - Die *lokale Ischämie* erleichtert die Durchführung des operativen Eingriffs.
- Lokalanästhetika bestehen aus einer sekundären oder tertiären Aminogruppe, einem Ester bzw. Säureamid und einem apolaren Ring. Die jeweiligen Reste der Moleküle beeinflussen die physikochemischen Eigenschaften und die Abbaufähigkeit im Gewebe:
  - Benzoesäureester: Procain und Tetracain
  - Säureamide: Lidocain, Prilocain, Butanilicain, Mepivacain, Articain und Bupivacain
  - Procain, Tetracain, teilweise auch Articain werden im Gewebe hydrolytisch gespalten: Nachinjektionen unter Überschreiten der Grenzdosis sind nach einiger Zeit möglich.
  - Alle anderen genannten Lokalanästhetika werden entweder ausgeschieden oder in der Leber abgebaut.
    Merke: Eine Überschreitung der Grenzdosis ist hier nicht statthaft.

Nebenwirkungen der Lokalanästhetika

- *Intoxikationen* äußern sich im Bereich des Zentralnervensystems sowie in Herz- und Kreislaufwirkungen:
  - initiale Exzitationsphase: Unruhe, Tremor, Beklemmungsgefühl, Nausea, Erbrechen, Sehstörungen, Tachykardien und Blutdruckanstieg
  - später: Verlust der Orientierung, tonische Krämpfe, Dyspnoe
  - unbehandelt: Depression mit Bewusstseinsverlust, Blutdruckabfall, Bradykardie, schließlich Atem- und Kreislaufstillstand
  - unter ungünstigen Umständen (hohe endogene Catecholaminausschüttung, exogene Catecholaminzufuhr, versehentliche intravasale Injektion) trotz Beachtung möglicher Kontraindikationen *Adrenalinintoxikation* möglich:
    - Blutdruckanstieg
    - Tachykardie
    - Extrasystolie bis Kammerflimmern.

Plexus- und Leitungsanästhesien

- Ausreichende Anästhesietiefe ist bei subgingivalem Scaling und v.a. bei parodontalchirurgischen Eingriffen unabdingbar:
  - unangenehmer Dentinschmerz bei mechanischer Bearbeitung der Wurzeloberfläche
  - Ischämie gewährleistet ausreichende Übersicht
  - daher verhältnismäßig hoch konzentrierte Lösungen des Lokalanästhetikums (2–4%) in kleinen Mengen unter Verwendung von Vasokonstringenzien (1 : 100.000) injizieren.
- Vorgehen:
  - Bevorzugt Karpulensysteme mit feinen (∅ 0,4 mm, Leitungsanästhesie) und sehr feinen Kanülen (∅ 0,3 mm, terminale Anästhesie) verwenden.

- Im Unterkiefer Leitungsanästhesie des N. alveolaris inferior. Zusätzlich Anästhesie des N. buccalis und des N. lingualis.
- Im Oberkiefer terminale Anästhesie des Plexus dentalis. Zusätzlich Leitungsanästhesie am Foramen palatinum majus und am Foramen incisivum.
- **Merke**: Wegen der bestehenden Gefahr einer erheblichen Traumatisierung der Gingiva bzw. des Desmodonts mit Keimverschleppung sind *grundsätzlich* zu *vermeiden*:
  - *intrapapilläre Injektionen* kleiner Mengen bis auf den Fundus der Knochentasche
  - sog. intraligamentäre Anästhesien, bei denen die Ausbreitung des Anästhetikums über den spongiösen Knochen erfolgt.

Allgemeines

- Das definitive supra- und subgingivale Scaling und die Wurzelglättung sind die entscheidenden Maßnahmen zur Beherrschung der parodontalen Infektion. Keine zeitliche Trennung zwischen supragingivalem und subgingivalem Scaling.
- Das taktile Arbeiten setzt Erfahrung bei der Beurteilung der Zahn- und insbesondere Taschenmorphologie und im Umgang mit dem geeigneten Instrumentarium voraus.

Definitionen

- **Scaling:** mechanische Entfernung von Plaque, Zahnstein und Verfärbungen von der Zahnkrone und Wurzeloberfläche.
- **Wurzelglättung:** Entfernung bakteriell oder toxisch kontaminierten Wurzelzements oder Dentins und Einebnung von Unregelmäßigkeiten der Oberfläche.
- **Kürettage:** Entfernung von Taschenepithel und Granulationsgewebe mit Küretten.

Ziele

- Maximale Keimreduktion in der Mundhöhle. Beseitigung des Tascheninfekts durch:
  - Entfernung aller bakteriellen Ablagerungen von der Wurzeloberfläche
  - Entfernung von Endotoxin und bakteriell infiltriertem Wurzelzement
  - ggf. Entfernung des pathologisch veränderten Taschenepithels.
- Optimales Heilungsergebnis nach Schaffung einer biokompatiblen Wurzeloberfläche.

Indikation

- Parodontale Taschen mit einer Tiefe von mehr als 3 mm.

Kontraindikation

- Flache Taschen mit einer Tiefe von bis zu 3 mm.

Instrumente

- Folgende Instrumente werden für die subgingivale Kürettage benötigt (Tab. 10.**2**):
  - *Scaler:*
    - H6/7: gerader, sichelförmiger Scaler für den Frontzahn- und Prämolarenbereich
    - CI2/3: abgewinkelter Scaler für den Molarenbereich
    - Taylor 2/3: graziler als CI2/3.
  - *Universalküretten* (Abb. 10.**4 a**): Schneidekante 90° zum unteren Schaft; grundsätzlich bei allen Flächen eines Zahnes einsetzbar, beidseitig scharf; z. B.:
    - Barnhart 1/2
    - Columbia 4 R/4 L
    - *Langer-Küretten*, verbinden das Schaftdesign der Gracey-Küretten mit der 90°-Schneidekante der Universalküretten (beidseitig scharf). 1/2: weniger stark abgewinkelt, Unterkiefer-Seitenzahnbereiche; 3/4: stark abgewinkelt, Oberkiefer-Seitenzahnbereiche; 5/6: gerade, Frontzahnbereiche.
  - Flächenspezifisch einzusetzende *Spezialküretten* (Abb. 10.**4 b**): Schneidekante etwa 70° zum unteren Schaft; einseitig scharf:
    - *Gracey-Küretten*: 1/2 oder 5/6 für den Frontzahnbereich; 7/8 für bukkale und linguale Flächen im Seitenzahnbereich; 11/12 (oder 15/16) für mesiale Flächen im Seitenzahnbereich; 13/14 (oder 17/18) für distale Flächen im Seitenzahnbereich.

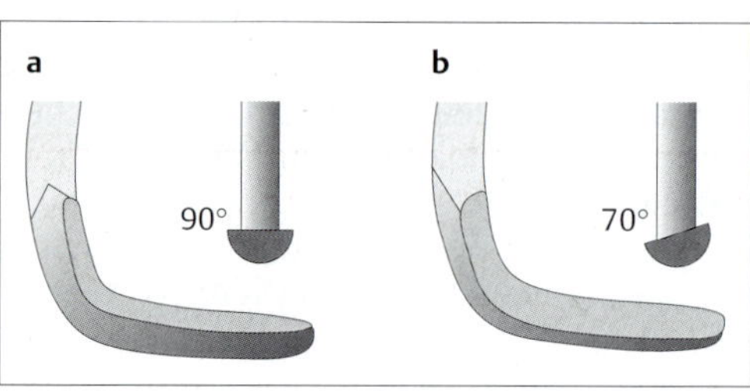

Abb. 10.**4** Instrumente für die subgingivale Kürettage.
a Bei Universalküretten beträgt der Winkel der Schneidekante zum unteren Schaft 90°.
b Bei flächenspezifisch einzusetzenden Küretten (einseitig scharf) beträgt der Winkel etwa 70°.

  • Gracey-Küretten sind erhältlich mit einem flexiblen („finishing") oder starren unteren Schaft („rigid"). Letztere sind zur Entfernung größerer Mengen von Zahnstein besser geeignet. Bei flexiblem Schaft ist das taktile Empfinden ausgeprägter.
  • Bei Gracey- wie Langer-Küretten sind Versionen mit um 3 mm verlängertem unteren Schaft („After Five") für tiefe Taschen und stark verkürztem Arbeitsende („Mini Five") für schlankere Frontzahnwurzeln und enge Taschen erhältlich (Abb. 10.**5**).
- Weitgehend historische Bedeutung haben *Parodontalfeilen*. Sie können in Ausnahmefällen, z.B. bei engen Furkationseingängen, verwendet werden:
  • Orban-Feilen (relativ groß)
  • Hirschfeld-Feilen (grazil).
- *Rotierende Instrumente:*
  • Diamanten (75 oder 40 µm) zur Glättung nach Odontoplastik
  • feinstkörnige Diamanten (15 µm; Perio-Set) zur Wurzelglättung.

➤ *Ultraschallbetriebene Instrumente* (magnetorestriktiv, piezoelektrisch, Tab. 10.**3**). Beträchtlich erleichterte Entfernung subgingivaler Ablagerungen:
- gemessen an klinischen Resultaten ähnlich effektiv wie Handinstrumente
- insbesondere in Furkationsbereichen effektiver

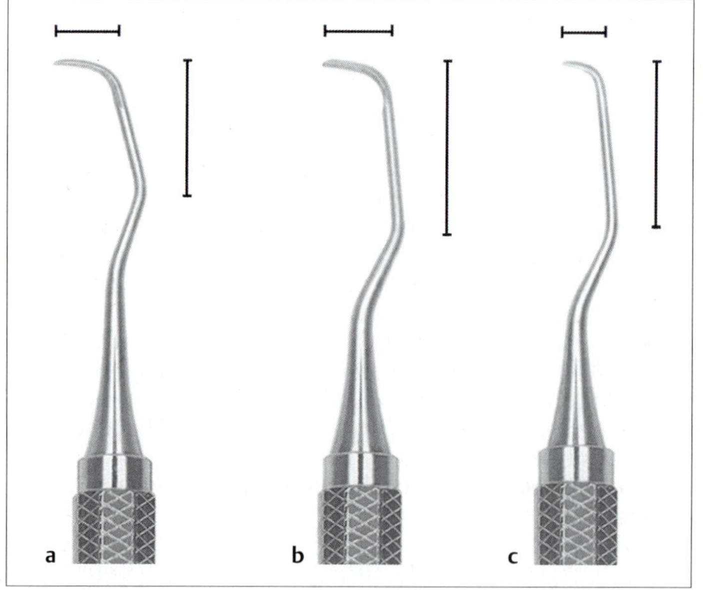

Abb. 10.**5** Spezialküretten.
a Normale Gracey-Kürette.
b After-Five-Kürette mit um 3 mm verlängertem Schaft.
c Mini-Five-Kürette mit verlängertem Schaft und um 50% verkürzter und dünnerer Schneide.

Tabelle 10.2 Standardinstrumentarium zur mechanischen Depuration der Wurzeloberflächen

Instrumente	Beschreibung	Artikelnummer
Mundspiegel	plan, oben aufliegende Rhodiumbeschichtung, ∅ 22 mm	M4C, Hu-Friedy
Pinzette	zahnärztliche Pinzette	DP18 oder DP17, Hu-Friedy
Häkchensonde	zum subgingivalen Ertasten von Konkrementen	EXD5, Hu-Friedy
Parodontometer	• Kalibrierung in Millimeterschritten oder 3–3–2–3-Millimeterschritten	PCPUNC15 oder PCP11, Hu-Friedy
Furkationssonde	Nabers-Sonde	PQ2N, Hu-Friedy
Scaler	• sichelförmiger Scaler für Front- und Prämolarenbereiche, H6/7 • Molarenbereich CI2/3 oder T2/3	• SH6/76, Hu-Friedy • SCI2/36 oder ST2/36, Hu-Friedy
Küretten	*Universalküretten* • UK-Molaren- und Prämolarenbereiche: Langer 1/2 • OK-Molaren- und Prämolarenbereiche: Langer 3/4 • Frontzahnbereiche: Langer 5/6 *alternativ Spezialküretten* • Frontzahnbereich: Gracey 1/2 • bukkale Flächen der Prämolaren: Gracey 7/8 • mesiale Flächen der posterioren Zähne: Gracey 11/12 oder 15/16 • distale Flächen der posterioren Zähne: Gracey 13/14, ergänzend 17/18	• SL1/26 oder SL1/2AF, Hu-Friedy • SL3/46 oder SL3/4AF, Hu-Friedy • SL5/66 oder SL5/6MF, Hu-Friedy • SG1/26 oder SAS1/2, Hu-Friedy • SG7/86 oder SAS7/8, Hu-Friedy • SG11/126 bzw. SRPG11/126 oder SRPG15/16, Hu-Friedy • SG13/146 bzw. SRPG13/146, SG17/186, Hu-Friedy
Schleifsteine	Arkansas	SS4, SS299, Hu-Friedy

- neuartige schlanke Mikroinstrumentenansätze („Slimline“) erlauben Instrumentierung bei ausreichender Kühlung auch in tief subgingivalen Bereichen
- Kavitationseffekt des Wassersprays hat plaqueentfernende Wirkung
- akustische Energie zerstört empfindliche Bakterien (?)
- antimikrobielle Lösungen können zur Spülung eingesetzt werden
- Cave: Beschädigungen der Wurzeloberfläche in Abhängigkeit zum Ansatzwinkel und v. a. der lateral ansetzenden Kraft. Wichtig sind:
  - extrem flacher Ansatzwinkel (möglichst parallel zur Wurzeloberfläche arbeiten)
  - weitgehend kraftloses Arbeiten (~ 0,5 N)
  - Energieeinstellung am Gerät hat v. a. bei piezoelektrisch betriebenen Geräten eine gewisse negative Bedeutung für den Substanzabtrag.

➤ Für druckluftbetriebene sog. *Airscaler* gelten ähnliche Richtlinien.

➤ Oberflächenrauigkeiten müssen durch *Politur der Zahnoberflächen* nivelliert werden:
- Nylonbürstchen oder Siliconkelche; geeignete Polierpaste. Lokalfluoridierung
- Politur in Interdentalräumen mit speziellen Plastikansätzen für das EVA-Winkelstück.

➤ Aufgrund des entstehenden Aerosols besonderer *Infektionsschutz:*
- z. B. 2-minütige Mundspülung mit Povidon-Iod-Präparat (Betaisodona) oder 0,1 – 0,2 %iger CHX-Lösung zur Keimreduktion
- Mund- und Nasenschutz, Visier

Tabelle 10.3 Mögliche Vor- und Nachteile der Wurzelbearbeitung mit Handinstrumenten bzw. Ultraschallansätzen

	Vorteile	Nachteile
Handinstrumente	• überlegendes taktiles Empfinden • guter Zugang zu engen Taschen v. a. mit miniaturisierten Schneiden • gute Adaptation an Wurzelmorphologie • kein Aerosol • keine Hitzeentwicklung	• Winkeleinstellung der Schneide von z. B. 80° notwendig • Nachschärfen erforderlich • erheblicher Anpressdruck des Instruments zur Konkremententfernung erforderlich • Folge: Ermüdung des Operateurs • negativer Zeitfaktor
Ultraschallinstrumente	• moderne Ansätze sehr grazil • druckloses Arbeiten möglich • alle Flächen erreichbar (auch und v. a. Furkationen) • Zerstörung des Biofilms durch Kavitation • bakterizide Wirkung der akustischen Energie (?) • geringere Traumatisierung der Weichgewebe • Taschenspülung mit antimikrobiellen Zusätzen • Zeitfaktor: schnelleres Arbeiten • kein Schärfen der Ansätze erforderlich • hohe Akzeptanz des Patienten • weniger ermüdend für den Operateur	• geringes taktiles Empfinden • Rillen auf der Wurzeloberfläche • kontaminiertes Aerosol • Handstücke können nicht autoklaviert werden • Kontraindikation bei Patienten mit Herzschrittmacher, bei infektiösen Patienten

  - funktionierende Absauganlage.
  - **Merke**: keine Ultraschallbearbeitung bei infektiösen Patienen: HIV, Hepatitis.
- Im EVA-Winkelstück betriebene, oszillierende Instrumente (Peri-o-tor) entfernen im Wesentlichen subgingivale Plaque, ohne die Wurzeloberfläche zu beschädigen.

Vorgehen

- Die **subgingivale Kürettage** gliedert sich in die folgenden Operationsschritte:
  - *Desinfektion:* Mundspülung Povidon-Iod-Präparat (Betaisodona) oder CHX-Lösung zur Keimreduzierung
  - *Anästhesie*
  - *Scaling*: Entfernung weicher und harter Ablagerungen von der Wurzeloberfläche
  - *Wurzelglättung:* Nivellierung bakteriell besiedelter Resorptionslakunen im Zement
  - *Weichgewebskürettage:* Entfernung des Taschenepithels.
- 4 *Problemkomplexe* treten bei der Bearbeitung der Wurzeloberflächen auf:
  - adäquater Zugang zum Boden der Tasche
  - Anpassung der Kürette an die Wurzelmorphologie
  - korrekter Winkel der Schneide zur Wurzeloberfläche
  - Gründlichkeit der Wurzelglättung.
- **Merke**: Es ist nicht möglich, sich in allen Regionen der Dentition an Nachbarzähnen abzustützen und einen Ansatzwinkel der Schneidekante der Kürette von 70 – 80° zu erzielen:

- Die traditionelle Technik verhindert oftmals, dass der Boden der Tasche erreicht wird.
- Flexiblere alternative Techniken der *Abstützung* sind daher notwendig:
  - in posterioren Bereichen des Oberkiefers extraorale Abstützung am Unterkiefer (Abb. 10.**6a**)
  - posteriore Bereiche des rechten Unterkiefers werden aus der 1-Uhr-Position bearbeitet. Abstützung an den Seitenzähnen des Oberkiefers. Stabilisierung des Unterkiefers mit der linken Hand (Abb. 10.**6b**)
  - posteriore Bereiche des rechten Oberkiefers werden aus der 2- bis 3-Uhr-Position heraus bearbeitet. Der Patient liegt dabei flach (Abb. 10.**6c**)
  - Abstützung gelegentlich auch über die Finger der anderen Hand (Abb. 10.**6d**)
  - Aktivierung der Kürette bei langem Hebelarm mit dem Zeigefinger der linken Hand (Abb. 10.**6e**).

➤ Die Finger halten die Kürette in der modifizierten Schreibfederhaltung:
- flaches Einführen des Instruments in die Tasche, Konkremente werden ertastet
- Arbeitszug unter einem Anstellwinkel von ca. 80°
- im Bereich lingualer und palatinaler (Knochen-)Taschen empfiehlt sich ein horizontaler Zug über die zu bearbeitende Fläche (Abb. 10.**6f**, hier bukkal).

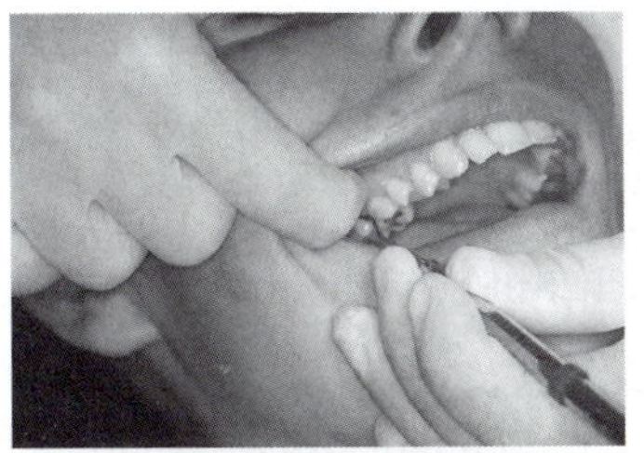
a

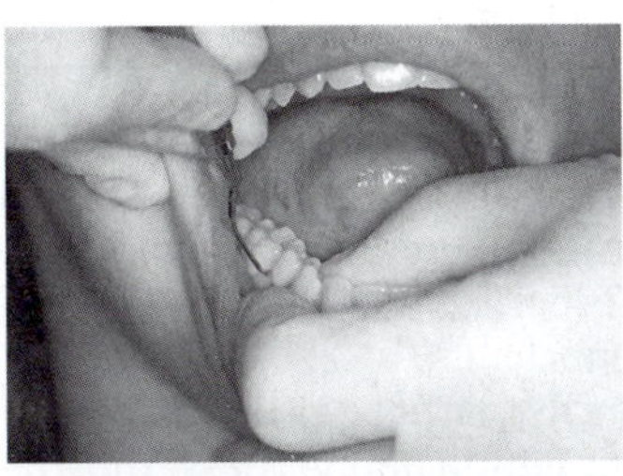
b

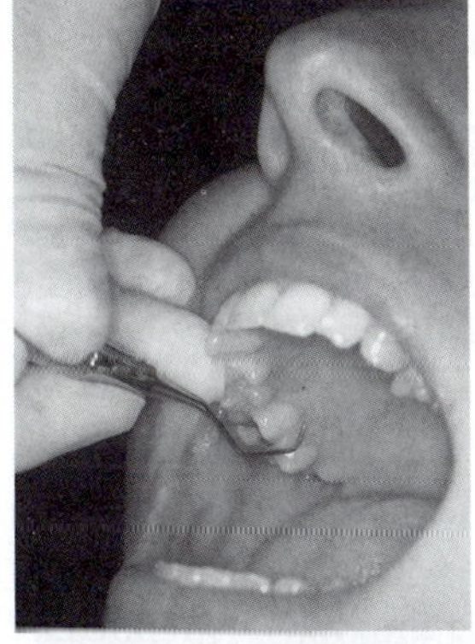
c

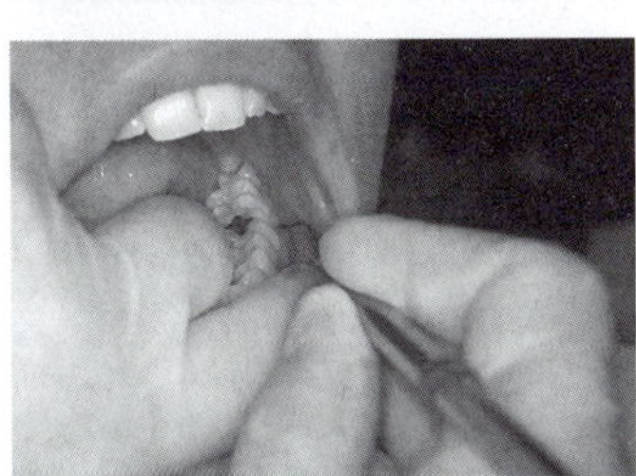
d

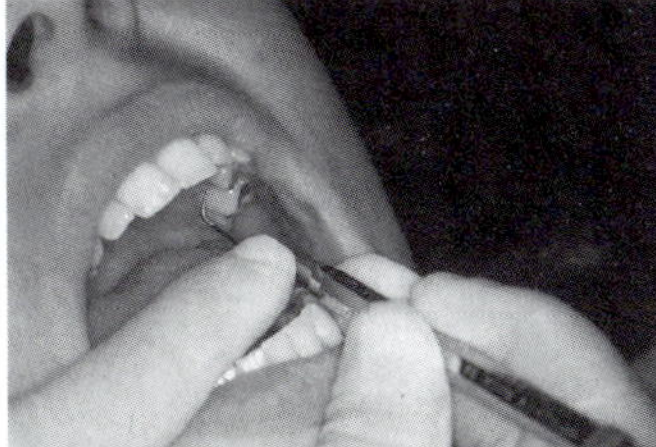
e

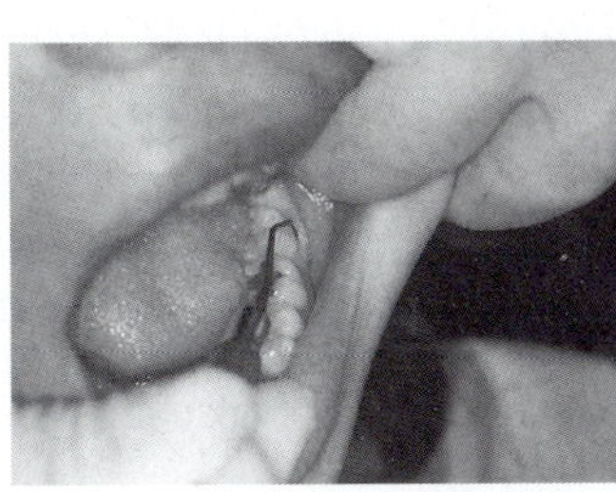
f

Abb. 10.**6** Subgingivale Kürettage.
a Extraorale Abstützung am Unterkiefer.
b Abstützung an den Seitenzähnen des Oberkiefers, Stabilisierung des Unterkiefers mit der linken Hand.
c Bearbeitung der posterioren Bereiche des rechten Oberkiefers aus der 2- bis 3-Uhr-Position.
d Abstützung an den Fingern der linken Hand.
e Aktivierung der Kürette mit Zeigefinger der linken Hand.
f horizontaler Zug (nach Müller & Eger 1998).

Supra- und subgingivales Scaling und Wurzelglättung, subgingivale Kürettage

- Nach Entfernung der mineralisierten (Konkremente) und nichtmineralisierten Ablagerungen (*Scaling*) erfolgt die *Wurzelglättung* mit Universal- oder Spezialküretten:
  - Resorptionslakunen im pathologisch veränderten Wurzelzement können von Bakterien besiedelt werden; derartige Rauigkeiten lassen sich nur durch gründliche Instrumentierung nivellieren.
  - Zu großer Zementabtrag ist andererseits nicht erwünscht:
    - Eröffnung der Dentintubuli mit Gefahr bakterieller Penetration
    - Zunahme der Dentinhypersensibilität
    - Verhinderung eines Reattachments.
  - Überlappendes Instrumentieren.
- *Weichgewebskürettage* der Tascheninnenwand, z. B. bei leicht hypertropher Gingiva:
  - Umgekehrt eingeführte Universalkürette wird gegen den Tonus des Gewebes geführt.
  - Das Taschenepithel wird so vorsichtig ausgeschält.
- Mit einer Häkchensonde wird überprüft, ob die Wurzeloberflächen glatt und hart sind.
- Spülung mit physiologischer Kochsalzlösung, Kompression der Zahnfleischränder. Evtl. für einige Tage Zahnfleischverband legen (CoePak, PeriPak).
- **Merke**: Während des subgingivalen Scalings sollen sowohl Ultraschallgeräte als auch Handinstrumente eingesetzt werden.

Kritische Beurteilung

- Der Behandler muss ein Gefühl für die Effektivität der Maßnahme entwickeln.
- Voraussetzung für den Erfolg sind neben seinen Fähigkeiten scharfe Instrumente:
  - Mit stumpfen Instrumenten werden Konkremente nicht entfernt oder sogar geglättet. Ein nachträgliches Entfernen ist dann kaum noch möglich. Außerdem besteht erhöhte Gefahr für Instrumentenbruch.
  - Daher: regelmäßiges Nachschärfen der Instrumente mit Arkansas-Steinen.
- In der Regel kann mit einer deutlichen Verbesserung der parodontalen Situation gerechnet werden (Abb. 10.**7**):
  - Abnahme des Anteils der Gingivaeinheiten mit Blutung nach parodontalem Sondieren.
  - Abflachen der parodontalen Taschen:
    - In Taschen ≥ 6 mm Kombination aus klinischem Attachmentgewinn und Rezession; je tiefer die Tasche, umso größer der zu erzielende Attachmentgewinn.
    - In flachen Taschen hat subgingivales Scaling Rezessionen zur Folge.
  - Der Anteil parodontaler Taschen, bei denen weiterführende parodontalchirurgische Maßnahmen (z. B. Lappenoperationen) notwendig sind, soll durch die subgingivale Kürettage wesentlich reduziert werden.
- Innerhalb der subgingivalen Mikroflora kommt es zu gravierenden Änderungen (Abb. 10.**8**):
  - Zunahme parodontal inerter Aktinomyzeten (Antagonisten der Parodontalpathogene)
  - Reduktion beweglicher Stäbchen und Spirochäten
  - Abnahme der etablierten Parodontalpathogene B. forsythus, P. gingivalis, T. denticola
  - die Prävalenz anderer Bakterien ändert sich dagegen nicht so gravierend.

Desinfektion der Mundhöhle

- Um die Wiederbesiedelung bereits gereinigter Wurzeloberflächen zu verhindern, hat sich eine innerhalb kurzer Zeit durchgeführte *Desinfektion der Mundhöhle* bewährt:
  - definitives supra- und subgingivales Scaling möglichst innerhalb von 24 h
  - Desinfektion der extrakrevikulären ökologischen Nischen von Oralpathogenen:

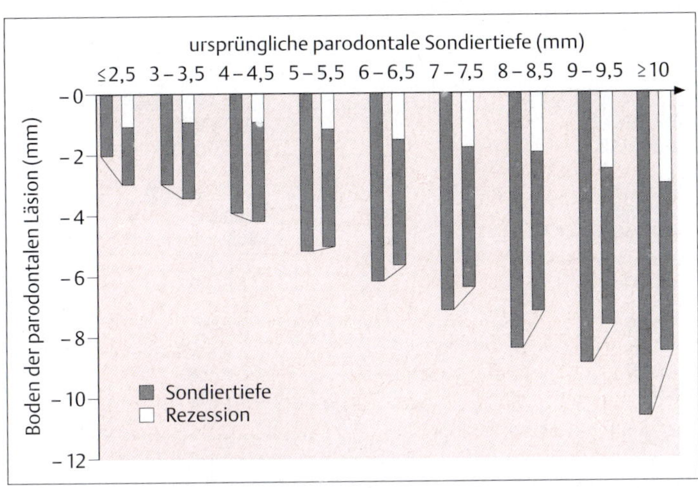

Abb. 10.7 Entwicklung der Sondierparameter (parodontale Sondiertiefe, Attachmentlevel, Rezession) 2 Jahre nach subgingivalem Scaling in Abhängigkeit von der Sondiertiefe (Badersten et al. 1984). 16 erwachsene Patienten mit schwerer Parodontitis waren behandelt worden. Scaling in flachen Taschen bis etwa 4 mm führt zu teilweise erheblichen Attachmentverlusten. Ab etwa 6 mm sind Attachmentgewinne zu erwarten, die umso höher ausfallen, je tiefer die Taschen sind (bis etwa 2 mm bei 10 mm).

- konsequenter Einsatz von CHX-Spülungen
- CHX-Gel, auch zur Reinigung des Zungenrückens z. B. mit einem Zungenschaber
- CHX-Rachenspray.

➤ Reevaluation etwa 6 Wochen nach Abschluss des subgingivalen Scalings:
  - Bestimmung der Sondiertiefen und Attachmentlevel
  - Festlegen weiterführender Therapiemaßnahmen
  - Überprüfung der Mundhygiene.

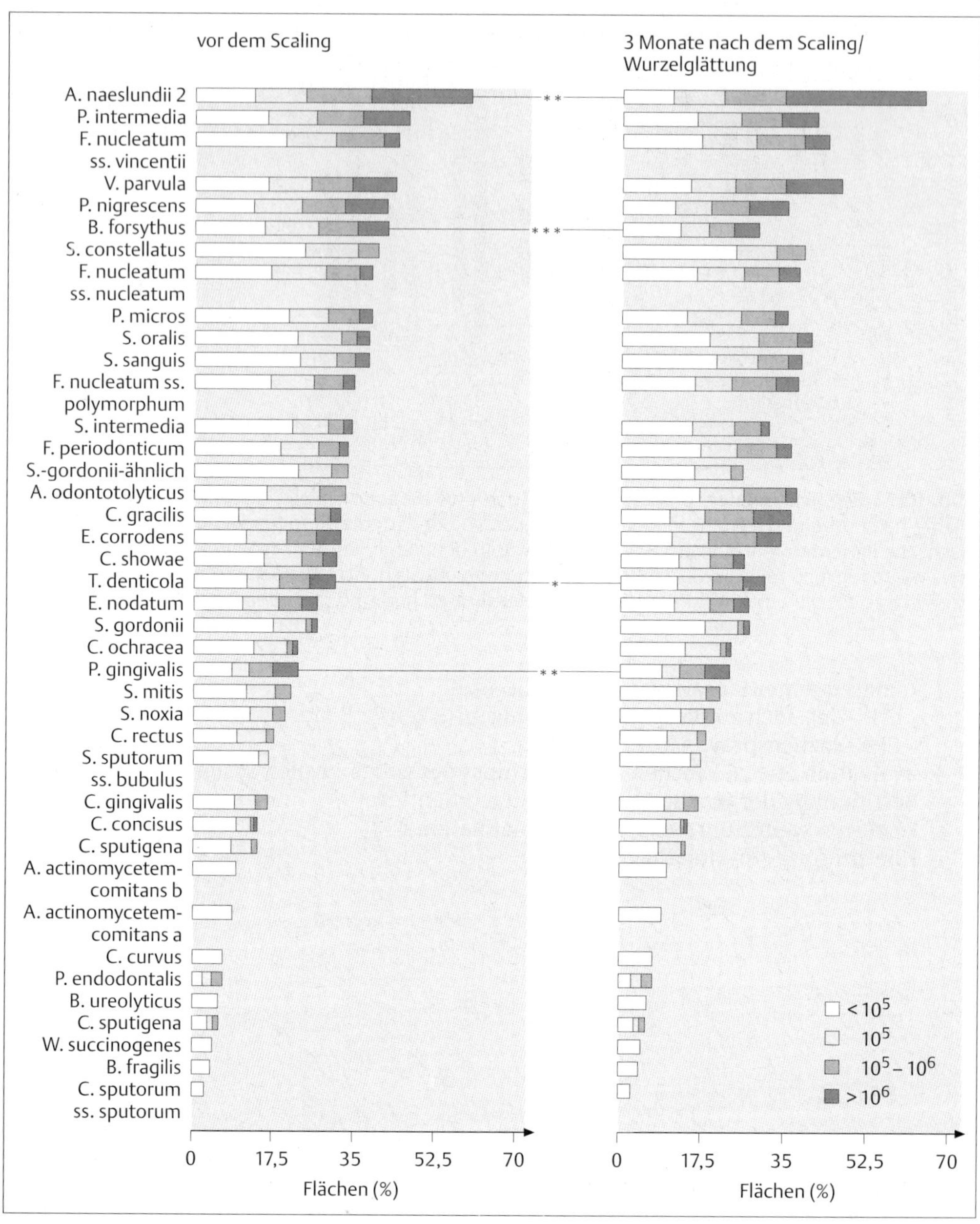

Abb. 10.**8** Änderungen der subgingivalen Mikroflora nach subgingivalem Scaling und Wurzelglättung (Haffajee et al. 1997). Die Prävalenz der 40 häufigsten Bakterien der Mundhöhle war an allen Zähnen bei 57 erwachsenen Patienten mit chronischer Parodontitis mit Checkerboard-DNA-DNA-Hybridisierung (s. S. 103) untersucht worden. Signifikante Änderungen (* $p < 0{,}05$; ** $p < 0{,}01$; *** $p < 0{,}001$) wurden bei A. naeslundii 2 (↑) sowie B. forsythus, T. denticola und P. gingivalis (↓) registriert. Die Prävalenz anderer Bakterien änderte sich nicht so deutlich. Gleichzeitig: Abnahme des Anteils nach Sondieren blutender Gingivaeinheiten, Abnahme der Sondiertiefe, Gewinne klinischen Attachments in tiefen Taschen von mehr als 6 mm.

Allgemeines

- *Parodontalchirurgische Maßnahmen* haben folgenden Ziele:
  - Behandlung residualer parodontaler Läsionen unter weitgehender visueller Kontrolle
  - ggf. Änderung der Morphologie der Zähne, der Gingiva und des Alveolarknochens zur Erzielung einer physiologischen Form
  - Regeneration parodontaler Strukturen.
- Es werden weitgehend *resektive* von *regenerativen* Maßnahmen unterschieden:
  - Gingivektomie/Gingivoplastik (resektiv)
  - Lappenoperationen (resektiv, u. U. regenerativ)
  - gesteuerte Geweberegeneration (regenerativ).
- Während der parodontalchirurgischen Phase ggf. auch:
  - plastisch-parodontalchirurgische Maßnahmen
  - oralchirurgische Maßnahmen
  - Setzen von Implantaten.
- Mit der definitiven restaurativen Versorgung soll etwa 4 – 6 Monate nach den chirurgischen Maßnahmen begonnen werden.
- In bestimmten Fällen ist vorher eine orthodontische Behandlung erforderlich.

Gingivektomie

Allgemeines

- Bei der (externen) Gingivektomie wird das gesamte pathologisch veränderte Gewebe chirurgisch entfernt, wobei die Gingiva eine physiologische Form erhalten soll.
- Vorteile:
  - einfache Technik
  - zeitsparender Eingriff
  - garantierte Taschenelimination.
- Nachteile:
  - radikales Vorgehen mit der Gefahr erheblicher Wurzeldenudationen; v.a. im Frontzahnbereich u.U. erhebliche ästhetische Probleme
  - Dentinhypersensibilität möglich.

Ziele

- Exzision fibrotisch verdickter Gingiva.
- Elimination parodontaler Taschen.

Indikationen

- Stark eingeschränkte Indikationsbereiche:
  - supraalveoläre Taschen über 4 mm bei gleichzeitig fibrotisch verdickter Gingiva; z.B. hereditäre Gingivafibromatose oder medikamentöse Gingivavergrößerung
  - präprothetisch vor der Abformung zur Freilegung der Präparationsgrenze
  - zur Freilegung retinierter Zähne bei Durchbruchstörung.

Kontraindikationen

- Kontraindikationen bei Indikationen für alternative Operationsverfahren:
  - v.a. in ästhetisch heiklen Bereichen, z.B. Oberkiefer-Frontzahnbereich bei parodontalem Phänotyp mit schmaler und dünner Gingiva
  - intraalveoläre Taschen (Knochentaschen)
  - wulstige Knochenverdickungen mit Gefahr der operativen Freilegung.

Instrumentarium

- Pinzetten:
  - Spezialpinzetten zur Markierung des Taschenbodens
  - chirurgische Pinzette
  - anatomische Pinzette.
- Skalpellklingen (Abb. 11.**1 a**):
  - Nr. 11: lanzettförmig
  - Nr. 12: sichelförmig, einseitig schneidend; Nr. 12D: beidseitig schneidend
  - Nr. 15, Nr. 15C: geballt.
- Skalpellhalter (Abb. 11.**1 b**):
  - gerader Skalpellhalter
  - Universalskalpellhalter 360°
  - feststehende Skalpelle (nur für lokale Gingivektomien):
    - Gingivektomiebeil nach Kirkland (Abb. 11.**1 c**)
    - Gingivektomiemesser nach Orban (1/2; Abb. 11.**1 d**).

Tabelle 11.1 Standardinstrumentarium für die Gingivektomie

Instrumente	Beschreibung	Artikelnummer
Mundspiegel	plan, oben aufliegende Rhodiumbeschichtung, ∅ 22 mm	M4 C, Hu-Friedy
Parodontometer	Kalibrierung in Millimeterschritten oder 3 – 3 – 2 – 3-Millimeterschritten	PCPUNC15 oder PCP11, Hu-Friedy
Pinzetten	• zahnärztliche Pinzette • Markierungspinzetten links, rechts • chirurgische Pinzette • anatomische Pinzette	• DP18 oder DP17, Hu-Friedy • PMGF1 + 2, Hu-Friedy • TP33 oder TPG3, Hu-Friedy • TP31 oder TPG1, Hu-Friedy
Wangenhalter	• nach Langenbeck • nach Middeldorpf	• SR2, Hu-Friedy • RSMID2, Hu-Friedy
Skalpellhalter	• gerader Skalpellhalter • Universalskalpellhalter 360°	• 10 – 130 – 05 E, Hu-Friedy • K360, Hu-Friedy
Scaler	Sichelscaler CI2/3	SCI2/36, Hu-Friedy
Küretten	*Universalküretten* • UK-Molaren- und Prämolarenbereiche: Langer 1/2 • OK-Molaren- und Prämolarenbereiche: Langer 3/4 • Frontzahnbereiche: Langer 5/6	 • SL1/26 oder SL1/2 AF, Hu-Friedy • SL3/46 oder SL3/4 AF, Hu-Friedy • SL5/66 oder SL5/6 MF, Hu-Friedy
Scheren	• Gingivaschere nach Goldman-Fox • Gingivaschere nach LaGrange	• S16, Hu-Friedy • S14, Hu-Friedy

➤ Scheren:
  - Gingivaschere nach Goldman-Fox
  - Gingivaschere nach LaGrange.

Vorgehen

➤ Die externe Gingivektomie gliedert sich in folgende *Operationsschritte:*
  - Desinfektion, z. B. 2-minütige Mundspülung mit Povidon-Iod-Präparat (Betaisodona) oder 0,1 – 0,2 %iger CHX-Lösung
  - Anästhesie
  - Setzen der Blutungspunkte
  - Inzision
  - Exzision des Gewebes
  - Scaling und Wurzelglättung
  - Formung des Gingivarands
  - Wundtoilette
  - Zahnfleischverband.

➤ *Blutungspunkte* werden mit speziellen Pinzetten (nach Goldman-Fox oder Crane-Kaplan) gesetzt:
  - eine Branche der Pinzette wird in die Tasche geführt, während die mit einem Dorn versehene Branche außerhalb liegt (Abb. 11.**3 a**).
  - durch Zukneifen wird der Taschenboden nach außen markiert (Blutungspunkt).

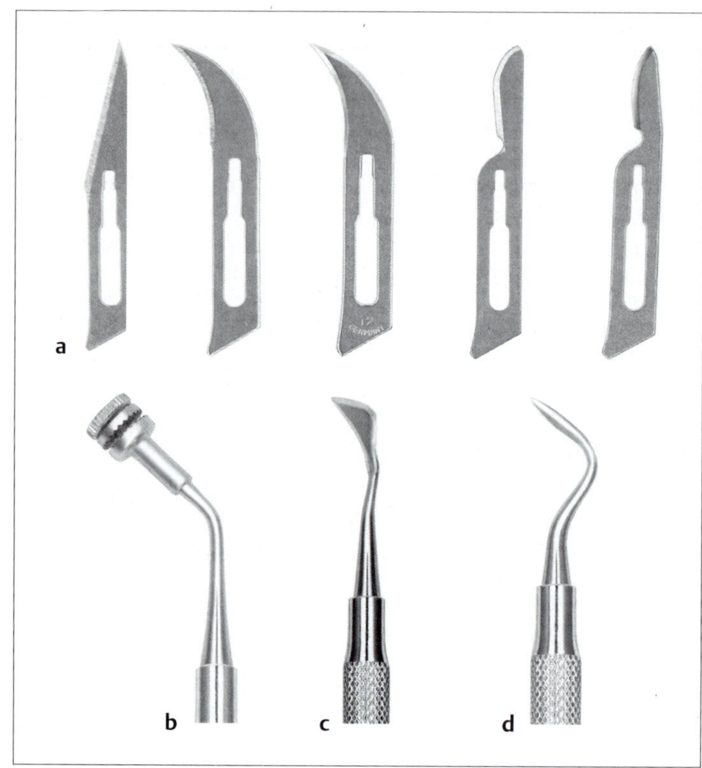

Abb. 11.**1** Skalpellklingen und Klingenhalter.
a Wechselskalpellklingen: Nr. 11, Nr. 12, Nr. 12 D, Nr. 15 Nr. 15C (von links nach rechts).
b Universalklingenhalter 360°.
c Gingivektomiebeil nach Kirkland.
d Gingivektomiemesser nach Orban 1/2.

- *Inzision:*
  - Für die Inzision werden heute meist Wechselskalpellklingen benutzt. **Merke**: Lingual und distal-palatinal kann kein gerader Skalpellhalter eingesetzt werden.
  - Skalpellklingen (Nr. 11, Nr. 12D) werden in Universalskalpellhalter im rechten Winkel zum Griff eingespannt.
  - Feststehende Messer für kleine, lokale begrenzte Eingriffe. Nachteil: Messer müssen nach jedem Gebrauch nachgeschärft werden.
  - Kontinuierliche Inzision über den gesamten OP-Bereich (Abb. 11.**2**):
    - Schnittführung im Winkel von etwa 60° zur Zahnachse (Abb. 11.**3 b**, Schnittführung 3)
    - Schnitt endet apikal der Linie der Blutungspunkte
    - falsch wäre eine horizontale Schnittführung (Schnittführungen 1 und 2), da balkonartige Konturen entstehen
    - Vorsicht vor einer Freilegung des Knochens: Wundheilungstörungen, Attachmentverlust, Schmerzen.
- Die interdentale Trennung und Exzision des Gewebes erfolgt mit dem Scaler CI2/3. Ausformung der Schnittkante mit der Gingivaschere (Abb. 11.**3 b**, Schnittführung 4).
- Sorgfältiges Scaling und Wurzelglättung.
- Entfernung von Geweberesten mit in physiologischer Kochsalzlösung getränktem Tupfer.
- Anschließend muss in jedem Fall ein weich bleibender Zahnfleischverband (CoePak) gelegt werden. Der Verband kann nach 1 Woche erneuert werden.

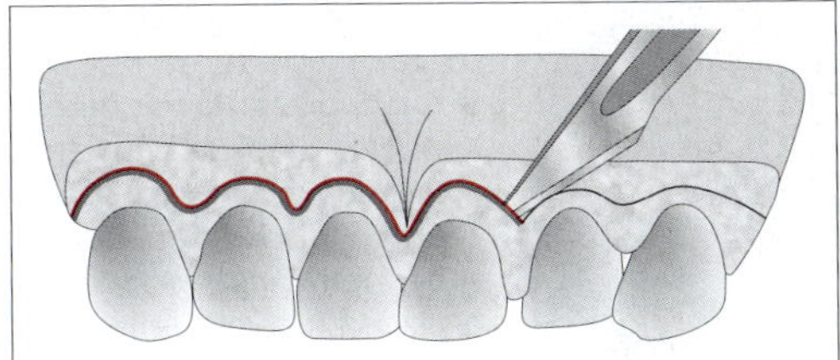

Abb. 11.**2** Kontinuierliche, girlandenförmige Schnittführung im Winkel von etwa 60° zur Zahnachse.

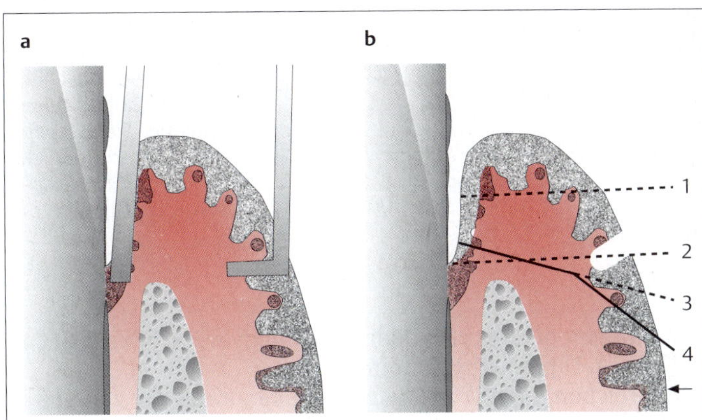

Abb. 11.**3** Schnittführung bei der externen Gingivektomie.
a Mit der Taschenmarkierungspinzette werden Blutungspunkte gesetzt.
b Empfehlenswert sind die Schnittführungen 3 und 4; nicht empfehlenswert: 1 oder 2. Mukogingivale Grenze (←) und Alveolarknochen sollten nicht tangiert werden.

Nachbehandlung

- Zweimal täglich Mundspülungen zur postoperativen Infektionsprophylaxe mit 0,1 – 0,2 %iger CHX-Lösung bis eine effektive Mundhygiene mit der Zahnbürste wieder möglich ist.
- Verbandwechsel nach 1 Woche:
  - Säuberung der gingivektomierten Fläche von Fibrin und abgeschilferten Epithelzellen
  - in der Regel erneuter Verband für 1 Woche.

Kritische Beurteilung

- Nach Gingivektomien treten häufiger als bei anderen parodontalchirurgischen Maßnahmen postoperative Beschwerden auf:
  - sekundäre Wundheilung, daher parodontaler Wundverband (CoePak) obligatorisch.
  - Epithelisierung erfolgt von den Schnitträndern aus. Interdentalbereiche werden zuletzt epithelisiert (nach etwa 10 – 14 Tagen).
- Vorsicht v. a. in ästhetisch heiklen Bereichen. Mögliche Kontraindikation im Frontzahnbereich des Oberkiefers beachten.
- Beigeschmack einer veralteten Technik besteht allerdings zu Unrecht:
  - Parodontale Phänotypen beachten (s. Abb. 7.**7**): Extreme sind:
    - girlandenförmige, dünne, schmale Gingiva; nach traumatischen Insulten oder bei chronischer Entzündung Neigung zu Rezession; Gingivektomie ist kontraindiziert
    - breite und dicke Gingiva, häufiger bei eher quadratischen Frontzähnen; hier eher Neigung zur Taschenbildung; mögliche Indikation für Gingivektomie.

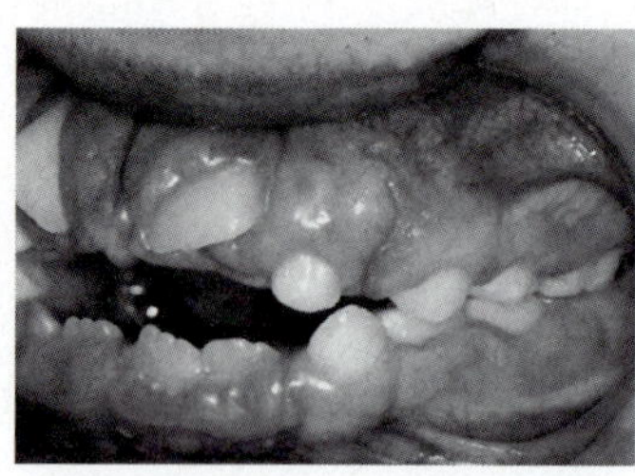

a

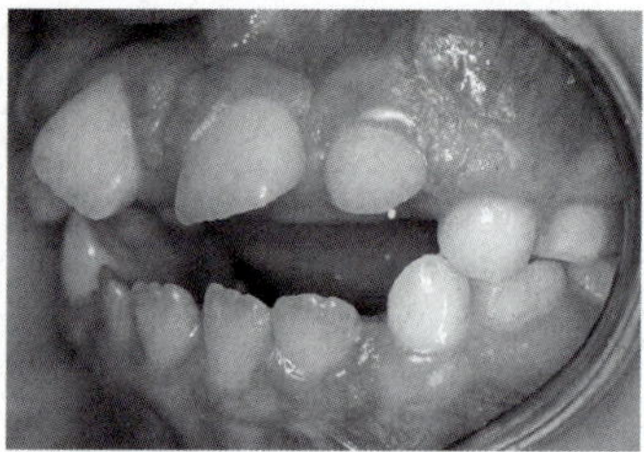

b

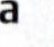

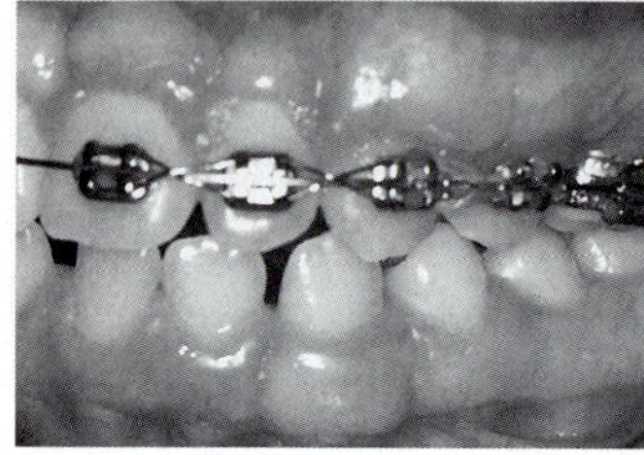

c

Abb. 11.**4** Gingivafibromatose.
a 8-jähriges Kind mit hereditärer Gingivafibromatose und erheblicher Durchbruchstörung der bleibenden Zähne.
b Nach Gingivektomie und Entfernung des Zahnes 62 kann mit der kieferorthopädischen Behandlung begonnen werden.
c 3 Jahre nach Beginn der Behandlung vor Abschluss der kieferorthopädischen Behandlung. Trotz erneut durchgeführter Gingivektomien weiterhin wulstige, verdickte Gingiva.

- Relativ häufige Indikationen bei medikamentös bedingter Gingivavergrößerung (Calciumantagonisten, Cyclosporin A, Diphenylhydantoin).

➤ Voraussetzung für einen erfolgreichen Eingriff ist die strikte Einhaltung der genannten Indikationen und die Beachtung der Kontraindikationen. **Merke**: Bei hereditärer Gingivafibromatose sind v.a. während des Wachstums Rezidive zu erwarten (Abb. 11.**4a – c**).

➤ Ob eine mit gepulsten Infrarotlasern (Nd:YAG- oder CO_2-Laser) durchgeführte Gingivektomie Vorteile gegenüber der Skalpellmethode bringt, ist umstritten:
- wichtige Indikation bei Hämophilie und bei Patienten unter antikoagulativer Therapie
- Reflexion des Laserlichts an metallischen Restaurationen oder Metallinstrumenten verhindern.

Definition

- Kleinere korrigierende chirurgische Eingriffe an der Gingiva.

Ziel

- Ausformung und Rekonturierung der Gingiva, um eine physiologische Form zu erreichen.

Indikationen

- Die Gingivoplastik ist als lokaler Eingriff indiziert bei:
  - regionär begrenzter Verdickung der Gingiva ohne Vorliegen pathologischer Taschen
  - interdentalen Kratern nach nekrotisierender ulzerativer Gingivitis/Parodontitis
  - als Begleitoperation während der Gingivektomie (Brechung der Schnittkante bei nicht vermeidbarer balkonartiger Formung der Gingiva)
  - präprothetisch:
    - zur Gestaltung des Zwischengliedbereichs
    - zur Freilegung der Präparationsgrenzen vor der Abformung.

Kontraindikationen

- Entsprechend ergeben sich die folgenden Kontraindikationen:
  - generalisiert stark wulstige, fibrös verdickte Gingiva
  - parodontale Taschen.

Instrumentarium

- Die Gingiva kann modellierend abgetragen werden mit:
  - dem Skalpell: Nr. 11, Nr. 12D
  - der gebogenen Gingivaschere nach Goldman-Fox oder LaGrange
  - Diamantschleifkörpern
  - elektrochirurgisch.
- Zahnärztliche Elektrotomiegeräte haben eine Leistung von 50 W:
  - monoterminaler Einsatz (ohne Neutralelektrode)
  - Stromqualität „gleichgerichtet und gefiltert“ (unmodulierter Hochfrequenzstrom, etwa 2 MHz), entspricht der Schalterstellung „Elektrotomie“
  - **Merke**: Stark modulierte Hochfrequenzströme zur Elektrokoagulation, Elektrofulguration oder Elektrodesikkation haben in der Zahnheilkunde keine Bedeutung. *Cave*:
    - Pulpaschädigung, z. B. über Metallrestaurationen
    - Zementschädigung
    - Desmodontschädigung
    - Knochenschädigung.
- Verwendet werden nadelförmige Elektroden sowie rautenförmige, längliche oder runde Schlingen.

Vorgehen bei der Elektrotomie

- Schnelle, zügige Arbeitsweise. Gewebe flächig abtragen:
  - **Merke**: Wärmeentwicklung hängt direkt von der Zeit ab, in der die Elektrode durch das Gewebe geführt wird
  - bei Funkenbildung zu hohe Energiedichte (Karbonisierung)

- unbedingt Kontakt mit Zahn oder etwa Knochen vermeiden
- entstehenden Rauch gut absaugen.

Kritische Berurteilung

- *Vorteile* der Elektrochirurgie sind:
  - zierliche Ansätze, bei denen ein Nachschärfen entfällt
  - Blutleere durch den sofortigen Verschluss von kleinen Gefäßen und Kapillaren
  - gute Übersicht.
- Letztlich entscheidende *Nachteile* sind:
  - Gefahr der tief reichenden Gewebsschädigung
  - Infektion, Wundheilungsstörung, Sequesterbildung
  - unangenehme Geruchsbildung.
- **Merke**: Die Elektrotomie hat im Rahmen der Parodontalchirurgie keine große Bedeutung.
- Präprothetisch kann die Gingiva im Bereich des späteren Zwischenglieds elektrochirurgisch modelliert werden (Abb. 11.**5**):
  - **Merke**: Vor Abformungen von subgingivalen Präparationsgrenzen sollte der (entzündungsfreie) Gingivarand besser mit Retraktionsfäden etwas zurückgedrängt werden.
  - Hierbei sind bei sorgfältigem Vorgehen im Gegensatz zur Elektrotomie keine Attachmentverluste zu erwarten.

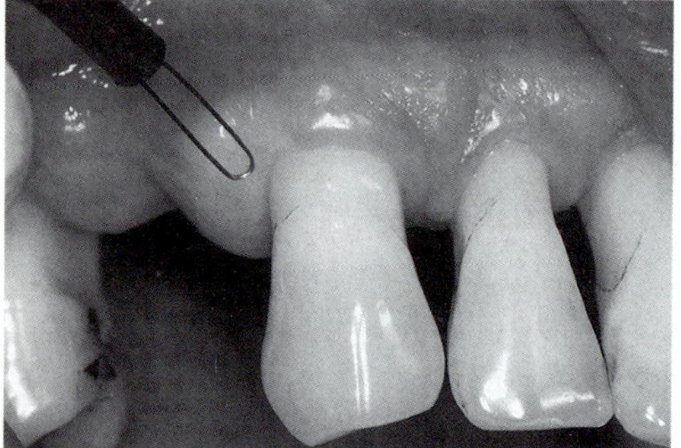

Abb. 11.**5** Schlingenförmige Elektrode zur präprothetischen Ausformung der Gingiva.

Ziele

- Lappenoperationen dienen folgenden Zielen:
  - Schaffung eines operativen Zugangs zur infizierten Wurzeloberfläche bei komplizierten Verhältnissen in Knochentaschen und Furkationen.
  - Möglichkeit einer sorgfältige Depuration der Wurzeloberflächen unter Sicht.
  - Chirurgische Änderung einer ungünstigen Morphologie des Alveolarknochens (Osteoplastik) oder des Zahnes (Odontoplastik).
  - Regeneration verloren gegangener parodontaler Gewebe.

Indikationen

- Es ergeben sich folgende Indikationen:
  - nach der I. Phase persistierende Taschen mit einer Tiefe von mehr als 5 mm
  - insbesondere Knochentaschen und interdentale Krater
  - knöcherne parodontale Läsionen im Bereich von Furkationen
  - chirurgische Kronenverlängerung.
- **Merke**: Es ist eine ausschließlich technische Frage, wann bei komplizierter Morphologie der Läsion aufgeklappt werden sollte:
  - Probleme, Kürette bei tiefen und engen Läsionen bis auf den Fundus der Knochentasche einzuführen
  - Probleme, Kürette in richtigem Winkel zur Zahnoberfläche zu führen
  - Verlust der Übersicht bei geschlossenem Vorgehen in tiefen Taschen.

Kontraindikationen

- Lappenoperationen sind nicht indiziert:
  - bei flachen, supraalveolären Taschen, v. a. im sichtbaren Bereich, bei denen eine erneute subgingivale Kürettage durchgeführt werden kann
  - bei fibrös verdickter Gingiva, wo eine Gingivektomie eine günstigere Morphologie der Gewebe zur Folge hat.

Instrumentarium

- Neben den bereits erwähnten chirurgischen Instrumenten werden benötigt (Tab. 11.**2**):
  - ein geeignetes zierliches Raspatorium zum Abklappen des Mukoperiostlappens
  - Universalküretten zur Entfernung des Granulationsgewebes v. a. aus den Knochentaschen und Furkationsbereichen
  - Nadelhalter und Nahtmaterial.
- Bestimmte, nicht ständig benötigte Instrumente sollten griffbereit sein:
  - Knochenfeilen nach Schluger und Sugarman zur Osteoplastik
  - spezielle Furkationsküretten.

Unterschiedliche Techniken

- Lappenoperationstechniken waren erstmals zwischen 1912 und etwa 1920 von R. Neumann, A. Cieszynski und L. Widman beschrieben worden:
  - als Radikaloperation mit Resektion des marginalen Knochens:
  - der Fundus der Knochentasche wurde zum neuen Limbus alveolaris gemacht.
- Kirkland beschrieb im Jahr 1931 eine modifizierte Lappenoperation:
  - wird heute als *offene Kürettage* bezeichnet

Tabelle 11.2 Standardinstrumentarium für Lappenoperationen

Instrumente	Beschreibung	Artikelnummer
Mundspiegel	plan, oben aufliegende Rhodiumbeschichtung, ∅ 22 mm	M4C, Hu-Friedy
Parodontometer	Kalibrierung in Millimeterschritten oder 3 – 3 – 2 – 3-Millimeterschritten	PCPUNC15 oder PCP11, Hu-Friedy
Pinzetten	• zahnärztliche Pinzette • chirurgische Pinzette • anatomische Pinzette	• DP18 oder DP17, Hu-Friedy • TP33 oder TPG3, Hu-Friedy • TP31 oder TPG1, Hu-Friedy
Wangenhalter	• nach Langenbeck • nach Middeldorpf	• SR2, Hu-Friedy • RSMID2, Hu-Friedy
Skalpellhalter	gerader Skalpellhalter	10 – 130 – 05 E, Hu-Friedy
Scaler	Sichelscaler CI2/3 und T2/3	SCI2/36, ST2/36, Hu-Friedy
Küretten	*Universalkürette* • Goldman-Fox 4 *Spezialküretten* • Frontzahnbereich: Gracey 1/2 • bukkale Flächen der Prämolaren: Gracey 7/8 • mesiale Flächen der posterioren Zähne: Gracey 11/12 oder 15/16 • distale Flächen der posterioren Zähne: Gracey 13/14, ergänzend 17/18 • Spezialküretten für Furkationsbereiche	 • SGF4, Hu-Friedy • SG1/26 oder SAS1/2, Hu-Friedy • SG7/86 oder SAS7/8, Hu-Friedy • SG11/126 oder SRPG11/126, SRPG15/166, Hu-Friedy • SG13/146 oder SRPG13/146, SG17/186, Hu-Friedy • SQBL1, SQMD1, Hu-Friedy
Knochenfeilen	• nach Schluger • nach Sugarman	• FS9/10S, Hu-Friedy • FS1/2S, Hu-Friedy
Raspatorium		P24GSP oder P8D, Hu-Friedy
Nadelhalter	nach Olson-Hegar	NH5068, Hu-Friedy
Nahtmaterial	• C6 schneidend, 3/8-Kreis, 4/0 Polyester oder Polypropylen • C3 schneidend, 3/8-Kreis, 5/0 Polyester oder Polypropylen	• PSNR683L oder PSN8683P, Hu-Friedy • PSNR698L oder PSN8698P, Hu-Friedy
Scheren	• Gingivaschere nach Goldman-Fox • Gingivaschere nach LaGrange	• S16, Hu-Friedy • S14, Hu-Friedy

  - nur interdentales Gewebe wird abgeklappt und nach Säuberung der Wurzeloberfläche durch Interdentalnähte fixiert.
- ➤ In den 50er- und 60er-Jahren erneute Propagierung radikalerer Methoden:
  - *Apikaler Verschiebelappen* nach Nabers (1954) und Friedman (1955, 1962).
  - Apikale Reposition der Gingiva nach ggf. erforderlicher Knochenresektion, Fixierung über Periostnähte:
    - *Vorteil:* absolute Taschenelimination (wie bei der Gingivektomie) bei gleichzeitiger Erhaltung des keratinisierten Gewebes
    - *Nachteil:* erheblicher Knochenverlust bei der Nivellierung von Knochentaschen.
  - Heute v. a. in Fällen, bei denen eine vorsichtige Osteoplastik erforderlich ist:
    - zur Freilegung retinierter Zähne
    - bei der Tunnelierung von furkationsbefallenen Unterkiefermolaren
    - zur chirurgischen Kronenverlängerung.

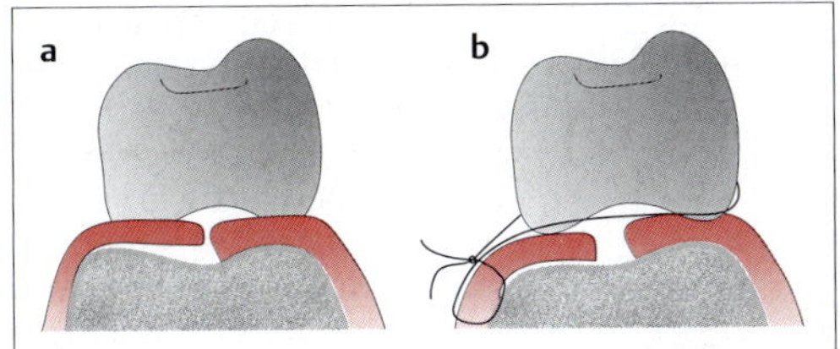

Abb. 11.**6** Periostnaht zur Fixierung des bukkalen Lappens in einer apikalen Position. Beachte, dass bukkal etwas Knochen chirurgisch entfernt wurde (chirurgische Kronenverlängerung).

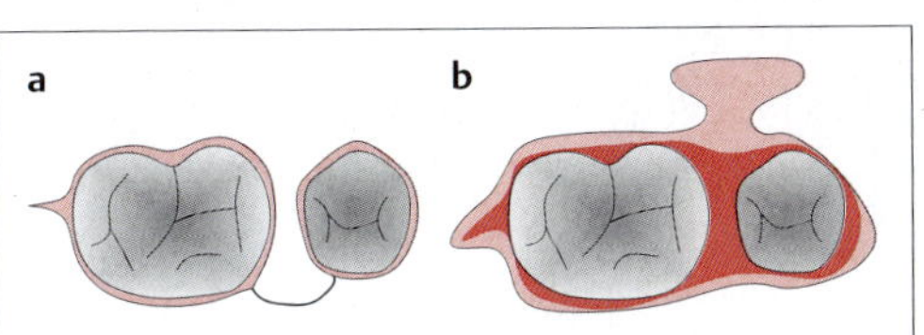

Abb. 11.**7** Schnittführung beim Papillenerhaltungslappen nach Takei et al. (1985). Semilunare Umschneidung der Papille palatinal. Mobilisation der Papille nach bukkal. Voraussetzung ist entzündungsfreies interdentales Gewebe und eine ausreichende Papillenbreite > 2 mm.

- Apikale Verschiebung des Lappens meist nur bukkal; lingual/palatinal Gingivektomie bzw. Kürzung des Lappens:
  - Mukoperiostlappen abklappen
  - vorsichtige Osteoplastik z. B. mit Universalküretten (Columbia 4 R/4 L) und/oder Knochenfeilen nach Schluger und Shugarman
  - sorgfältige Wurzelglättung, um Reattachment zu verhindern.
- Fixierung des Lappens mit Periostnaht in der neuen Position (Abb. 11.**6 a**, **b**).

➤ Der *Papillenerhaltungslappen* wurde von Takei et al. (1985) beschrieben, um interdental eingebrachtes Fremdmaterial decken zu können:
- bei der Implantation von Knochenersatzmaterialien
- bei der gesteuerten Geweberegeneration
- Voraussetzung: breite (> 2 mm) und entzündungsfreie interdentale Gingiva
- Papille wird palatinal/lingual umschnitten und nach bukkal mobilisiert (Abb. 11.**7 a**, **b**)
- Modifikation nach Cortellini et al. (1995) (s. Abb. 11.**21**):
  - semilunare Umschneidung der Papille von *bukkal*
  - koronale Mobilisierung des vestibulären Lappens nach Durchtrennung des Periosts
  - ermöglicht Deckung einer raumschaffenden Membran.

➤ Breite Anwendung findet der *modifizierte Widman-Lappen* (Ramfjord & Nissle 1974):
- Standardverfahren, um Zugang zu knöchernen Läsionen zu schaffen („access flap")
- angestrebt wird eine weitgehende Gewebeschonung
- Vorteile sind:
  - gute Übersicht
  - instrumentelle Bearbeitung der Wurzeloberflächen unter direkter Sicht
  - primäre Wundheilung bei korrektem Nahtverschluss.

Vorgehen bei der modifizierten Widman-Technik

➤ Die Lappenoperation gliedert sich in folgende Operationsschritte:
- Desinfektion
- Anästhesie
- Inzisionen (Abb. 11.**8**), vorzugsweise mit einer 12D-Skalpellklinge:
  - *paramarginal*, insbesondere palatinal bei fibrotisch verdickter Gingiva im Sinne einer *internen Gingivektomie* (Abb. 11.**8 a**)

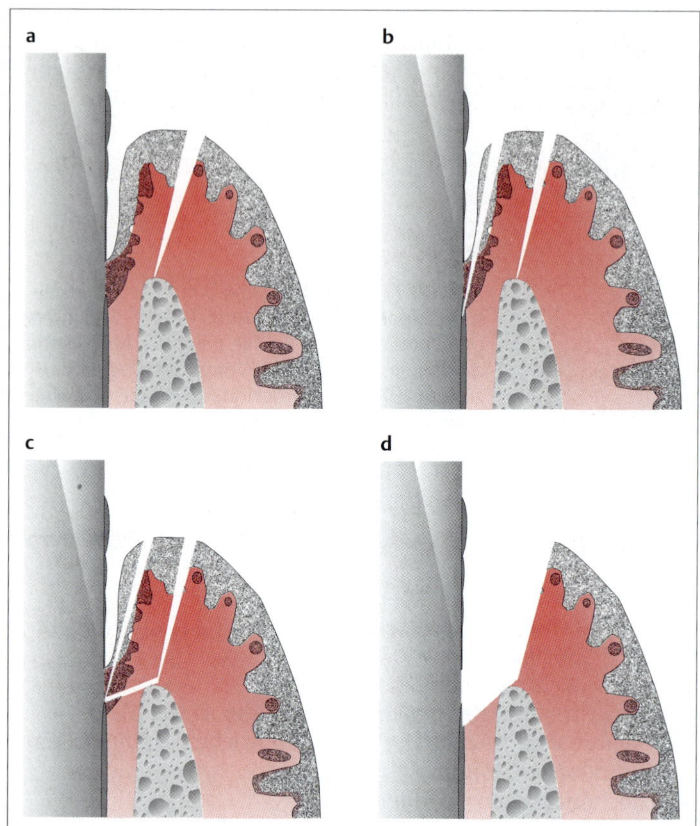

Abb. 11.**8** Inzisionen bei der modifizierten Widman-Technik.
a Paramarginale Inzision.
b Intrakrevikuläre Inzision bis auf den Defektboden.
c So weit wie möglich horizontale Inzision. Infiltriertes Gewebe ist jetzt umschnitten.
d Entfernung des umschnittenen Gewebes und des Granulationsgewebes.

Merke: Auf paramarginale Inzisionen wird im ästhetisch anspruchsvollen Bereich und bei dünner Gingiva verzichtet.

- *intrakrevikuläre Inzision* bis auf den Boden der Knochentasche (Abb. 1.**8 b**)
- nach Lappenmobilisation *horizontale Inzision* (Abb. 11.**8 c**), senkrecht auf den Zahn zu
- bei singulären Knochentaschen können vertikale Entlastungsinzisionen den Operationsbereich lateral begrenzen: *paramedian*, leicht divergierend ins Vestibulum (Vermeidung von Rezessionen oder Papillennekrosen).

– Vorsichtiges Abpräparieren des Mukoperiostlappens mit dem Raspatorium.
– Entfernung des umschnittenen Gewebes mit Sichelscaler CI2/3; Kürettage des Granulationsgewebes mit Universalkürette GF4 (Abb. 11.**8 d**).
– Scaling und Wurzelglättung mit Spezialküretten, evtl. Parodontalfeilen.
– Entfernung von Granulationsgewebe auf der Lappeninnenseite mit der Gingivaschere.
– Lappen in der ursprünglichen Position vernähen:
  - Ist nur möglich, wenn nicht über die mukogingivale Grenze mobilisiert werden musste; ansonsten Kollaps des Gewebes auf dem Knochenrand.
  - Um die Wundränder ausreichend anzunähern, ist manchmal eine koronale Verschiebung des bukkalen Lappens nach Durchtrennung des Periosts notwendig.

- Nahtverschluss:
  - Synthetisches Nahtmaterial, atraumatisch, Stärke 4/0 oder 5/0; bei Liegedauer von mehr als 10–14 Tage monofiles Polypropylen oder Polytetrafluorethylen verwenden.
  - Knopfnähte (Abb. 11.**9 a**, **b**), z.B. mit Nadel C6, 3/8 Kreis, atraumatisch 4/0. Ein Faden von 45 cm reicht für etwa 6 Nähte.
  - Nach Doppelknoten zu Anfang (Reibungsknoten), gegenläufig einfach und wieder in anderer Richtung erneut einfach geknüpft.
  - Wird ein Verband gelegt, sollen alle Knoten lingual liegen (erleichtert Verbandwechsel und Nahtentfernung); ansonsten alle Knoten bukkal.
  - Zuletzt vertikale Inzisionen mit Einzelknopfnähten versorgen (C3, 5/0).
  - Horizontale (Abb. 11.**10 a**, **b**) und vertikale *Matratzennähte* (Abb. 11.**11 a–d**) zur flächigen Adaptation der interdentalen Wundränder.

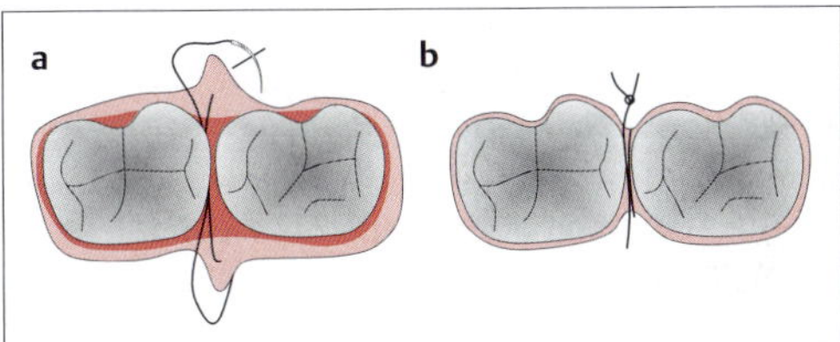

Abb. 11.**9** Kopfnähte.
a Einfache Knopfnaht zur Fixierung des Lappens in seiner ursprünglichen Position.
b Wird kein Verband gelegt, Knoten immer nach bukkal legen (linguale Lage für den Patienten sehr störend). Soll ein Verband gelegt werden, linguale/palatinale Lage der Knoten (bei der Nachsorge zunächst Entfernung des bukkalen Verbands, Durchtrennung der Nähte, danach Entfernung des lingualen/palatinalen Anteils des Verbands zusammen mit den Nähten).

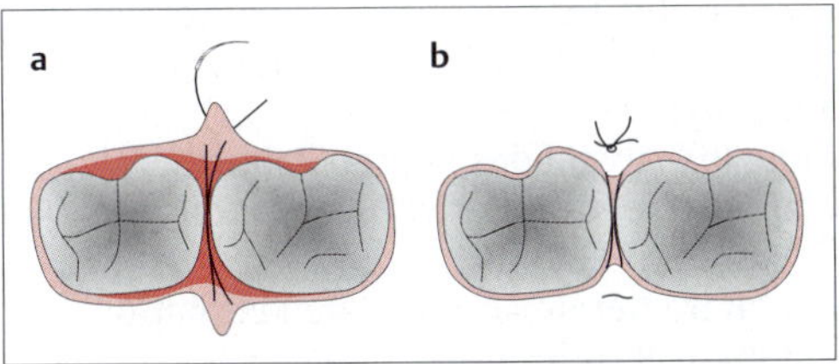

Abb. 11.**10** Horizontale Matratzennaht zur flächigen Annäherung der Papillen.

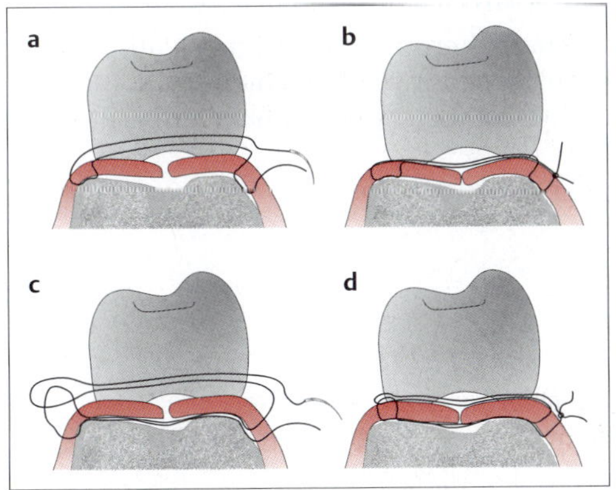

Abb. 11.**11** Vertikale Matratzennaht.
a, b Einfache vertikale Matratzennaht.
c, d Vertikale Matratzennaht mit zusätzlicher Sicherung.

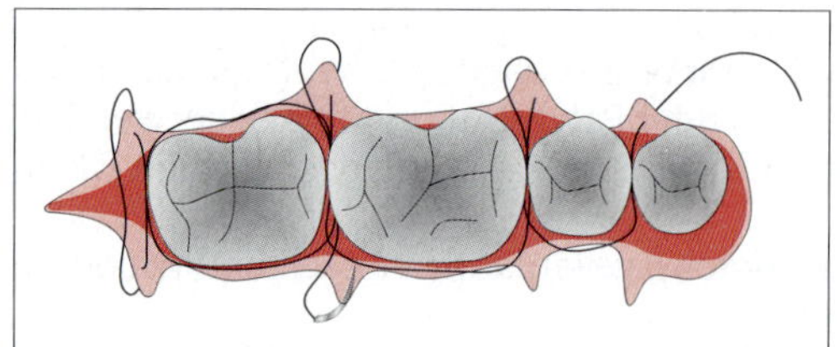

Abb. 11.**12** Fortlaufende Naht. Begonnen wird im anterioren Bereich bei der bukkalen Papille. Zahnumschlingung sichert den bukkalen Lappen. Distal des letzten Zahnes wird mit der Fixierung des lingualen/palatinalen Lappens mit Zahnumschlingung begonnen. Ein einziger Knoten anterior bukkal.

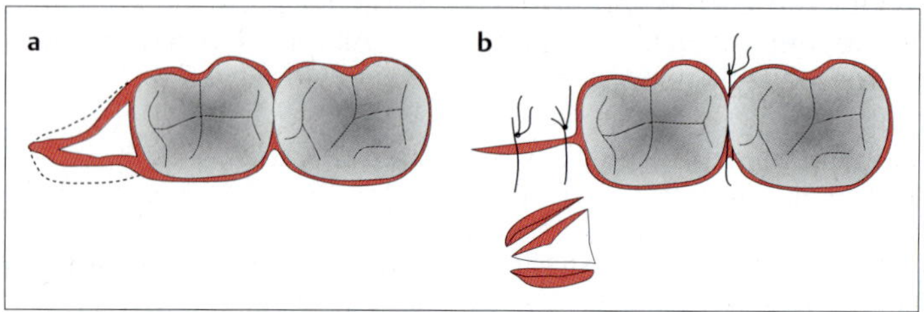

Abb. 11.**13** Distale Keilexzision bei fibrös verdickter Gingiva z. B. im Tuberbereich. Ein zentraler Keil wird zunächst umschnitten (**a**). Die Lappenränder werden anschließend mit dem Skalpell ausgedünnt, was 2 weitere Keile zur Folge hat (**b**). Anschließend dichter Nahtverschluss.

  • *Fortlaufende Naht* mit gebogener Nadel C6 (Abb. 11.**12**): von anterior beginnend zunächst bukkalen, danach lingualen Lappen durch zahnumschlingende Naht sichern.
- Ggf. Zahnfleischverband (CoePak) applizieren.

➤ *Distale Keiloperation* („distal wedge"): bei fibrös verdickter Gingiva im Tuberbereich und bei distalem Furkationsbefall (Abb. 11.**13 a**, **b**). Die Tuberplastik hat v. a. präprothetisch als chirurgische Kronenverlängerung große Bedeutung:
  - Umschneidung und Entfernung eines Gewebekeils distal des letzten Zahnes
  - Ausdünnung der palatinalen und ggf. bukkalen Lappenränder von der Innenseite (interne Gingivektomie): Entfernung von 2 weiteren Keilen
  - sorgfältige Bearbeitung der Wurzeloberflächen im Bereich der distalen Furkation
  - Nahtverschluss durch Einzelknopfnähte (s. Abb. 11.**9**) oder fortlaufende Naht (s. Abb. 11.**12**).

Nachbehandlung

➤ Parodontale *Wundverbände* sollen vor chemischen, thermischen und mechanischen Insulten schützen. Weitere Indikationen: psychologische Gründe, Schienung stark gelockerter Zähne. Bei interdentalem Wundverschluss ist meist kein Verband erforderlich.

➤ Anforderungen an einen Parodontalverband:
  - Verband sollte weich appliziert werden und rasch erhärten
  - ausreichende Festigkeit nach Abbinden
  - glatte Oberfläche
  - keine Beeinträchtigung der Wundheilung
  - evtl. antimikrobielle Zusätze.

➤ Folgende Verbände werden verwendet:
  - Nobetec, auf Zinkoxid-Eugenol-Basis: stabiler Verband, wird sehr hart
  - PeriPac: Calciumsulfat, bindet bei Speichelzutritt ab; Verband für etwa 2 Tage

- CoePak: weich bleibender, eugenolfreier Verband auf Kunststoffbasis
- lichthärtender Verband, z. B. Barricaid; ist drucklos applizierbar.

➤ Postoperative *Infektionsprophylaxe:*
- mechanische Mundhygiene kann nur in den nichtoperierten Bereichen erfolgen
- chemische Plaquekontrolle bis zu dem Zeitpunkt (etwa nach 4 – 6 Wochen), wo eine effektive Mundhygiene mit der Zahnbürste wieder möglich ist: zweimal täglich für 1 – 2 min Mundspülungen mit 0,1 – 0,2 %iger CHX-Lösung
- über Nebenwirkungen aufklären:
  - schwarze Haarzunge
  - Verfärbungen von Zähnen und Restaurationen
  - Geschmacksbeeinträchtigung
  - evtl. Epitheldesquamationen.

➤ Nahtentfernung nach 7 – 10 Tagen:
- Falls ein Verband gelegt wurde, ist ein Zweitverband meist nicht erforderlich.
- Die Nahtentfernung ist bei fortlaufender Naht (s. Abb. 11.**12**) und gesicherter vertikaler Matratzennaht (s. Abb. 11.**11 c, d**) u. U. schwierig.
- **Merke**: Nach Implantation von Fremdmaterial (Knochenersatzmaterial, Membranen zur gesteuerten Geweberegeneration) oder Rezessionsdeckung sollen Nähte länger liegen bleiben – monofiles Polypropylen oder Polytetrafluorethylen verwenden.

➤ Weitere Kontrollen bis zur Reevaluation nach 2 – 3 Monaten im Abstand von 2 Wochen.

Kritische Beurteilung

➤ Nach Lappenoperation wird das entzündliche Infiltrat in der Gingiva stark reduziert:
- Abnahme der Blutungsneigung auf Sondieren und Abschwellen der Gingiva
- parodontale Rezessionen, ästhetische Probleme und hypersensible Wurzeloberflächen halten sich meist in Grenzen (Abb. 11.**14 a – c**).

a
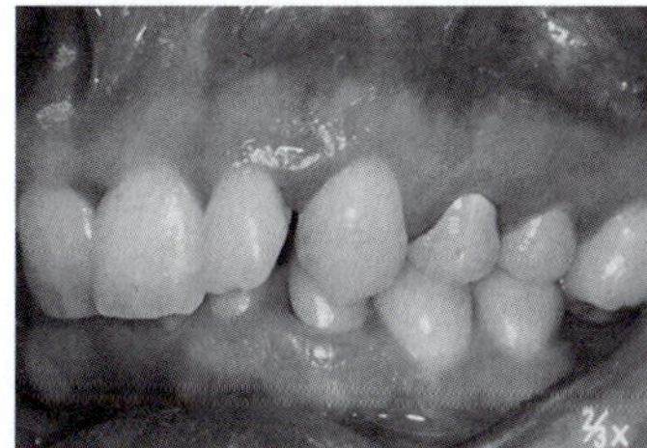

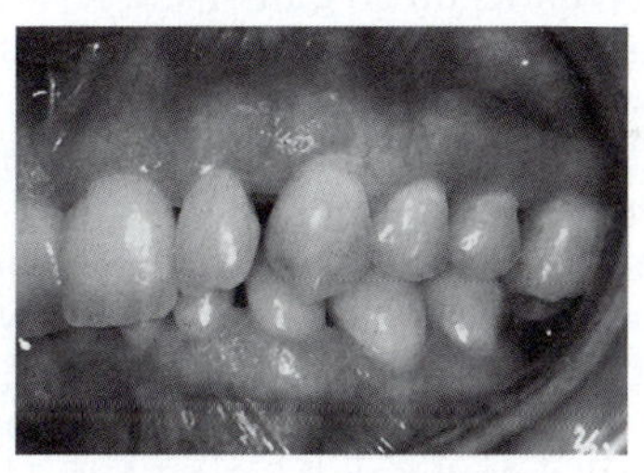
b

c
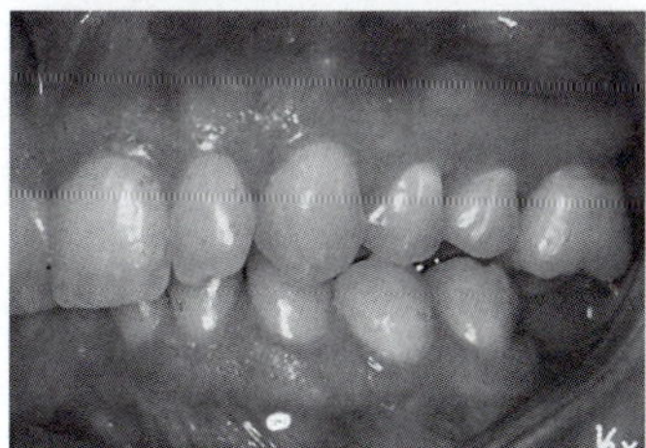

Abb. 11.**14** Bei jungen Patienten ist nach Lappenoperationen vielfach mit einer Regeneration des Weichgewebes zu rechnen.
a 28-jährige Patientin mit fortgeschrittener Parodontitis.
b Situation 6 Wochen nach chirurgischer Therapie. Erhebliche Rezessionen, insbesondere Verlust der Interdentalpapille zwischen Zahn 22 und 23.
c Situation nach 3 Jahren. Entzündungsfreie Gingiva, vollständige Regeneration der Papillen.

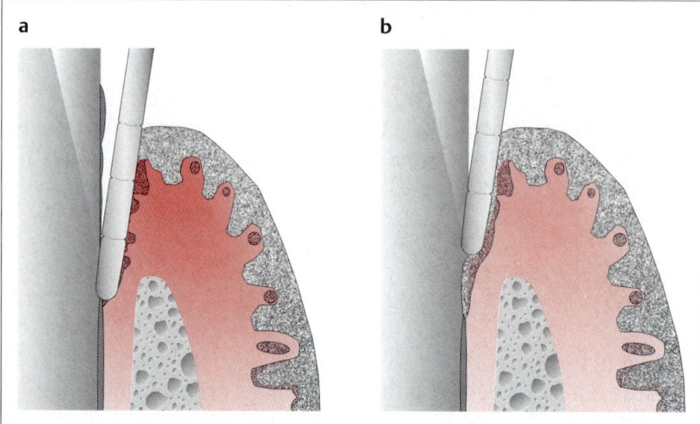

Abb. 11.**15** Klinischer Attachmentgewinn nach Lappenoperation.
a Situation vor dem Eingriff. Parodontalsonde durchfährt Reste des Saumepithels und wird erst durch supракrestale Bindegewebsfasern gestoppt.
b Nach der Behandlung ist das entzündliche Infiltrat verschwunden. Es hat sich ein langes Saumepithel ausgebildet, das etwa auf Höhe der ursprünglichen parodontalen Läsion ansetzt. Bei entsprechendem Sondierungsdruck durchfährt die Sonde das Saumepithel nicht. Ein Attachmentgewinn wird suggeriert.

- Der Widerstand der Gewebe auf Sondierungsdruck nimmt zu. Die Sonde wird nicht mehr so tief zwischen Zahn und Zahnfleisch einzuführen sein:
  - Reduktion der Sondiertiefe
  - scheinbarer („klinischer") Attachmentgewinn (Abb. 11.**15 a**, **b**):
    - **Merke**: Klinische Attachmentgewinne erfolgen in Relation zur Wandigkeit der Knochentasche: je mehr Wände, umso günstigere Resultate
    - in plaquefreien Gebissen deutlich bessere Ergebnisse.
- Durch das operative Trauma wird der Zahn zunächst beweglicher:
  - die Zahnbeweglichkeit nimmt allerdings im Laufe der Zeit wieder ab
  - nach der Therapie sollte der Zahn mindestens so fest werden wie vor der Operation.
- Differenzierte postoperative Ergebnisse nach Lappenoperationen:
  - in flachen Taschen grundsätzlich leichte Attachmentverluste
  - in Taschen zwischen 4 und 6 mm leichte Attachmentgewinne von etwa 1 mm
  - in tiefen Taschen von 7 mm oder mehr zum Teil erhebliche klinische Attachmentgewinne von durchschnittlich mehr als 2,5 mm (Abb. 11.**16**)
  - kein neues *bindegewebiges Attachment* nach konventionellen Lappenoperationen:
    - vielmehr Ausbildung eines epithelialen Attachments (langes Saumepithel)
    - **Merke**: Ein langes Saumepithel ist *kein* Locus minoris resistentiae.
  - Knochenauffüllung von Knochentaschen:
    - kann frühestens nach 6 – 12 Monaten röntgenologisch beobachtet werden (Abb. 11.**17 a**, **b**)
    - je mehr Knochenwände vorhanden sind, umso größer die Auffüllung
    - praktisch nur bei vollständiger Plaquefreiheit (Abb. 11.**18 a**, **b**).

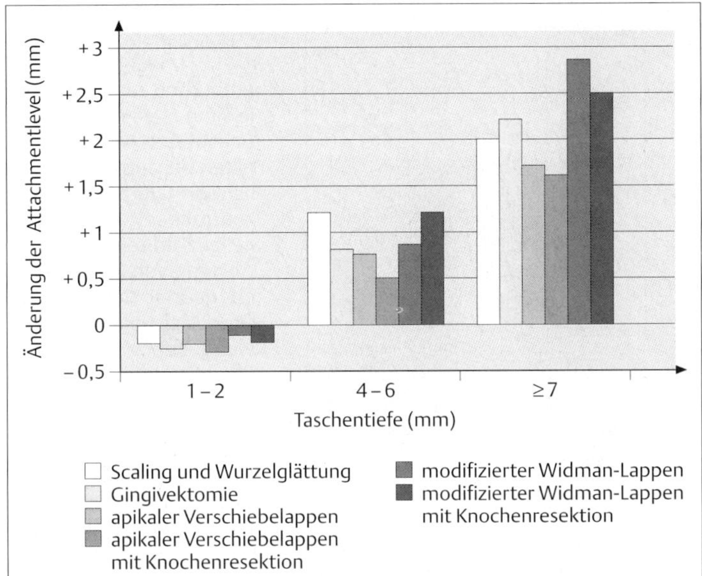

Abb. 11.**16** Änderungen der Attachmentlevel 6 Monate post operationem. Mittlere Ergebnisse nach unterschiedlichen Therapiemodi (Scaling und Wurzelglättung; Gingivektomie; apikaler Verschiebelappen; apikaler Verschiebelappen mit Knochenresektion; modifizierter Widman-Lappen; modifizierter Widman-Lapen mit Knochenresektion). Bei flachen Taschen bis 3 mm traten grundsätzlich leichte Attachmentverluste auf. Bei mittleren Taschen von 4–6 mm wurden durchschnittliche Attachmentgewinne von 0,5–1 mm beobachtet, während bei tiefen Taschen die Widman-Technik mit mehr als 2,5 mm Attachmentgewinn am besten abschnitt (nach Westfelt et al. 1985).

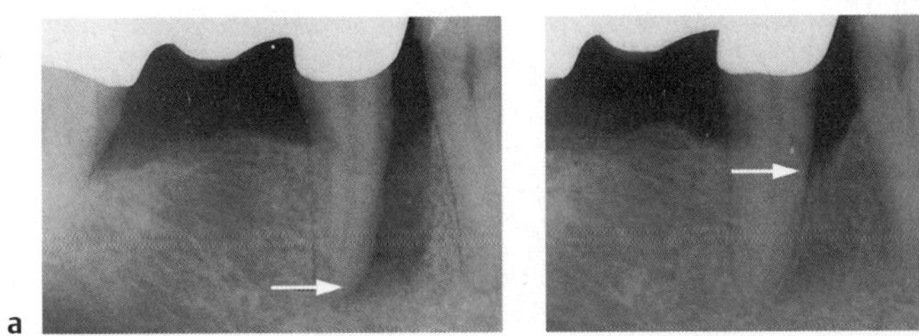

Abb. 11.**17** Knochenauffüllung von Knochentaschen.
a Tiefe 3-Wand-Knochentasche beim Zahn 45 bis in den Bereich des Apex.
b Etwa 70 %ige Knochenauffüllung 12 Monate nach Lappenoperation; › = Defektboden.

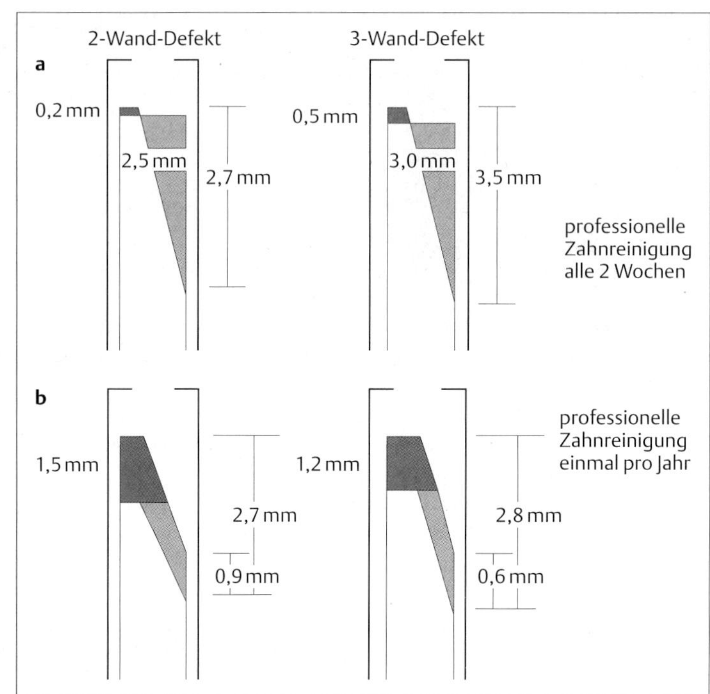

Abb. 11.**18** Knochenanbau nach Lappenoperation ist v. a. in 2- und 3-Wand-Knochentaschen zu erwarten.
a Rosling et al. (1976) beobachteten nach 12 Monaten bei außerordentlich sorgfältiger Plaquekontrolle mit professioneller Zahnreinigung im Abstand von 2 Wochen nur geringe Verluste am Limbus alveolaris und weitgehende Auffüllung (■).
b Fanden die Kontrollen nur einmal im Jahr statt, wurde allerdings praktisch keine Auffüllung gefunden, während sich Knochenabbau am Limbus alveolaris zeigte (■).

Allgemeines

- Bis vor etwa 20 Jahren stand die Kontrolle der parodontalen Infektion im Mittelpunkt der Behandlung. Parodontalchirurgische Maßnahmen hatten in erster Linie folgende Ziele:
  - einen *Zugang* zu der von Mikroorganismen besiedelten Wurzeloberfläche zu schaffen
  - die *Ökologie* in der Läsion so zu ändern, dass eine Rekolonisation verzögert wird.
- Derartig behandelte Läsionen heilen unter weitgehendem Erhalt des entzündungsbedingten anatomischen Defekts ab. Parodontale *Defektheilung* geht einher mit:
  - einer Reduktion der Taschentiefe
  - einem scheinbaren Gewinn an parodontalem Attachment
  - röntgenologisch erkennbarer Auffüllung von Knochendefekten.
- Ob eine *Regeneration* möglich ist, lässt sich nur nach Biopsie anhand *histologischer Präparate* beweisen, was in der Regel beim Menschen nicht statthaft ist.
- Unter biologischer und funktioneller Regeneration wird verstanden:
  - neues Wurzelzement auf einer vormals bakteriell besiedelten Wurzeloberfläche
  - senkrecht dazu einstrahlende prinzipielle Fasern eines neuen parodontalen Ligaments, die in neuem Alveolarknochen inserieren.
- Damit Regeneration stattfinden kann, müssen wichtige Voraussetzungen erfüllt sein:
  - Anwesenheit von Progenitorzellen
  - Wiederherstellung einer biokompatiblen Wurzeloberfläche
  - Ausschluss des Epithels bei der Wundheilung
  - Stabilisierung des Wundbereichs.

Anwesenheit von Progenitorzellen

- Parodontale Regeneration setzt aktive Zellleistungen von Vorläuferzellen (Progenitorzellen) voraus, die proliferieren, in den Wundbereich wandern, sich differenzieren und schließlich Extrazellulärmatrix-Komponenten synthetisieren müssen.
- *Progenitorzellen*, die den parodontalen Defekt besiedeln, haben spezifische Fähigkeiten zur Bildung von Zement, Knochen und Desmodont. Sie werden vermutet im:
  - Restparodont
  - angrenzenden Alveolarknochen
  - Blutstrom.

Wiederherstellung einer biokompatiblen Wurzeloberfläche

- Exponierte Wurzeloberflächen weisen *pathologische Veränderungen* auf:
  - Zerstörung der Sharpey-Fasern im Wurzelzement
  - Hypermineralisierung von Zement und/oder Dentin
  - Eindringen von Toxinen und Bakterien in Zement und v.a. Dentin.
- Um die Wurzeloberfläche für den Organismus wieder biologisch akzeptabel zu machen, ist es notwendig, sie gründlich zu bearbeiten:
  - Scaling und Wurzelglättung beseitigt Bakterien und ihre Toxine.
  - Eine gründliche Entfernung der Schmierschicht als Folge der Instrumentierung kann z.B. mit Citronensäure, Tetracyclinlösung oder EDTA erfolgen.

Ausschluss des Epithels

- Gingivaepithel ist das Gewebe mit der höchsten Proliferationsrate:
  - Proliferation während der initialen Phase der Wundheilung an der Innenseite des Lappens nach apikal; erreicht nach 1 Woche den ursprünglichen Boden der Läsion.

Parodontale Wundheilung

- Anlagerung an die Zahnoberfläche über epithelialen Haftmechanismus.
- **Merke**: Epithel verhindert, dass das Bindegewebe die Wurzeloberfläche erreicht.

➤ Unterschiedliche regenerative Potenziale der verschiedenen Bindegewebe des Parodonts:
- Kontakt des *gingivalen Bindegewebes* zur Wurzeloberfläche hat *Resorption* zur Folge.
- Gerät *Knochengewebe* in Kontakt mit der Wurzeloberfläche, kommt es zur *Ankylose.*
- Lediglich das *Desmodont* enthält Zellen, die auf der Wurzeloberfläche zu *Zementogenese* und Ausbildung von *desmodontalen Fasern* führen.

➤ Biologisches Prinzip der *gesteuerten Geweberegeneration:*
- Ergebnis der Wundheilung hängt von den Zellen ab, die den Wundbereich besiedeln.
- Ausschluss des Epithels z. B. mithilfe von Membranen ermöglicht Zellen aus dem Desmodont eine koronale Proliferation auf der Wurzeloberfläche.

Wundstabilisierung

➤ *Wundstabilisierung* ist der kritische Punkt während der initialen Wundheilungsvorgänge:
- Das Blutgerinnsel unter dem Lappen ist besonders empfindlich gegenüber Zugkräften.
- Reißt der Fibrinfilm, proliferiert das Epithel rasch nach apikal.

➤ Die Wundheilung nach Setzen einer Schnittwunde ist ein präzise vorhersagbarer Prozess, dessen frühe (stündliche) und mittelfristige (tägliche) Ereignisse im Detail bekannt sind:
- Wundheilung beginnt mit der Einwanderung chemotaktisch angezogener Zellen, die die Wunde von Gewebsresten, fremdem Material und Mikroorganismen reinigen.
- Sie endet mit der Produktion und Reifung einer Extrazellulärmatrix, die die Wundränder überbrückt, Zellen und Gefäße stützt und die Widerstandskraft gegen funktionelle Belastungen wiederherstellt.
- Epithelien überbrücken rasch das aus Fibrin bestehende, ausreifende Koagulum.

➤ 3 überlappende Phasen der Wundheilung können unterschieden werden:
- *Entzündungsphase:*
  - Einwanderung von neutrophilen Granulozyten, die die Wunde von Bakterien und traumatisiertem Gewebe reinigen
  - Makrophagen leiten die Reparation ein.
- *Bildung von Granulationsgewebe:*
  - Mediatoren der Makrophagen initiieren Angiogenese und Zellproliferation im Wundbereich, was die Ausbildung eines Granulationsgewebes zur Folge hat
  - proliferierende Zellen bewegen sich innerhalb des Fibrinnetzes und lagern eine lockere Extrazellulärmatrix aus Kollagen, Fibronectin und Proteoglykanen ab
  - Kontraktion der Matrix unter Einfluss von Zell-zu-Zell-Kontakten und Zell-zu-Matrix-Kontakten.
- *Phase der Reifung und Remodellation des Granulationsgewebes:*
  - zunehmende Widerstandskraft gegenüber funktionellen Reizen
  - kann mehrere Wochen bis Monate andauern.

➤ **Merke**: Wundheilung im Bereich des Parodonts ist wesentlich komplizierter:
- der Gingivarand stößt auf eine avaskuläre, hypermineralisierte, feste Wurzeloberfläche
- daher in aller Regel nach sehr kurzer Zeit Abriss des Fibringerinnsels
- apikale Epithelproliferation verhindert Regeneration von Desmodont, Wurzelzement und Alveolarknochen.

➤ 2 sich ergänzende Konzepte bestimmen im Wesentlichen alle Maßnahmen zur Förderung einer parodontalen Regeneration:
- Verhinderung der apikalen Proliferation des Epithels:
  - historisch wiederholte Kürettagen während der Wundheilung
  - historisch Exzision von Gingiva mit und ohne freie Bindegewebstransplantate
  - zurzeit mechanische Barrieren.

Tabelle 11.3 Knochen und Knochenersatzmaterialien

Menschlicher Knochen	• autogen – extraoral – intraoral • allogen – gefriergetrockneter Bankknochen – demineralisierter gefriergetrockneter Bankknochen
Knochenersatzmaterialien	• xenogen – bovines Hydroxylapatit – Calciumcarbonat aus Korallen • alloplastisch – Polymere – Keramik – β-Tricalciumphosphat – Hydroxylapatit – bioaktives Glas

- Stabilisierung des Fibrinfilms durch:
  - Wurzelkonditionierung z. B. mit Citronensäure, Tetracyclin oder EDTA
  - koronale Reponierung und Fixierung des Mukoperiostlappens
  - nichtresorbierbare und resorbierbare Membranen
  - Knochen und Knochenersatzmaterialien (Tab. 11.**3**)
  - auf Fibrin-Fibronectin basierende Gewebekleber.

Knochenersatzmaterialien

➤ Knochenersatzmaterialien weisen unterschiedliche Eigenschaften auf:
- *Osteogenese:* Ersatzmaterial soll Knochenneubildung fördern.
- *Osteoinduktion:* Induktion einer Knochenbildung durch residente Progenitorzellen.
- *Osteokonduktion:* inerte Füllmaterialien, bei denen bestenfalls eine Knochenanlagerung erwartet werden kann.

➤ *Autogener Knochen:* Bei Transplantation vitaler Osteoblasten möglicherweise Osteogenese. Keine Infektionsgefahr. Nachteil: 2. Operationsbereich.

➤ *Allogener Knochen* (z. B. demineralisierter, gefriergetrockneter Bankknochen) induziert Knochen- und Zementbildung durch Differenzierungsfaktoren (BMP, bone morphogenetic proteins). Cave: Restrisiko einer Infektion mit HIV, Creutzfeld-Jakob-Erkrankung.

➤ *Alloplastische* Ersatzmaterialien (z. B. Tricalciumphosphat, Hydroxylapatit, Calciumcarbonat, bioaktive Gläser) werden ebenfalls zur Auffüllung von Knochentaschen propagiert:
- Knochen oder Zementbildung wird nicht induziert.
- Eher Blockade für proliferierende Zellen aus dem parodontalen Ligament.
- Nachteilig ist auch die Behinderung bei der Diagnostik einer persistierenden Infektion.

Wachstums- und Differenzierungsfaktoren

➤ *Wachstumsfaktoren* sind mitogene Polypeptide, die lokal oder systemisch *Wachstum* und *Funktion* von unterschiedlichen Zellen beeinflussen können:
- *autokrine Wirkung:* Wachstumsfaktoren sezernierende Zellen werden selber beeinflusst
- *parakrine Wirkung:* Kontrolle der Zahl bestimmter Zielzellen und ihrer Produkte.

Tabelle 11.4 Aktivität von Wachstums- und Differenzierungsfaktoren; ++: stark erhöht, +: erhöht, –: kein Effekt oder negativer Effekt (nach Cochran & Wozney 1999)

	Fibroblasten-proliferation	Osteo-blastenpro-liferation	Synthese von Extrazellu-lärmatrix-Proteinen	Differenzie-rung von Mesenchym-zellen	Vaskularisa-tion
PDGF (platelet-derived growth factor)	++	++	–	–	+ (indirekt)
IGF (insulin-like growth factor)	+	++	++	–	–
BMP (bone morphogenetic proteins)	–	+/–	+/–	++	++ (indirekt)
TGF-β (transforming growth factor-β)	+/–	+/–	++	–	+ (indirekt)
FGF (fibroblast growth factor)	++	++	–	–	++

- *Differenzierungsfaktoren* kontrollieren den *Phänotyp* bestimmter Zellen:
  - Vorläuferzellen entwickeln sich unter dem Einfluss von Differenzierungsfaktoren zu funktionsfähigen, reifen Zellen.
  - Unter dem Einfluss von BMP entwickeln sich z. B. aus undifferenzierten Mesenchymzellen Osteoblasten.
- Zukünftig Einsatz humaner, rekombinant gentechnologisch hergestellter Wachstums- und Differenzierungsfaktoren im Rahmen eines Bioengineerings (Tab. 11.**4**).
- Zurzeit wird thrombozytenreiches Plasma aus Eigenblut des Patienten in der regenerativen Parodontalchirurgie eingesetzt:
  - Anreicherung mittels Zellseparator
  - hohe Konzentration von PDGF (platelet-derived growth factor) und TGF-β (transforming growth factor-β) stimulieren Knochenwachstum und Bildung von parodontalem Gewebe.

Wurzelkonditionierung mit Schmelz-Matrix-Proteinen

- Während der Zahnentwicklung sezernieren Zellen der Hertwig-Epithelscheide Schmelz-Matrix-Proteine (Amelogenine):
  - Voraussetzung für die Bildung von azellulärem Fremdfaserzement auf der Wurzeloberfläche
  - therapeutischer Ansatz: Um die Regeneration parodontaler Gewebe zu stimulieren, werden entwicklungsbiologische Vorgänge imitiert.
- Schmelz-Matrix-Proteine werden aus Zahnkeimen des Schweins gewonnen (Emdogain):
  - Emdogain ist pharmakologisch sicher, insbesondere nicht immunogen
  - wird auf die mittels EDTA vorbehandelte Wurzeloberfläche aufgetragen.
- Viel versprechende tierexperimentelle und klinische Resultate:
  - Bildung von azellulärem Fremdfaser- und zellulärem Eigenfaserzement
  - Gewinne an klinischem Attachment deutlich höher als bei konventioneller Lappenoperation; vergleichbar mit Ergebnissen nach Membranapplikation
  - Langzeitergebnisse stehen zurzeit aus.

Membranen

➤ Zur Stabilisierung des Wundbereichs und Ausschluss des Epithels bei der Wundheilung werden zurzeit v. a. operationstechnische Tricks angewendet (Abb. 11.**19 a – f**):
  – sog. gesteuerte Geweberegeneration unter Einsatz von nichtresorbierbaren oder resorbierbaren Membranen (Tab. 11.**5** und 11.**6**).

➤ Membranen der 1. Generation aus gerecktem Polytetrafluorethylen (ePTFE, Gore-Tex Periodontal Material) sind nach wie vor Standard in der regenerativen Parodontalbehandlung:
  – sie müssen allerdings nach 4 – 6 Wochen während eines Zweiteingriffs entfernt werden
  – Gefahr der Infektion durch bakterielle Besiedelung der Membranoberfläche
  – Membran neigt zu Kollaps über dem Defekt

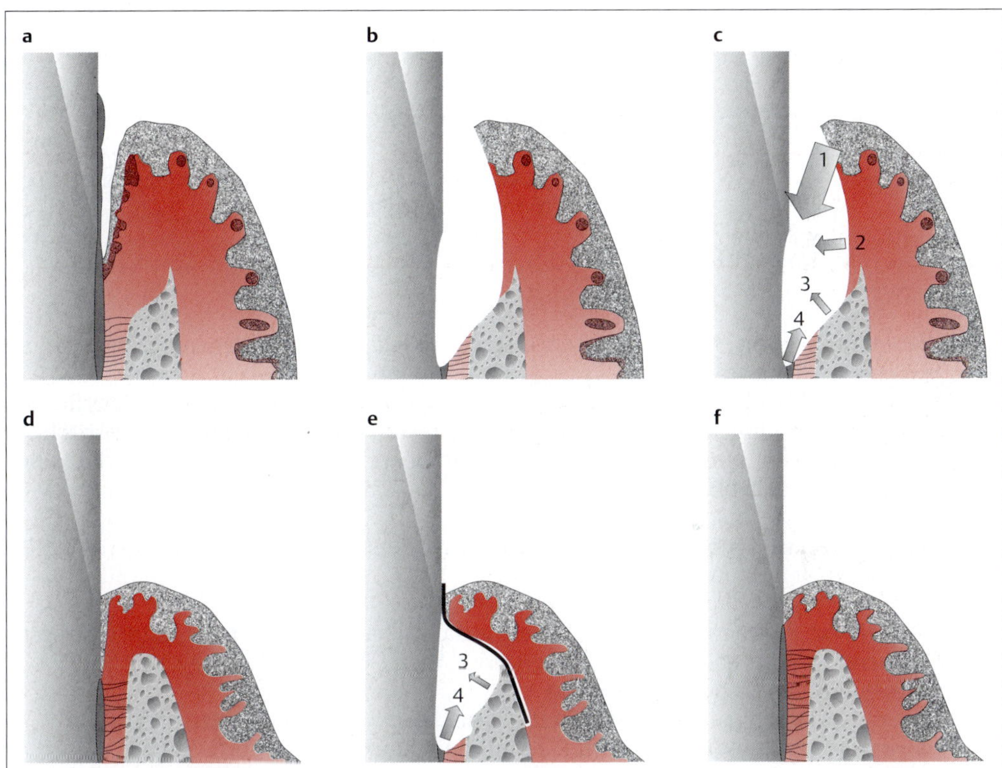

Abb. 11.**19** Paradigma der parodontalen Wundheilung.
a Präoperative Situation mit Knochentasche.
b Nach Lappenbildung Entfernung des Granulationsgewebes, Scaling und Wurzelglättung.
c Epithel (1) hat größte Proliferationsrate, gefolgt von gingivalem Bindegewebe (2).
d Daher resultiert ungestörte Wundheilung in einem langen epithelialen Attachment, was verhindert, dass Zellen aus dem Knochen oder Desmodont die Wurzeloberfläche besiedeln. Gleichwohl kann sich die Knochentasche teilweise auffüllen.
e Durch Platzierung einer mechanischen Barriere bekommen Zellen des Alveolarknochens (3) und Fibroblasten aus dem parodontalen Ligament (4) die Chance, den Wundbereich zu besiedeln, der gleichzeitig vor Zugkräften geschützt wird.
f Diese gesteuerte Geweberegeneration hat zur Folge, dass sich auf der Wurzeloberfläche neues Wurzelzement und ein funktionierender Faserapparat eines neuen Desmodonts ausbilden.

Gesteuerte Geweberegeneration

Tabelle 11.5 Anforderungen an optimale Barriere zur gesteuerten Geweberegeneration

Anforderungen	Bemerkungen
Sicherheit	Zulassung der zuständigen Ämter (US-amerikanische FDA, entsprechende nationale bzw. internationale Zulassungsbehörden)
Biokompatibilität	Material darf nicht toxisch sein, sollte keine immunologischen oder entzündlichen Reaktionen auslösen
Dichter zervikaler Verschluss	möglichst in die Membran inkorporierte Nähte
Adaptation im Bereich des Alveolarknochens	Anschmiegen des Materials an den Knochen
Platzhalterfunktion und Stabilität	kein Kollaps über dem Defekt Steifheit der Membran soll Wundbereich ausreichend stabilisieren
Gewebsintegration	durch Einwachsen von Bindegewebe auf der Außenfläche der Membran
Permeabilität für Gewebsflüssigkeit und Wachstumsfaktoren	zurzeit spekulativ
Funktionsdauer	mindestens 6 Wochen, längere Resorptionszeit möglicherweise von Vorteil
Einfache Handhabung	

  - Weiterentwicklungen mit Titanverstrebung ermöglichen etwas Regeneration auch bei horizontalem Knochenabbau.
- ➤ Resorbierbare Membranen machen Zweiteingriff zur Membranentfernung überflüssig. Klinisch wurden ähnliche Resultate wie bei nichtresorbierbaren Membranen beobachtet:
  - menschliches Kollagen, z. B. lyophilisierte Dura mater (allogenes Material) oder xenogenes Rinderkollagen:
    - unkontrollierte, rasche Resorption
    - Materialien sind möglicherweise immunogen; Sensibilisierung gegen eigenes Kollagen ist nicht auszuschließen
    - Restrisko für Krankheitsübertragung
  - Polyglykolid, Polylactid oder Copolymere aus diesen aliphatischen Polyestern (Resolut Regenerative Material, Guidor Matrix Barrier, Vicryl-Netz):
    - biokompatible, sichere Materialien
    - spezielles Design gewährleistet Steifheit der Membran und Gewebeintegration
    - ausreichende Funktionsdauer, z. T. auf bis zu 6 Monate verlängert.

Indikationen

- ➤ Mit gesteuerter Geweberegeneration sollen die lokale Morphologie des Defekts sowie die Funktion und Prognose einzelner Zähne deutlich verbessert werden.
- ➤ Bei bestimmten parodontalen Läsionen können in Bezug auf Attachmentgewinne bessere Ergebnisse erwartet werden, als bei konventionellen Verfahren:
  - 2- und 3-wandige, mindestens 4 mm tiefe Knochentaschen
  - bukkale und linguale Furkationen II. Grades bei Unterkiefermolaren
  - bukkale Furkationen II. Grades bei Oberkiefermolaren
  - Knochendefekte nach operativer Weisheitszahnentfernung
  - tiefe parodontale Rezessionen der Miller-Klasse I oder II.

Tabelle 11.6 Einige synthetische Barrieren zur gesteuerten Geweberegeneration

Material	Zusammensetzung	Steifheit, Platzhalterfunktion	Biologisch abbaubar	Gewebeintegration	Bemerkungen
Gore-Tex Periodontal Material	gerecktes Polytetrafluorethylen (ePTFE)	ziemlich gut	nein	kaum	bisher längste klinische Erfahrung
Gore-Tex Periodontal Material, Titanium-Reinforced	e-PTFE, Titanverstrebungen	sehr gut	nein	kaum	zur Rezessionsdeckung; möglicherweise zur Behandlung von horizontalem Knochenabbau
Vicryl Parodontal Netz	Polyglykolid/ Polylactid (9:1)	nein	ja	kaum	gewebte Barrieren werden innerhalb von 1 – 3 Monaten resorbiert
Mempol	Polydioxanon	gut	ja	ja	besondere Struktur auf der Außenfläche der Membran soll Gewebeintegration gewährleisten
Resolut Regenerative Material	Polylglykolid/ Polylactid	gut	ja	ja	Resorption beginnt nach 4 Wochen und endet vor Ablauf von 6 Monaten
Gore Osseoquest	Polyglykolid/ Polylactid/ Trimethylencarbonat	gut	ja	ja	Funktionsdauer länger als 6 Monate. Einsatz v. a. zur gesteuerten Knochenregeneration
Atrisorb	Poly-DL-lactid in einem biokompatiblen Träger aus *N*-Methyl-2-pyrrolidon	gut	ja	kaum	Membran wird individuell hergestellt. Die zunächst flüssige Phase erhärtet unter dem Einfluss von Gewebsflüssigkeit, gute Adaptation an den Defekt möglich
Guidor Matrix Barrier	Poly-DL-lactid/ Poly-L-lactid, Acetyltributylcitrat als Weichmacher	gut	ja	ja	doppellagige Membran mit größeren Perforationen auf der Außenfläche zur bindegewebigen Integration und kleineren auf der Innenseite zur Permeation von Gewebsflüssigkeit

Kontraindikationen

- Allgemeine Kontraindikation:
  - systemische Erkrankungen mit nicht vertretbarem Operationsrisiko
  - insuffiziente Mundhygiene
  - exzessiver Tabakkonsum.
- Spezielle Kontraindikationen betreffen eine ungünstige Defektmorphologie:
  - horizontaler Knochenabbau und einwandige Knochentaschen
  - verschiedene ossäre Läsionen im Bereich mehrwurzliger Zähne:
    - Furkationsbefall III. Grades
    - Furkationsbefall II. Grades bei mesialen und distalen Furkationen von Oberkiefermolaren
    - Furkationsbefall bei Prämolaren und Weisheitszähnen (begründete Ausnahmen)
  - Rezessionen der Miller-Klasse III oder IV
  - „hoffnungslos" parodontal erkrankte Zähne:
    - kein proliferationsfähiges Desmodont vorhanden
    - stark erhöhte Zahnbeweglichkeit interferiert mit normaler Wundheilung.

Vorgehen

- Maximalen Erhalt des Weichgewebes zur Deckung der Membran anstreben:
  - Desinfektion.
  - Anästhesie.
  - Schnittführung:
    - streng intrakrevikuläre Inzision
    - falls möglich modifizierter Papillenerhaltungslappen nach Cortellini et al. (1995) (Abb. 11.**21**)
    - ggf. vertikale Inzisionen etwa eine Zahnbreite lateral des Defekts.
  - Mukoperiostlappen präparieren; knöchernen Defekt vollständige darstellen.
  - Kürettage des Granulationsgewebes.
  - Gründliches Scaling und Glättung der Wurzeloberflächen, evtl. Wurzelkonditionierung z. B. mit Citronensäure, Tetracyclinlösung oder EDTA.
  - Passende Membran aussuchen und trimmen. Die Membran sollte den Knochendefekt vollständig bedecken und etwa 2 mm überragen (Abb. 11.**20 a**, **b**).
  - Enge Fixierung der Membran an den Nachbarzähnen mit Schlingnähten.
  - Lappenverlängerung nach vorsichtiger Durchtrennung des Periosts.
  - Lappen mit horizontalen und vertikalen Matratzennähten (Abb. 11.**21 a** – **f**, 11.**22**) spannungsfrei über der Membran fixieren; lange Liegedauer der Nähte beachten.
  - Zusätzliche Knopfnähte mit feinem Nahtmaterial (5/0) zur besseren Adaptation der Wundränder.

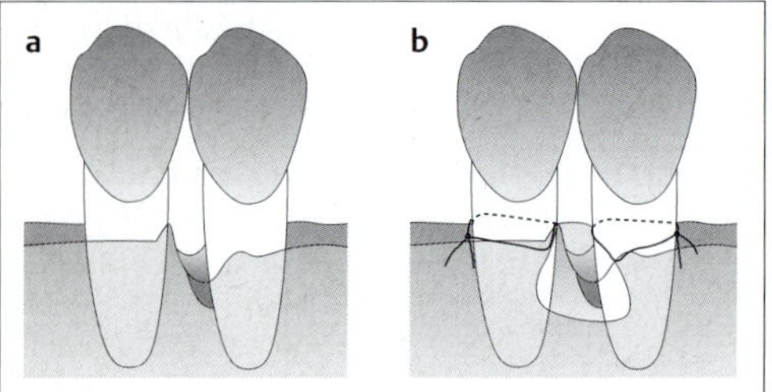

Abb. 11.**20** Platzierung der getrimmten Membran über der kombinierten 1-, 2- und 3-Wand-Knochentasche. Fixierung an den Nachbarzähnen.

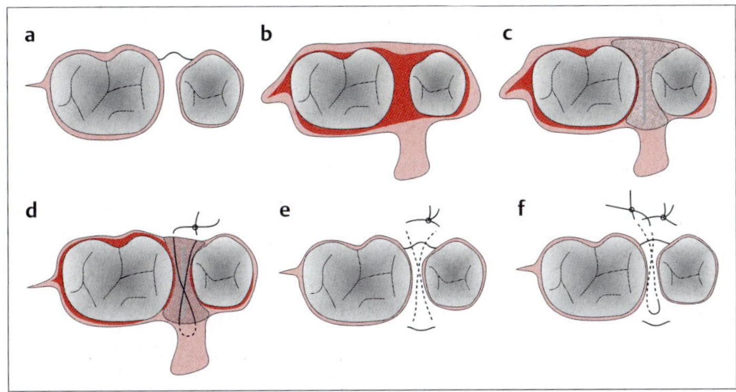

Abb. 11.**21** Modifizierter Papillenerhaltungslappen (Cortellini et al. 1995).
a Semilunare Inzision zum Erhalt der palatinalen Papille.
b Mobilisierung der Papille.
c Titanverstärkte Membran platziert. Anschließend erfolgt die Durchtrennung des bukkalen Periosts zur spannungsfreien Verlängerung des bukkalen Lappens.
d Mit horizontaler Matratzennaht wird die palatinale Papillenbasis breit gefasst.
e Der bukkale Lappen kann über der Membran fixiert werden.
f Mit vertikaler Matratzennaht wird vollständiger Wundverschluss erreicht.

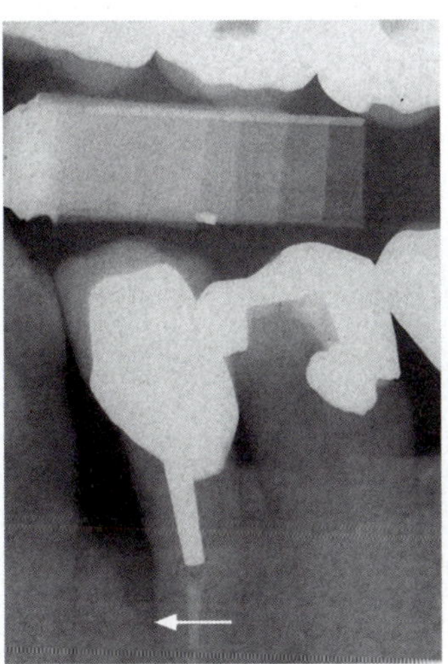

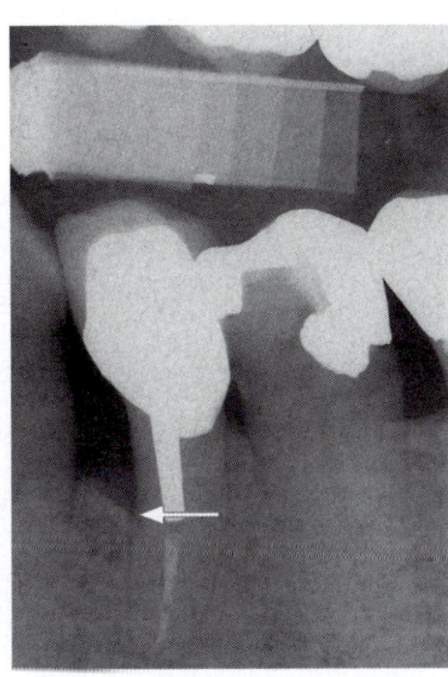

Abb. 11.**22** Dreiwand-Knochentaschen.
a Dreiwand-Knochentasche beim Zahn 34. Gesteuerte Geweberegeneration unter Verwendung einer ePTFE-Membran.
b 3 Jahre post operationem. Die Knochentasche hat sich zu etwa 70 % knöchern aufgefüllt; ← = Defektboden.

Nachbehandlung

- Patient muss auf die heiklen Wundheilungsvorgänge aufmerksam gemacht werden.
- Postoperative Infektionsprophylaxe:
  - keine routinemäßige Antibiotikaprophylaxe
  - Patient spült zweimal täglich mit 0,1 – 0,2 %iger CHX-Lösung für etwa 4 – 6 Wochen. Zähnebürsten im operierten Bereich unterlassen
  - während der ersten 2 Wochen Kontrolle der Wundheilung im Abstand von 2 – 3 Tagen. Ggf. vorsichtige Entfernung von Plaque im Bereich des Gingivarands

- bei Freiliegen der Membran sollte der Patient zweimal täglich ein 1%iges CHX-Gel applizieren. Keinesfalls sekundäre Deckung versuchen.

➤ Nahtentfernung nach 4–6 Wochen.

➤ Bei Implantation einer nichtresorbierbaren Membran erfolgt die chirurgische Entfernung nach 4–6 Wochen:
- intrakrevikuläre Inzision nach lokaler Anästhesie
- Bildung eines kleinen Mukoperiostlappens
- Durchtrennung der Schlingnaht
- Entfernung der Membran mit der Pinzette
- vorsichtige Kürettage der Lappeninnenseite mit einer Universalkürette
- Resposition und Fixierung des Lappens mit interdentalen Knopfnähten
- falls eine Deckung nicht möglich ist, sollte interdental ein freies Gingivatransplantat zum Schutz des regenerierten Gewebes platziert werden (s. S. 187).

Kritische Bewertung

➤ Eine übersteigerte Erwartungshaltung des Patienten sollte nicht gefördert werden:
- Gesteuerte Geweberegeneration ist nie die „letzte Rettung" für den Erhalt des Zahnes.
- Operationsmethode eignet sich zurzeit nur begrenzt für die tägliche Praxis:
  - relativ komplizierte Technik
  - postoperatives Ergebnis nicht zufriedenstellend vorhersehbar
  - stark eingeschränkter Indikationsbereich.

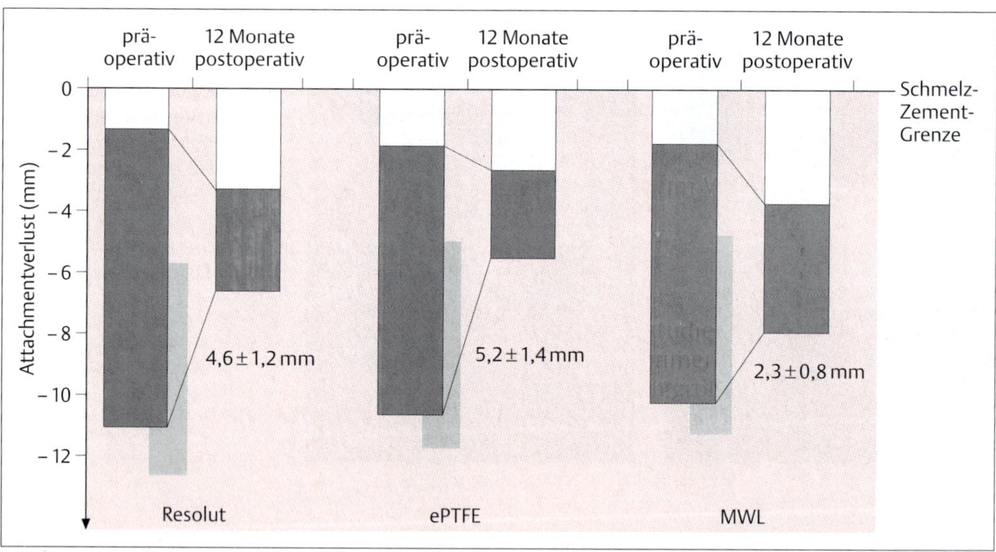

Abb. 11.**23** Vergleichende Untersuchung (Cortellini et al. 1996) der postoperativen Resultate nach 12 Monaten bei Knochentaschen nach Verwendung resorbierbarer Membranen (Resolut) und nichtresorbierbarer ePTFE-Membranen zur gesteuerten Geweberegeneration und konventioneller Lappenoperation (modifizierter Widman-Lappen). Bei gesteuerter Geweberegeneration vergleichbare Attachmentgewinne von durchschnittlich etwa 5 mm, v. a. im Bereich der Knochentasche (■) Deutlich schlechtere Ergebnisse bei konventioneller Lappenoperation (durchschnittlich etwas über 2 mm). ePTFE-Membranen führten zu geringeren Rezessionen (□); ■ = Sondiertiefe.

- Auslösung nicht unbedingt vorhersehbarer, überwiegend reparativer Vorgänge im Wundbereich:
  - möglicherweise insuffiziente Haftung des neuen Zements auf der Wurzeloberfläche
  - Bildung von zellulärem Eigenfaserzement ohne funktionelle Bedeutung.
- Trotzdem vielfach günstige Ergebnisse in klinischen Untersuchungen (Abb. 11.**23**).

➤ Kombinationsbehandlungen mit autogenem Knochen oder Knochenbankknochen erlangen zurzeit größere Bedeutung.

Furkationsbehandlung

Allgemeines

- Aufgrund des erschwerten Zugangs und bizarrer Strukturen im Furkationsbereich macht die Behandlung der Furkationsparodontitis seit jeher große Schwierigkeiten. Bei Einbruch der Parodontitis in die Furkation verschlechtert sich die Prognose für den Zahn drastisch.
- Je nach Zahntyp und Grad des Furkationsbefalls aber auch in Abhängigkeit zahlreicher allgemeiner Faktoren (Verlaufsform der Parodontitis, Alter, Gesundheitszustand, Compliance des Patienten etc.) kommen unterschiedliche **Verfahren der Behandlung** infrage:
  - *konservative Verfahren*, d. h. die mechanische Bearbeitung der infizierten Wurzeloberfläche mit oder ohne Odontoplastik
  - *resektive Maßnahmen*: Wurzelamputation, Hemisektion, Prämolarisierung, Tunnelierung
  - *parodontale Regeneration*.

Morphologische Grundbegriffe

- **Anatomischer Wurzelkomplex** (Abb. 11.**24 a – c**): apikal der Schmelz-Zement-Grenze liegender Teil des Zahnes.
- **Wurzelkegel**: konstante morphologische Einheit. 2 oder mehr Wurzelkegel können auf einer bestimmten Höhe der Wurzel gespalten sein.
- **Wurzelkomponente** (betrifft ausschließlich Molaren):
  - der Wurzelkomplex der Oberkiefermolaren besteht aus 3 Wurzelkomponenten
  - der Wurzelkomplex von Unterkiefermolaren besteht aus 2 Wurzelkomponenten
  - jede Wurzelkomponente setzt sich aus 2 oder maximal 3 Wurzelkegeln zusammen.
- **Spaltungsstrukturen**:
  - *Furkation* – interradikuläre Einziehung bei vollständiger Trennung der Wurzelkegel oder Wurzeln
  - *Wurzelfurche* bei unvollständiger Trennung.

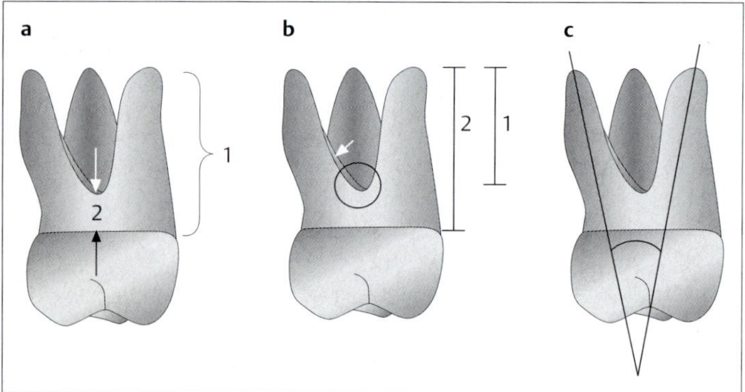

Abb. 11.**24** Anatomischer Wurzelkomplex.

a Der Wurzelkomplex (1) ist der Teil des Zahnes, der sich apikal der Schmelz-Zement-Grenze befindet. Der Wurzelstamm (2) ist der Teil des Wurzelkomplexes, der sich von der Schmelz-Zement-Grenze bis zum Furkationseingang erstreckt.

b Spaltungsgrad: Verhältnis der furkoapikalen (1) zur zervikoapikalen Ausdehnung (2) des Wurzelkomplexes; vollständige Trennung der Wurzeln (○): interradikuläre Einziehung (Furkation); Spaltungsstruktur mit unvollständiger Trennung (Wurzelfurche, weißer Pfeil).

c Divergenzgrad der Wurzeln.

- **Wurzelstamm**: Teil des Wurzelkomplexes, der koronal der Furkation liegt.
- **Furkationseingang**: Übergang zwischen dem vertikalen und horizontalen Teil der interradikulären Einziehung.
- **Fornix**: Dach der Furkation.
- **Spaltungsgrad** zweier Wurzelkegel oder zweier Wurzeln: maximale furkoapikale Ausdehnung im Verhältnis zur maximalen zervikoapikalen Ausdehnung der Wurzeln.
- **Divergenzgrad**: Winkel, der durch die zervikale Hälfte zweier Wurzelkegel oder zweier Wurzeln gebildet wird.

Strukturen im Furkationsbereich

- Im Furkationseingang finden sich häufig *paraplastische Schmelzbildungen* (Produkte der Hertwig-Epithelleiste abgespaltener Schmelzorgane), die die Bakterienproliferation begünstigen und im Sinne einer Odontoplastik entfernt werden sollten:
  - *Schmelzsporne*, werden je nach Größe klassifiziert:
    - Klasse I: kleine Extensionen im Bereich des Wurzelstamms
    - Klasse II: mittlere Sporne bis zum Furkationseingang
    - Klasse III: ausgedehnte Lanzetten bis in den eigentlichen Furkationsraum
  - Schmelzinseln, Schmelztropfen und Schmelzperlen.
- *Ausgeprägte Zementbildung* (zelluläres Gemischtfaserzement) im Furkationsbereich:
  - variabel hoher Zementkamm bei zweiwurzliger Prämolaren
  - zentraler Zementwulst bei unteren Molaren in mesiodistaler Richtung
  - T-förmiger Zementwulst bei oberen Molaren.
- *Bizarres Mikrorelief* begünstigt ebenfalls die Kolonisation von Bakterien:
  - Vertiefungen, Nischen
  - akzessorische Pulpakanäle
  - blinde Öffnungen.

Konservative Furkationsbehandlung

- Instrumentelle Bearbeitung der Wurzeloberflächen, meist im Rahmen einer Lappenoperation:
  - Küretten (z. B. Columbia 4 R/4 L, Langer SL17/18, spezielle Furkationsküretten SQMD1, SQBL1, Abb. 11.**25 a**, **b**)
  - ggf. Hirschfeld-Feilen
  - fein- (40 µm) und feinstkörnig (15 µm) diamantierte rotierende Instrumente
  - druckluftbetriebene sog. Airscaler.
- Indikation:
  - Furkationsbefall I. und beginnenden II. Grads
  - Schmelzsporne und Schmelzperlen.
- Konservative Maßnahmen haben bei fortgeschrittenem Befall nur eine vorübergehende Verbesserung der Situation zur Folge:
  - Insbesondere horizontale Attachmentgewinne sind bei fortgeschrittenem Furkationsbefall nach konventionellen parodontalchirurgischen Maßnahmen nicht zu erwarten:
    - schlechte Zugänglichkeit der Furkation
    - Möglichkeit einer raschen bakteriellen Wiederbesiedelung.
  - Daher regelmäßige Kontrollen und ggf. Nachbehandlungen.

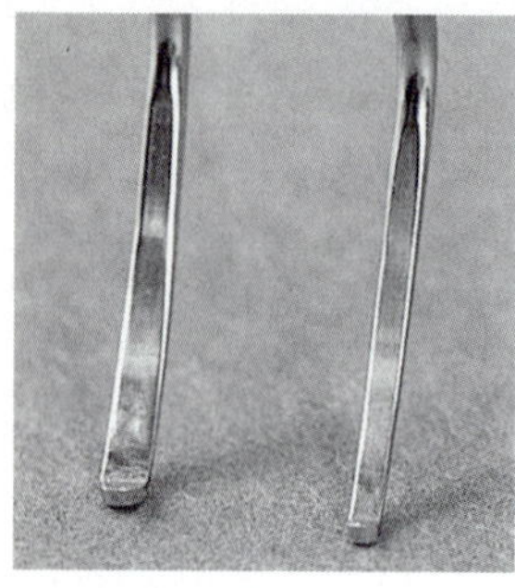

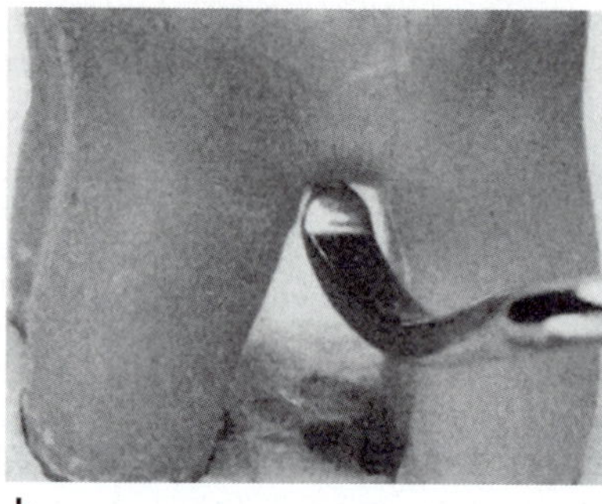

a b

Abb. 11.**25** 1,3 mm und 0,9 mm breite (**a**), spezielle Kürette nach Quétin (**b**) zur gründlichen Bearbeitung des Fornix der Furkation.

Wurzelamputation und Hemisektion

- Wurzelamputation und Hemisektion haben dann eine Bedeutung, wenn strategisch wichtige Zähne auf jeden Fall gehalten werden sollen.
- Breiter Indikationsbereich, beschränkt sich nicht auf parodontale Erkrankungen:
  - *parodontal:*
    - Furkationsbefall II. und III. Grades
    - im Wesentlichen bei 1. und 2. Molaren
  - *endodontal*, mögliche Indikation bei:
    - nicht aufzubereitendem Wurzelkanal
    - nicht zu entfernendem Wurzelstift
  - *iatrogen:*
    - Instrument lässt sich nach Fraktur nicht aus dem Wurzelkanal entfernen
    - Perforation der Klasse IV (im Bereich der Furkation)
    - Perforation der Klasse II (intraalveoläre Perforation im mittleren Wurzeldrittel)
  - sonstige Gründe:
    - unbehandelbare Karies im Wurzel- oder Furkationsbereich
    - selten während kieferorthopädischer Behandlung (fraktionierte Extraktion).
- Definitionen:
  - **Wurzelamputation**: Entfernung einer oder mehrere Wurzeln unter weitgehender Erhaltung des Kronenanteils; meist nur bei Oberkiefermolaren möglich.
  - **Hemisektion**: Entfernung einer Wurzel bei gleichzeitiger Entfernung des entsprechenden Kronenanteils; in der Regel bei Unterkiefermolaren.
- Sorgfältige *Planung* – keinesfalls sollten diese Maßnahmen ad hoc durchgeführt werden:
  - Adäquate endodontische Versorgung ausreichend lange vor der geplanten Resektion (medikamentöse Einlage mit $Ca[OH]_2$ ist in der Regel ausreichend):
    - um bei Schmerzzuständen eine Differenzialdiagnose stellen zu können
    - zur Berücksichtigung von Komplikationen bei der endodontischen Behandlung.
  - Vitalamputation vermeiden:
    - hat praktisch immer eine chronische oder sogar akute Pulpitis zur Folge
    - später notwendige ordnungsgemäße Aufbereitung könnte problematisch werden.
  - Normalerweise wird die Wurzel mit der größten parodontalen Destruktion entfernt; bei auftretenden Problemen während der endodontischen Behandlung ggf. umdisponieren.
- Vorgehen bei der Wurzelamputation (Abb. 11.**26 a – d**):
  - Desinfektion
  - Anästhesie
  - Mukoperiostlappen zur Darstellung des gesamten Furkationsbereichs bilden

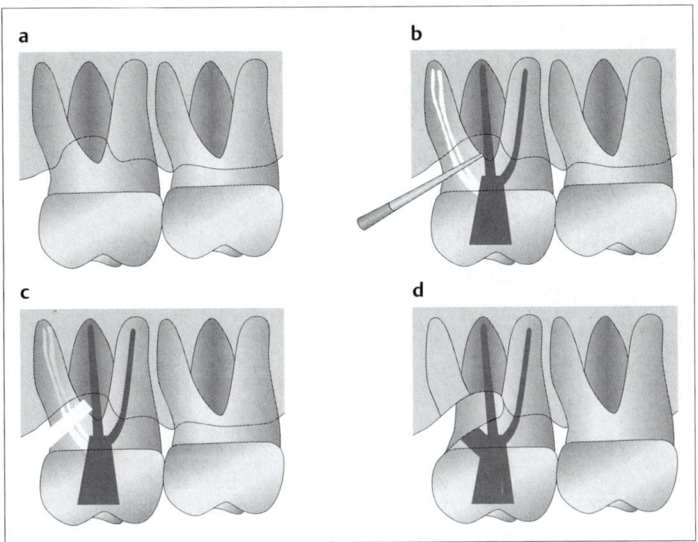

Abb. 11.**26** Wurzelamputation.
a Fortgeschrittener bukkal-mesialer Furkationsbefall bei 1. Molaren im Oberkiefer. Die mesiale Wurzel soll entfernt werden.
b, c Wurzelkanalbehandlung, medikamentöse Einlage in den mesialen Kanälen. Nach Aufklappung und Entfernung des Granulationsgewebes wird die mesiale Wurzel mit nadelförmigem Diamantschleifkörper unter ständiger Kühlung mit steriler physiologischer Kochsalzlösung vom Rest des Wurzelkomplexes separiert.
d Nach vorsichtiger Ostektomie kann die Wurzel mit einem schmalen Hebel oder mit der Wurzelzange leicht entfernt werden. Angeschnittener Wurzelkanal wird mit Kompositfüllung versorgt (kann nach Abschluss der Wundheilung erfolgen).

- Entfernung des Granulationsgewebes
- Separation der zu entfernenden Wurzel mit nadelförmigem Schleifkörper:
  - ständige Kühlung mit ausreichender steriler, physiologischer Kochsalzlösung
  - Cave: Beschädigung der zu erhaltenden Wurzeln
  - definitives Abtrennen der Wurzel vom Rest des Wurzelkomplexes mit Raspatorium oder schmalem Hebel; Patient auf Knackgeräusch vorbereiten.
- Ggf. Osteoplastik mit Knochenfeile nach Schluger oder Universalkürette
- Entfernung der Wurzel mit schmalem Beinschen Hebel oder Wurzelzange
- Glätten des Amputationsstumpfes mit fein- (40 μm) und feinstkörnig (15 μm) diamantierten Schleifkörpern; auf ausreichende Kühlung achten
- Scaling und Wurzelglättung im Furkationsbereich
- Lappen reponieren, evtl. nach Durchtrennung des Periosts koronal mobilisieren
- Wenn möglich dichter Nahtverschluss
- Grundsätzlich Parodontalverband (CoePak) legen.

➤ Versorgung des angeschnittenen Wurzelkanals mit Komposit nach Wundheilung.

➤ Übliche postoperative Infektionsprophylaxe (Mundspülungen mit 0,1 – 0,2 %iger CHX-Lösung) und Nachbehandlung.

➤ Restaurative Versorgung:
- Je nach vorhandener Zahnsubstanz wird meist eine (Teil-)Überkronung erforderlich.
- Auftretende Probleme mit der Morphologie des Restzahnes berücksichtigen.
- Bei kariesfreien Zähnen ist oft lediglich eine kleine okklusale Restauration möglich.

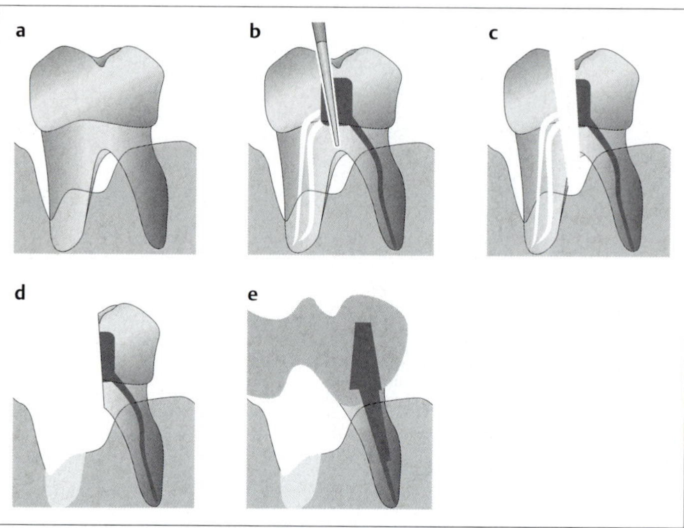

Abb. 11.**27** Hemisektion eines Unterkiefermolaren.
a Fortgeschrittener Furkationsbefall bei 1. Molaren im Unterkiefer. Die mesiale Wurzel soll entfernt werden.
b Wurzelkanalbehandlung, medikamentöse Einlage in den mesialen Kanälen. Der Kronenteil kann bis etwa zum Boden des Pulpakavums vor der Bildung eines Mukoperiostlappens durchtrennt werden (auf Kosten des zu entfernenden Teils).
c Endgültige Separation der beiden Zahnteile.
d Entfernung mit der Wurzelzange.
e Restaurative Versorgung mit einer Brücke.

- Vorgehen bei der Hemisektion eines Unterkiefermolaren (Abb. 11.**27 a – e**):
  - Desinfektion
  - Anästhesie
  - Vor Aufklappung Durchtrennung des Kronenanteils bis zum Boden des Pulpakavums
  - Großzügige Präparation auf Kosten der zu entfernenden Wurzel, Richtung evtl. durch eine in die Furkation eingeführte gerade Parodontalsonde vorgeben
  - Mukoperiostlappen abklappen
  - Weitere Separation der Zahnteile mit nadelförmigem Schleifkörper:
    - ständige ausreichende Kühlung mit steriler physiologischer Kochsalzlösung
    - definitives Abtrennen der Wurzel vom Rest des Wurzelkomplexes mit dem Raspatorium oder einem schmalen Hebel
  - Entfernung des Zahnteils mit Wurzelzange
  - Entfernung des Granulationsgewebes. Scaling und Wurzelglättung
  - Glätten der angeschliffenen Zahnsubstanz mit fein- (40 μm) und feinstkörnig (15 μm) diamantierten Schleifkörpern; auf ausreichende Kühlung achten
  - Situationsnähte
  - Parodontalverband (CoePak) legen.
- Übliche postoperative Infektionsprophylaxe (Mundspülungen mit 0,1 – 0,2 %iger CHX-Lösung) und Nachbehandlung.
- Restaurative Versorgung nach etwa 3 – 4 Monaten:
  - Versorgung mit gegossenem Stiftaufbau

- Einbeziehen des hemisezierten Zahnes in eine Brückenkonstruktion. In seltenen Fällen kann der Restzahn auch mit einer Einzelkrone versorgt werden.

➤ Kritische Beurteilung:
- Resektive Maßnahmen verbessern nicht per se die Prognose für den Zahnerhalt.
- V.a. technische Probleme bei der restaurativen Versorgung haben bei resektiven Maßnahmen einen ungünstigen Einfluss auf die Langzeitprognose:
  - Behandlungsfehler bei der endodontischen Versorgung mit sofortigem Verlust des Zahnes: Wurzelfraktur, Perforation
  - endodontische Behandlungsfehler mit der Gefahr späterer Komplikationen: unzureichende Aufbereitung, insuffiziente Wurzelfüllung
  - Retentionsverlust der Restauration.
- **Merke**: Einzelrisiken multiplizieren sich bei Zunahme der Behandlungsschritte. Nur bei korrektem Vorgehen kann langfristiger Zahnerhalt erwartet werden.

Prämolarisierung

➤ Die *Prämolarisierung* kommt nur bei Unterkiefermolaren zur Anwendung:
- nach Wurzelkanalbehandlung Trennung der Wurzeln mit dem Diamantschleifer
- Versorgung beider Wurzeln mit Aufbauten und Kronen
- bei Engstand und endständigem Zahn kann möglicherweise vorher eine orthodontische Distalisierung erfolgen; anschließend Versorgung mit einer Brücke.

➤ Indikationen:
- Furkationsbefall II. oder III. Grades bei 1. Molaren im Unterkiefer. Approximaler Knochen soll weitgehend erhalten sein.
- Voraussetzung ist ein Divergenzgrad von mehr als 30°.

Tunnelierung

➤ Operative Vergrößerung des Furkationsbereichs soll tägliche Reinigung ermöglichen. Voraussetzungen:
- exzellente Mundhygiene des Patienten
- geringe Kariesanfälligkeit; ggf. orale Belastung mit Mutans-Streptokokken und Laktobazillen sowie Pufferkapazität und Speichelfließrate bestimmen
- regelmäßiges Recall, ausgezeichnete Compliance.

➤ Indikation wie bei der Prämolarisierung:
- fortgeschrittener Furkationsbefall II. oder III. Grads bei 1. (selten 2.) Molaren im Unterkiefer. Approximaler Knochen muss weitgehend erhalten sein
- Divergenzgrad zwischen den Wurzeln von mehr als 30°.

➤ Kontraindikationen:
- geringer Divergenzgrad
- hohe Kariesanfälligkeit; cave: Wurzelkaries im Furkationsbereich
- Mitarbeit des Patienten nicht gesichert.

➤ Vorgehen bei der Tunnelierung eines Unterkiefermolaren (Abb. 11.**28 a – f**):
- Desinfektion
- Anästhesie
- Inzisionen:
  - bukkal intrakrevikuläre Inzison
  - lingual etwa 1/2 mm paramarginal
  - bukkale Entlastungsinzisionen begrenzen den Lappen etwa 1/2 Zahnbreite mesial und distal des zu behandelnden Zahnes nach lateral

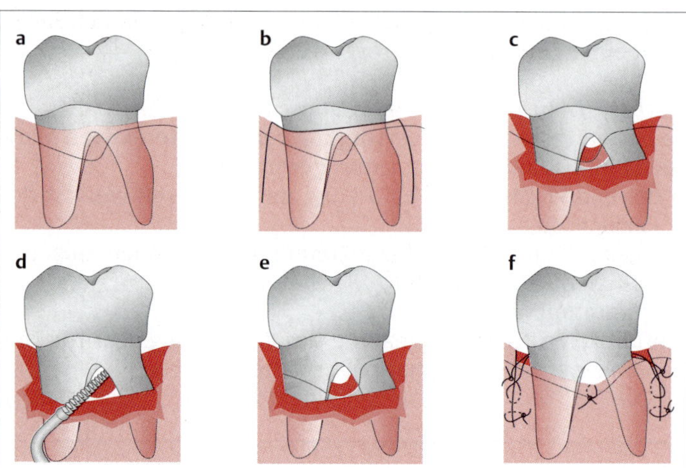

Abb. 11.**28** Tunnelierung eines Unterkiefermolaren.
a Durchgängige Furkation bei 1. Unterkiefermolaren. Approximaler Knochen weitgehend erhalten.
b Intrakrevikuläre Inzision, lateral vertikale Inzisionen.
c Mukoperiostlappen abgeklappt, Entfernung des Granulationsgewebes.
d Osteoplastik mit Knochenfeile nach Sugarman (vgl. Abb. 11.**29 b**).
e Nach Erweiterung des Furkationsbereichs müssen desmodontale Fasern und Wurzelzement entfernt werden, um ein Reattachment zu verhindern.
f Nahtverschluss: Periostnähte (Abb. 11.**30**) zur apikalen Fixierung des Lappens, interradikuläre Naht, Kreisnähte für die vertikalen Inzisionen.

- Mukoperiostlappen abklappen:
  - bukkal bis über die mukogingivale Grenze
  - lingual bis über den Knochenrand
- Granulationsgewebe entfernen
- Vorsichtige Ostektomie im Furkationsbereich mit Knochenfeilen (Abb. 11.**29 a**, **b**):
  - zunächst grazilere Feilen nach Sugarman; später größere Feilen nach Schluger
  - ggf. können auch langsam rotierende Rosenbohrer eingesetzt werden; für ausreichende Kühlung mit steriler physiologischer Kochsalzlösung sorgen
- Scaling und Wurzelglättung:
  - Entfernung aller bakteriellen Ablagerungen
  - vollständige Entfernung des supraalveolären Desmodonts und Wurzelzements, um ein Wiederanwachsen des Bindegewebes („re-attachment") zu verhindern
- Apikale Reposition des bukkalen Lappens, Fixierung mit Periostnaht (Abb. 11.**30 a**, **b**).
- Lingual Kürzung des Lappens zur Freilegung der Furkation
- Parodontalverband (CoePak):
  - sichert die Position der Weichgewebe
  - hält den Furkationsbereich offen.

➤ Übliche postoperative Infektionsprophylaxe (Mundspülungen mit 0,1 – 0,2 %iger CHX-Lösung) und Nachbehandlung.

➤ Kritische Beurteilung:
- Im Rahmen einer Tunnelierung wird die ungünstige Morphologie des Furkationsbereich derart geändert, dass eine tägliche Reinigung durch den Patienten möglich wird.

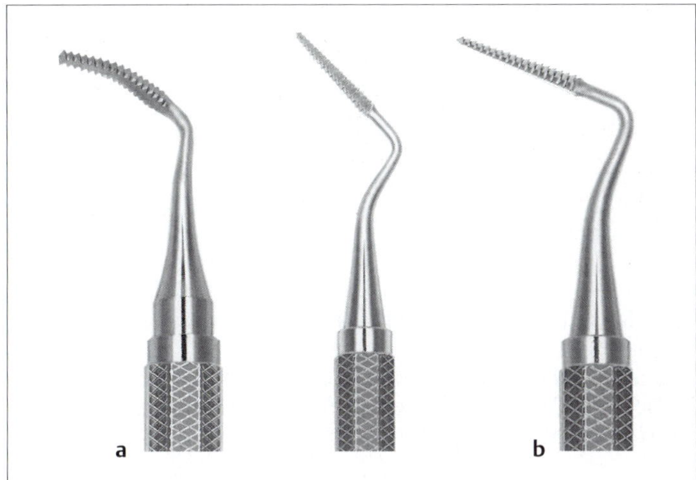

Abb. 11.**29** Knochenfeilen nach Schluger (**a**) und nach Sugarman (**b**).

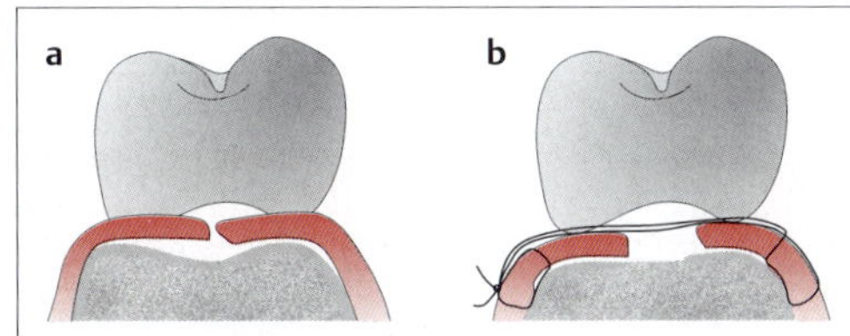

Abb. 11.**30** Geplant ist die apikale Verschiebung des Mukoperiostlappens nach Ostektomie (**a**). Periostnaht zur Fixierung des bukkalen und lingualen Lappens in der apikalen Position (**b**).

- Häufiger treten pulpitische Beschwerden auf:
  - breitflächige Eröffnung der Dentintubuli, da das unregelmäßig strukturierte Wurzelzement im Furkationsbereich vollständig entfernt werden muss
  - akzessorische Kanäle können den Furkationsbereich mit der Pulpa verbinden.
- Hypersensibilität interferiert mit der Compliance; unerwünschte Folgen sind:
  - Weichteilverschluss mit der Notwendigkeit einer erneuten Operation
  - ausgedehnte Wurzelkaries, ist meist Extraktionsgrund.
- Alternierende Applikation von Fluorid- (abends) und CHX-Gelen (morgens) mit geeigneten Bürstchen erforderlich (Abb. 11.**31**). Ultima ratio: Devitalisierung des Zahnes.

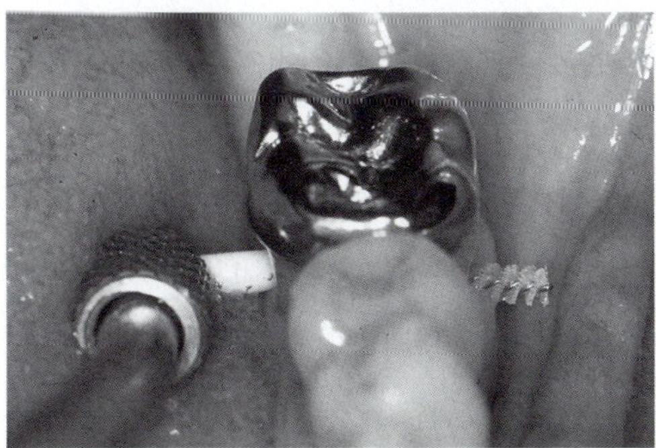

Abb. 11.**31** Der tunnelierte Molar muss täglich mit Zwischenraumbürstchen gereinigt werden (u. U. von bukkal und lingual den zentralen Bereich der Furkation überlappend reinigen), um den Bereich offen zu halten, bakterielle Ablagerungen zu entfernen und Fluorid- und Chlorhexidingel zu applizieren.

Regenerative Maßnahmen

- Indikationen:
  - Unterkiefermolaren mit mäßig weit fortgeschrittenem bukkalen oder lingualen Befall
  - evtl. Oberkiefermolaren mit Befall II. Grades bei bukkalen Furkationen.
- Kontraindikationen:
  - *allgemeine Kontraindikationen:*
    - schwere systemische Erkrankungen
    - mangelnde Mitarbeit des Patienten
    - exzessiver Tabakkonsum
  - *lokale Kontraindikationen:*
    - Furkationsbefall I. Grades, falls nicht zusätzlich eine tiefe Knochentasche vorliegt
    - durchgängige Furkationen
    - komplizierter Furkationsbefall bei Oberkiefermolaren ohne Chance eines vollständigen Debridements (z. B. Befall II. Grades bei distopalatinalen Furkationen)
    - Kombination mit weit fortgeschrittenem approximalen Knochenabbau.
- Vorgehen (Abb. 11.**32a–f**):
  - Desinfektion.
  - Anästhesie.

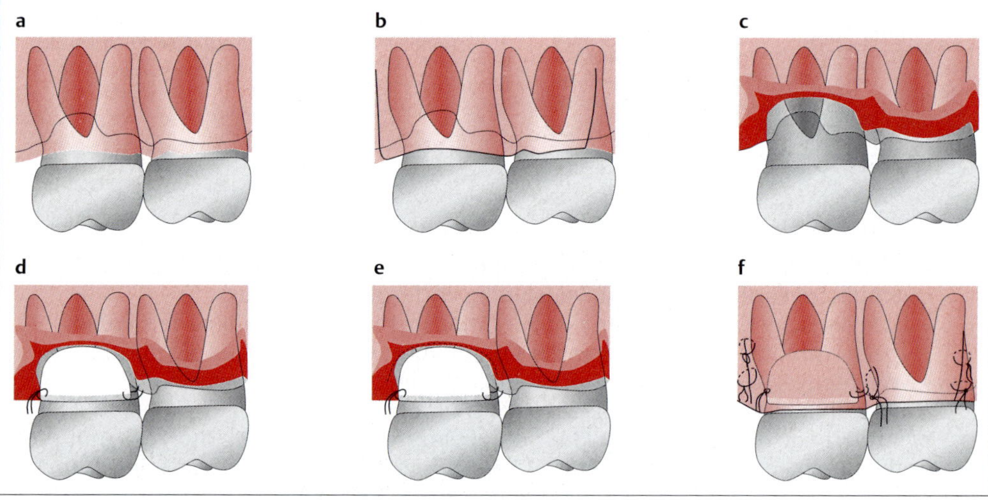

Abb. 11.**32** Regenerative Furkationsbehandlung.
a Bukkaler Furkationsbefall II. Grades bei einem 1. Molaren im Oberkiefer. Günstige Voraussetzung für gesteuerte Geweberegeneration: kein approximaler Knochenabbau, mesiale und distale Furkation nicht parodontalerkrankt.
b Intrakrevikuläre Inzision, lateral vertikale Inzisionen.
c Mukoperiostlappen gebildet, Granulationsgewebe entfernt, Scaling und Wurzelglättung.
d Passende Membran getrimmt und mit Schlingnaht am Zahn befestigt. Membran überragt den apikalen Knochen um 2 – 3 mm.
e Periost an der Lappenbasis wurde entfernt. Scharfe Präparation eines gespaltenen Lappens zur Lappenverlängerung.
f Lappen kann jetzt spannungsfrei und passiv nach koronal verlagert werden. Dichter Nahtverschluss: vertikale Matratzennaht und weitere kleine Kreisnähte approximal, Kreisnähte für die vertikalen Inzisionen.

- Inzisionen – weitgehende Erhaltung des Weichgewebes zur Deckung der Membran anstreben:
  - bukkal und lingual/palatinal intrakrevikuläre Inzison
  - bukkale Entlastungsinzisionen begrenzen den Lappen nach lateral, wenn möglich, etwa 1/2 Zahnbreite mesial und distal des zu behandelnden Zahnes.
- Mukoperiostlappen bis über die mukogingivale Grenze abklappen.
- Vollständige Entfernung des Granulationsgewebes:
  - Darstellung des Furkationsdefekts und der umgebenden Knochentaschen
  - Bei ungünstiger Morphologie (kommunizierende Furkationen, approximaler Knochenabbau bis apikal des Furkationseingangs, tiefe Knochentaschen) sollte umdisponiert werden: Tunnelierung oder Hemisektion, ggf. Extraktion.
- Scaling und Wurzelglättung:
  - Entscheidende Maßnahme; beeinflusst im Wesentlichen Erfolg oder Misserfolg der Operation.
    Merke: Spezielle operationstechnische Tricks haben keinerlei Bedeutung, wenn die Infektion nicht vollständig zu beherrschen ist.
  - Ggf. vorsichtige Erweiterung des Furkationseingangs (Osteoplastik), um Zugang zu den furkalen Wurzeloberflächen zu erlangen.
  - Universalküretten zur Bearbeitung des Fornix der Furkation (z.B. Columbia 4R/4L, Langer-Kürette SL17/18); spezielle Furkationsküretten SQBL1, SQMD1.
  - Airscaler in Verbindung mit diamantierten Schleifkörpern (15 μm).
- Membranauswahl, Trimmen der Membran:
  - Membran sollte den Knochenrand apikal etwa 2–3 mm überragen
  - Fixierung am Zahn mittels Schlingnaht; der Knoten sollte approximal liegen.
- Membran vollständig und spannungsfrei abdecken:
  - Durchtrennung des Periosts an der Lappenbasis
  - weitere scharfe Präparation eines gespaltenen Lappens
  - ermöglicht spannungsfreie Verlängerung des Lappens nach koronal.
- Dichter Nahtverschluss über der Membran (s. Abb. 11.**11**, 11.**32f**):
  - interdental vertikale Matratzennaht
  - zusätzliche Kreisnähte zur weiteren Adaptation der Wundränder
  - Versorgung der vertikalen Inzisionen mit Kreisnähten
- Keinen Parodontalverband applizieren.

➤ Nachbehandlung:
- keine routinemäßige Verordnung von Antibiotika
- postoperative Kontrollen während der ersten 2 Wochen im Abstand von 2–3 Tagen
- ggf. vorsichtige Entfernung bakterieller Ablagerungen im operierten Bereich; bei Freilegen der Membran keinesfalls sekundäre Deckung versuchen
- postoperative Infektionsprophylaxe:
  - kein Zähnebürsten im operierten Bereich für etwa 4–6 Wochen
  - chemische Plaquekontrolle: zweimal täglich Mundspülungen mit 0,1–0,2%iger CHX-Lösung
  - bei Freiliegen der Membran nach einigen Tagen oder Wochen sollte mit einem Wattestäbchen zweimal täglich ein 1%iges CHX-Gel appliziert werden
- falls eine nichtresorbierbare Membran gelegt wurde, erfolgt der Zweiteingriff zur Entfernung nach 4–6 Wochen (s. S. 172).

➤ Kritische Beurteilung:
- Durch gesteuerte Geweberegeneration kann bei strikter Einhaltung der Indikation die Prognose furkationsbefallener Zähne deutlich verbessert werden (Abb. 11.**33a**, **b**).
- In vergleichenden klinischen Studien wurde ein besserer Heilungsverlauf beobachtet:
  - bei Unterkiefermolaren mit Furkationsbefall II. Grades (bukkal oder lingual)

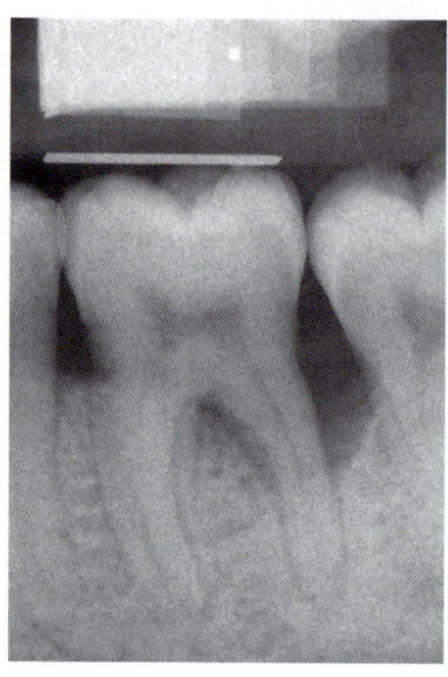
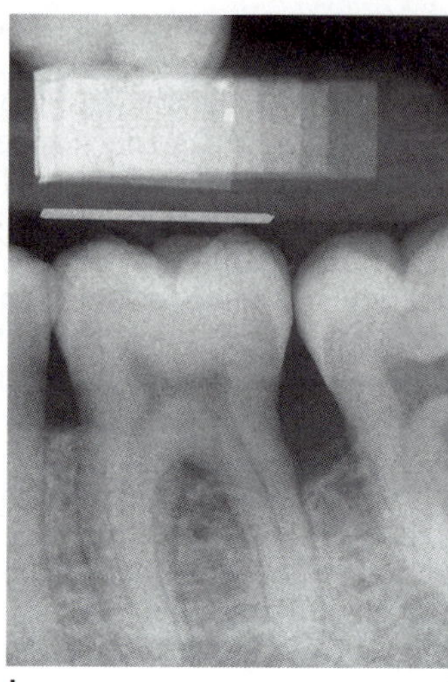

a b

Abb. 11.**33** Gesteuerte Geweberegeneration.
a Furkationsbefall II. Grades und dreiwandige Knochentasche bei Zahn 36. Regenerative Maßnahme (Implantation einer synthetischen, biologisch abbaubaren Membran).
b Weitgehende knöcherne Auffüllung der Furkation und der Knochentasche 24 Monate post operationem.

- bei isoliertem bukkalem Furkationsbefall II. Grades bei Oberkiefermolaren
- schlüssellochförmige Furkationen mit kleinem Querschnitt eignen sich am besten
- vergleichbare Ergebnisse bei resorbierbaren und nichtresorbierbaren Membranen
- alleiniger oder zusätzlicher Einsatz von Knochenersatzmaterialien (z. B. demineralisierter gefriergetrockneter Bankknochen) oder die Wurzelkonditionierung z. B. mit Citronensäure hatten keine zusätzliche Verbesserung zur Folge

– **Merke**: Nur die Rückführung des fortgeschrittenen Furkationsbefalls zu einem leichten Grad-I-Befall kann als Erfolg gewertet werden. Derartige Restzustände können im Rahmen der unterstützenden Nachsorgetherapie stabilisiert werden.

Mögliche Behandlungsstrategien

➤ Die Entscheidung für den einen oder anderen Therapiemodus bei furkationsbefallenen Zähnen wird im Wesentlichen durch folgende Faktoren bestimmt (Abb. 11.**34 a**, **b**):
– Zahntyp und die befallene Stelle
– Grad des Furkationsbefalls
– strategische Bedeutung des Zahnes
– Willen und Fähigkeit zur Mitarbeit
– der Frage, ob umfangreicher Zahnersatz geplant ist.

➤ Im Einzelfall hängt die Entscheidung von weiteren Faktoren ab:
– *allgemein:*
  - Alter und Gesundheitszustand des Patienten
  - Verlaufsform der Parodontitis
  - explizite Wünsche des Patienten
– *lokal:*
  - an einzelnen Wurzeln noch vorhandener parodontaler Halteapparat
  - (präoperativ nicht zu bestimmende) Beweglichkeit einzelner Wurzeln
  - anatomisch-topographische Beziehung zwischen den Wurzeln
  - Karies und endodontischen Situation.

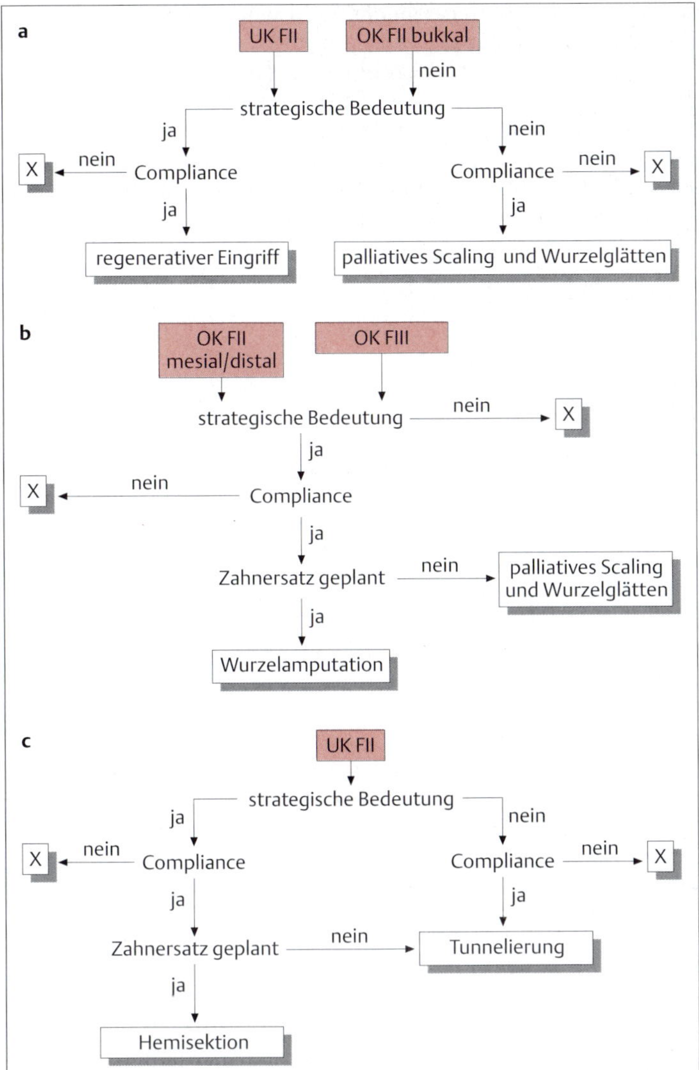

Abb. 11.**34** Entscheidungsdiagramme bei fortgeschrittenem Furkationsbefall.

a Furkationsbefall II. Grades bei Unterkiefermolaren und bukkalem Furkationsbefall oberer Molaren. Ist die Mitarbeit gesichert („Compliance"), sollte bei strategischer Bedeutung des Zahnes ein regenerativer Eingriff erfolgen. Andernfalls kann durch wiederholtes palliatives Scaling und Wurzelglätten die Prognose des Zahnes verbessert werden. Bei unzureichender Mitarbeit besser frühzeitige Extraktion.

b Durchgängige Furkation unterer Molaren. Spricht die lokale Situation nicht dagegen, kann bei geplantem Zahnersatz und gesicherter Mitarbeit des Patienten ein hemisezierter Zahn ohne weiteres in die Planung des (festsitzenden) Zahnersatzes mit einbezogen werden. Bei weitgehend plaquefreiem Gebiss kann alternativ auch an eine Tunnelierung gedacht werden, insbesondere dann, wenn keine umfangreiche prothetische Rekonstruktion geplant ist.

c Furkationsbefall II. Grades mesial oder distal bei Oberkiefermolaren oder durchgängiger Furkation. Bei günstigen morphologischen und topographischen Voraussetzungen sowie guter Mitarbeit und geplantem Zahnersatz kann eine Wurzelamputation in Erwägung gezogen werden.

Furkationsbehandlung

- Eine effektive Behandlung furkationsbefallener *Prämolaren* ist weitgehend limitiert:
  - kleiner Spaltungsgrad des Wurzelkomplexes
  - sehr konische Wurzeln; bedingen oftmals stark erhöhten Lockerungsgrad
  - Prämolaren haben allerdings meist eine hohe strategische Bedeutung:
    - palliative Maßnahmen möglich: wiederholtes Scaling und Wurzelglätten
    - gelegentlich Probleme bei der Festlegung des geeigneten Extraktionszeitpunkts.
- Furkationsbefallene *Weisheitszähne* sollten aufgrund der meist geringen strategischen Bedeutung frühzeitig extrahiert werden (begründete Ausnahmen).

Allgemeines

- Funktionelle und ästhetische mukogingivale Störungen betreffen insbesondere:
  - nah marginal ansetzende Lippen-, Wangen- und Zungenbändchen
  - ein flaches Vestibulum oris
  - eine schmale oder fehlende befestigte Gingiva
  - lokalisierte oder generalisierte parodontale Rezessionen.
- Unter mukogingivaler Chirurgie im engeren Sinne versteht man operative Techniken zur plastisch-chirurgischen Korrektur des den Zahn umgebenden Weichgewebes:
  - Morphologie
  - Position
  - Menge des Gewebes.
- Ziel der *plastischen Parodontalchirurgie* ist die Korrektur anatomischer, entwicklungsbedingter, traumatischer oder erkrankungsbedingter Defekte der Gingiva, der Alveolarmukosa und des Alveolarknochens:
  - Verbreiterung der befestigten und keratinisierten Gingiva
  - Korrektur von Weichgewebsdefekten der mukogingivalen Region
  - Korrektur von Defekten am Alveolarfortsatz
  - Taschenelimination unter weitgehendem Erhalt der keratinisierten Gingiva.

Verbreiterung der Zone keratinisierten Gewebes mit freiem Gingivatransplantat

- Es bestehen große inter- und intraindividuelle Unterschiede in der Gingivabreite:
  - Minimale Werte von durchschnittlich deutlich weniger als 3 mm finden sich vestibulär im Eckzahn-Prämolaren-Bereich des Unterkiefers.
  - Schmale Gingiva ist Normvariante und/oder Folge einer Rezession.
  - **Merke**: Bei optimaler Mundhygiene kann der Gingivarand auch bei schmaler Gingiva entzündungsfrei und stabil gehalten werden:
    - schmale oder fehlende befestigte Gingiva sind per se keine Indikation für eine operative Verbreiterung
    - allerdings: In bestimmten Fällen ist die Mundhygiene erschwert.
- Indikationen:
  - flaches Vestibulums bei marginal ansetzenden Lippen- und Wangenbändchen
  - vor Rezessionsdeckung mittels koronalem Verschiebelappen
  - präprothetisch bei subgingivaler Präparation und dünner Gingiva
  - prä- oder periorthodontisch bei fazialer Bewegung von Unterkieferfrontzähnen durch den Alveolarknochen bei dünner oder fehlender befestigter Gingiva.
- Vorgehen (Tab. 11.**7**, Abb. 11.**35 a – e**):
  - Desinfektion.
  - Anästhesie.
  - Vorbereitung des periostalen Transplantatbetts:
    - supraperiostale Inzision mit Skalpell Nr. 15 an der mukogingivalen Grenze bis etwa 1 Zahnbreite mesial und distal des zu behandelnden Zahnes
    - supraperiostale scharfe Präparation eines Mukosalappens. Cave: Schädigung des N. mentalis im Bereich der Unterkieferprämolaren
    - Entfernung aller Muskelansätze mit der Gingivaschere nach LaGrange
    - apikale Fixierung der Mukosa mit Rückstichnaht (resorbierbares Nahtmaterial 5/0)
    - dem Transplantatbett entsprechende Schablone z. B. aus sterilem Verpackungspapier des Nahtmaterials schneiden.
  - Anästhesie am F. palatinum majus.

Tabelle 11.7 Standardinstrumentarium für mukogingivalchirurgische Eingriffe

Instrumente	Beschreibung	Artikelnummer
Mundspiegel	plan, oben aufliegende Rhodiumbeschichtung, ∅ 22 mm	M4C, Hu-Friedy
Parodontometer	Kalibrierung in Millimeterschritten oder 2 – 3-Millimeterschritten	PCPUNC15 oder PCP11, Hu-Friedy
Pinzetten	• zahnärztliche Pinzette • Fadenpinzette • feine gebogene chirurgische Pinzette • anatomische Pinzette	• DP18 oder DP17, Hu-Friedy • SP20 Hu-Friedy • TPA, Hu-Friedy • TP31 oder TPG1, Hu-Friedy
Wangenhalter	nach Middeldorpf	RSMID2, Hu-Friedy
Skalpellhalter	gerader Skalpellhalter	10 – 130 – 05 E, Hu-Friedy
Scaler	Sichelscaler H6/H7	SH6/H7, Hu-Friedy
Küretten	• Frontzahnbereich: Gracey 1/2 • bukkale Flächen der Prämolaren: Gracey 7/8	• SG1/2 oder SAS1/2, Hu-Friedy • SG7/8 oder SAS7/8, Hu-Friedy
Raspatorium		P24GSP oder P8D, Hu-Friedy
Nadelhalter	nach Castroviejo, gerade	NH5024R, Hu-Friedy
Scheren	Gingivaschere nach LaGrange	S14, Hu-Friedy

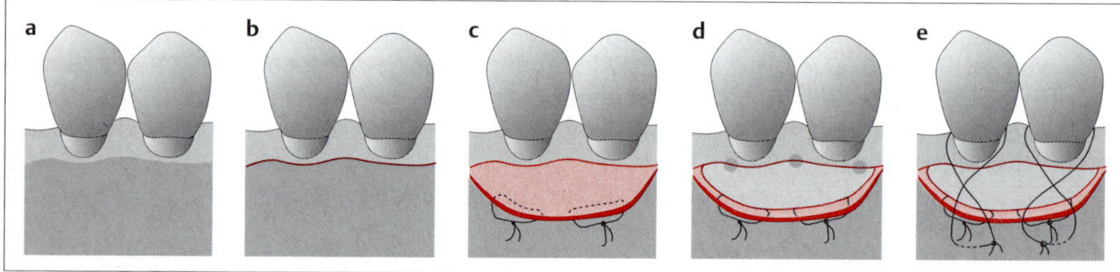

Abb. 11.**35** Freies Gingivatransplantat.
a Schmale Gingiva bei flachem Vestibulum.
b Supraperiostale Inzision an der mukogingivalen Grenze.
c Supraperiostale Präparation eines Transplantatbetts. Mukosalappen wird mit 2 Rückstichnähten mit resorbierbarem Nahtmaterial am Periost fixiert.
d Getrimmtes Gingivatransplantat wird nach Kompression mit Gazetupfer für etwa 2 min mit Histoacrylkleber am koronalen Rand an 2 – 3 Punkten fixiert.
e Alternativ kann das Transplantat mit 2 „Korbnähten" fixiert werden.

– Individuelle Entnahme eines Gingivatransplantates je nach Größe und Form des Transplantatbetts aus dem Bereich zwischen 2. Prämolar und 2. Molar oder dem Tuberbereich. Entnahme aus Regionen mit Rugae palatinae vermeiden:
  • Schablone etwa 2 mm zentral des Gingivarands auf die Gaumenschleimhaut legen
  • etwa 1,5 mm tiefe Inzision entsprechend der Schablone
  • Schablone entfernen, Präparation eines etwa 1 – 1,5 mm dicken Transplantats
  • Cave: Verletzung der A. palatina. Die Arterie liegt weiter zentral und wesentlich tiefer. Eine Verletzung ist bei richtiger Vorgehensweise praktisch ausgeschlossen.

- Versorgung der Gaumenwunde mit Parodontalverband (CoePak), der interdental an den Zähnen fixiert wird. Ggf. Anfertigung einer Operationsplatte.
- Trimmen der Bindegewebsseite des Transplantats mit Gingivaschere oder Skalpell:
  - um vorhandenes Fettgewebe zu entfernen und gleichmäßige Dicke zu erreichen
  - um Größe und Form dem Transplantatbett anzupassen.

  Merke: Im Bereich der Umschlagfalte soll etwa 1 mm Wundfläche unbedeckt bleiben.
- Transplantat im Wundbett zur Hämatomvermeidung für etwa 2 min mit in physiologischer Kochsalzlösung angefeuchtetem Gazetupfer komprimieren.
- Punktförmige Fixierung am Gingivarand mit Gewebekleber (z. B. Histoacryl).
- Alternativ Fixierung mit sog. Korbnaht möglich.

  Merke: Transplantat sollte nicht direkt mit einzelnen Knopfnähten fixiert werden.
- Kein Parodontalverband. Cave: Dislokation und Verlust des Transplantats.

➤ Übliche postoperative Infektionsprophylaxe und Nachbehandlung:
- Mundspülungen mit 0,1 – 0,2%iger CHX-Lösung
- Zähnebürsten im Operationsbereich für etwa 2 – 3 Wochen unterlassen
- Verband- und Nahtentfernung nach 1 Woche; ggf. erneuter Verband.

➤ Wundheilung und Epitheldifferenzierung erfolgen in 3 Phasen:
- *initiale Phase* (1. – 3. Tag):
  - Vitalerhaltung des Transplantats durch plasmatische Zirkulation
  - Transsudat des Wundbetts gelangt über Kapillarkräfte in das Transplantat
  - Epithel degeneriert und wird abgestoßen
- *Revaskularisation* (2. – 11. Tag):
  - Kapillarproliferation von den Wundrändern her
  - Aufbau der Blutzirkulation; Anastomosenbildung
  - Zunahme des Stoffwechsels im Transplantat
  - amöboide Migration der Epithelzellen von den Rändern des Transplantats auf die vitale Transplantatoberfläche
- *Maturation* (bis Ende der 6. Woche und danach):
  - Reduktion der Blutgefäße im Transplantat
  - Epithelreifung, Ausbildung einer Keratinschicht
  - Epitheldifferenzierung (wird durch das transplantierte Bindegewebe bestimmt).

➤ Kritische Beurteilung:
- Bei der Präparation des Transplantats soll auf gleichmäßige Dicke geachtet werden.

  Merke: Zu dünne Transplantate (unter 0,7 mm) neigen zu starker Schrumpfung.

  Transplantate definierter Dicke können auch maschinell mit einem speziellen Mukotom entnommen werden:
  - Nachteil: Mit dem Mukotom werden rechteckige Transplantate geschnitten
  - Trimmen entsprechend der Größe und Form des Transplantatbetts erfolgt unter erheblichem Verschnitt.
- Gaumenwunde verursacht gelegentlich Beschwerden.
- Freie Gingivatransplantate haben bei eingeschränkter Indikation eine hohe Erfolgsquote:
  - Gelegentlich wird ein „creeping attachment" nach Elimination der unphysiologischen Muskelzüge beobachtet: apikale Proliferation der Gingiva.
  - **Merke**: Vom harten Gaumen stammende Transplantate erscheinen aufgrund der Orthokeratinisation der Mukosa deutlich heller als die Umgebung des Transplantats.

➤ Die supramarginale Platzierung des freien Gingivatransplantats zur Rezessionsdeckung führt in Einzelfällen zu akzeptablen Ergebnissen. *Vorgehen:*
- Entepithelisierung des umliegenden Gewebes
- Gewinnung eines relativ dicken Gingivatransplantats (1,5 – 2 mm)

- supramarginale Platzierung und Kompression auf der Wurzeloberfläche
- Fixierung mit Korbnaht.

➤ Vestibulumextensionen ohne freies Schleimhauttransplantat (z. B. Operationsmethode nach Edlan-Mejchar) werden heute nur noch selten, v. a. präprothetisch zur Verbesserung des Prothesenlagers, durchgeführt.

Parodontale Rezessionen

➤ Multifaktorieller Ursachenkomplex:
- *primäre Ursache:*
  - Entzündungen
  - Traumatisierung des Gingivarands
- *prädisponierende Faktoren:*
  - prominent im Kiefer stehende Zähne
  - Dehiszenzen und Fenestrationen im Alveolarknochen
  - orthodontische Zahnbewegungen durch den Knochen nach labial
  - Remodellation des bukkalen Parodonts nach approximalem Attachmentverlust.

➤ Defensives Vorgehen bei der Behandlung parodontaler Rezessionen. Zunächst Überprüfung der praktizierten Mundhygiene. Häufig bestehende Diskrepanz zwischen:
- Intensität und Häufigkeit der Mundhygiene
- Effektivität.

➤ Daher zunächst Etablierung einer optimalen Mundhygiene. Der Patient sollte mit angemessenem Aufwand in der Lage sein, die bakteriellen Ablagerungen effektiv zu entfernen, ohne sich dabei zu verletzen.

➤ Nach Abschluss der Hygienephase sorgfältige Dokumentation:
- Fotodokumentation
- Planungsmodelle, die den Ansatz der Bänder, das Vestibulum, parodontale Rezessionen, Zahnfehlstellungen und die Gingiva wiedergeben
- Rezessionsstatus (s. Abb. 7.**10**)
- ggf. Planung eines korrektiven mukogingivalchirurgischen Eingriffs.

Lateraler Verschiebelappen

➤ Indikationen für einen lateralen Verschiebelappen nach Grupe & Warren (1956):
- lokalisierte, flache Rezession der Miller-Klassen I oder II bei ausreichend breiter Gingiva lateral des zu behandelnden Zahnes
- v. a. bei Frontzähnen im Oberkiefer bei ausreichend tiefem Vestibulum.

➤ Kontraindikationen:
- Rezessionen der Miller-Klassen III oder IV
- mehrere nebeneinander liegende Rezessionen
- generell schmale Gingiva
- flaches Vestibulum, v. a. bei Unterkieferzähnen.

➤ Vorgehen (Abb. 11.**36 a – d**):
- Desinfektion.
- Anästhesie.
- Gründliches Scaling der Wurzeloberfläche:
  - zur Entfernung mikrobieller Ablagerungen
  - zur Anfrischung der dem Mundmilieu ausgesetzten Zahnfläche.
- Ggf. Konditionierung der Wurzeloberfläche:
  - Entfernung der Schmierschicht
  - Demineralisierung der Wurzeloberfläche und Freilegen der Kollagenmatrix

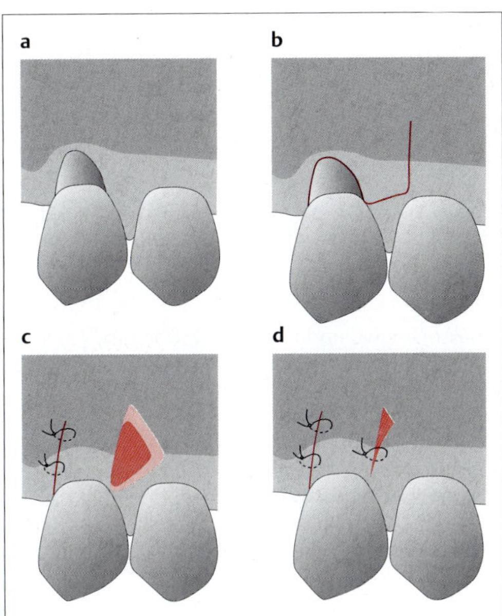

Abb. 11.**36** Lateraler Verschiebelappen.
a Singuläre Rezession bei ausreichend breiter Gingiva am Nachbarzahn.
b Gründliches Scaling der dem Mundmilieu ausgesetzten Wurzeloberfläche. Ggf. Konditionierung mit Citronensäure (pH 1) oder gesättigter Tetracyclinlösung. Intrakrevikuläre Inzision am zu behandelnden Zahn, horizontale Inzision im Bereich der befestigten Gingiva und vertikale Inzision ins Vestibulum.
c Präparation eines Mukoperiostlappens, Durchtrennung des Periosts an der Lappenbasis, Mobilisation des Lappens und spannungsfreie Verschiebung über die Rezession. Vorsichtige Unterminierung der Wundränder im Bereich des exponierten Knochens.
d Weitgehender Nahtverschluss.

    - z. B. einminütige Konditionierung der Wurzeloberfläche mit Wattepellets, die mit Citronensäure (pH 1) oder gesättigter Tetracyclinlösung getränkt sind.
  - Inzisonen:
    - intrakrevikuläre Inzison im Bereich der Rezession zur Entfernung des Saumepithels
    - horizontale Inzision innerhalb der befestigten Gingiva lateral (meist distal) des zu behandelnden Zahnes
    - Begrenzung der horizontalen Inzision durch eine leicht schräge Inzision in die Alveolarmukosa; auf breite Lappenbasis achten.
  - Mukoperiostlappen präparieren:
    - Mobilisierung bis über die mukogingivale Grenze
    - Durchtrennung des Periosts und Präparation eines gespaltenen Lappens
    - spannungsfreie koronale/laterale Reposition des Lappens bis über die Rezession.
  - Fixierung durch Knopfnähte.
  - Vorsichtige Unterminierung der Wundränder im Bereich der frei liegenden Knochenoberfläche ermöglicht meist einen weitgehenden Nahtverschluss auch im Bereich der vertikalen Inzision.
  - Kein Parodontalverband.
- Übliche postoperative Infektionsprophylaxe und Nachbehandlung.

Koronaler Verschiebelappen nach Vestibulumextension mit freiem Gingivatransplantat

- Indikationen für einen koronalen Verschiebelappen nach Bernimoulin et al. (1975):
  - lokalisierte oder mehrere nebeneinander liegende Rezessionen der Miller-Klasse II bei flachem Vestibulum
  - **Merke**: Bei Rezessionen der Miller-Klasse I ist eine vorherige Verbreiterung der Gingiva nicht erforderlich.

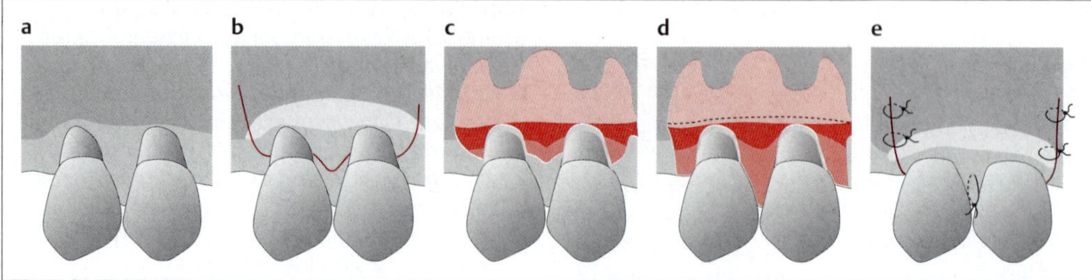

Abb. 11.**37** Koronaler Verschiebelappen.
a 2 nebeneinander liegende Rezessionen bei sehr schmaler Gingiva und flachem Vestibulum.
b Etwa 3 Monate vorher Vestibulumextension mit freiem Gingivatransplantat (s. Abb. 11.**35**). Schnittführung zur Mobilisierung eines Trapezlappens. In Abhängigkeit zur Rezessionstiefe neue Papillenspitzen festlegen. Begrenzende vertikale Inzisionen ins Vestibulum.
c Präparation eines Mukoperiostlappens.
d Entepithelisierung der Papillen zur Schaffung eines geeigneten Wundbetts. Durchtrennung des Periosts an der Lappenbasis, Mobilisation des Lappens und spannungsfreie Verschiebung über die Rezession.
d Nahtverschluss. Interdental sollte eine vertikale Matratzennaht erfolgen (s. Abb. 11.**11**).

- Kontraindikation:
  - Rezessionen der Miller-Klassen III oder IV.
- In einem Ersteingriff wird zunächst eine Vestibulumextension mit freiem Gingivatransplantat durchgeführt (s. Abb. 11.**35**):
  - **Merke**: Möglichkeit eines „creeping attachment“ nach Vestibulumextension abwarten
  - 3 Monate später erfolgt die Rezessionsdeckung durch koronalen Verschiebelappen.
- Vorgehen (Abb. 11.**37 a – f**):
  - Desinfektion.
  - Anästhesie.
  - Gründliche instrumentelle und ggf. chemische Bearbeitung der Wurzeloberfläche.
  - Festlegung der neuen Papillenspitzen:
    - Rezessionstiefe mit der Parodontalsonde bestimmen
    - den Betrag von den Papillenspitzen im Operationsbereich subtrahieren.
  - Inzisionen:
    - intrakrevikuläre Inzision im Bereich der Rezessionen zur Entfernung des Saumepithels
    - interdental horizontale Inzision zur Umschneidung der neuen Papillenspitze
    - Begrenzung des Operationsbereichs durch vertikale Inzisionen in die Alveolarmukosa.
  - Mukoperiostlappen präparieren:
    - Mobilisierung bis über die mukogingivale Grenze
    - Durchtrennung des Periosts und Präparation eines gespaltenen Lappens.
  - Spannungsfreie Mobilisation des Lappens nach koronal. Kompression mit in physiologischer Kochsalzlösung getränktem Gazetupfer für etwa 2 min.
  - Sorgfältiger Nahtverschluss:
    - Knopfnähte bei lateralen Inzisionen
    - interdental vertikale Matratzennaht (s. Abb. 11.**11**).
  - Kein Parodontalverband.
- Übliche postoperative Infektionsprophylaxe und Nachbehandlung.

Koronaler Verschiebelappen mit Bindegewebstransplantat

- Indikationen für einen koronalen Verschiebelappen nach Langer & Langer (1985):
  - tiefe, singuläre Rezessionen der Miller-Klasse I oder II
  - besonders bei dünner Gingiva.
- Kontraindikation:
  - Rezessionen der Miller-Klassen III oder IV.
- Vorgehen wie beim koronalen Verschiebelappen nach Bernimoulin et al. (1975), allerdings ohne vorherige Vertiefung des Vestibulums.
- Ausreichend dicke Bindegewebstransplantate können in 3 Bereichen der mastikatorischen Gaumenschleimhaut gewonnen werden (Abb. 11.**38 a – c**):
  - Prämolarenbereich
  - Bereich des 2. Molaren
  - Tuberbereich
  - **Merke**: anatomische Barriere über der palatinalen Wurzel des 1. Molaren:
    - hier besonders dünne Mukosa, die sich nicht zur Entnahme eignet
    - trennt Pars corporis glandulosa (reicht bis zum weichen Gaumen) und Pars corporis adiposa (im Prämolarenbereich).
- Vorgehen bei der Entnahme eines Bindegewebstransplantats:
  - Anästhesie am F. palatinum majus.
  - Desinfektion.
  - Inzisionen:
    - etwa 2 mm vom Gingivarand entfernt ca. 1,5 cm lange, palatinale Inzision senkrecht zur Zahnachse bis auf den Knochen
    - unterminierende Inzision knapp unterhalb des Epithels zur Trennung des Bindegewebes
    - alternativ können auch 2 die 1. Inzision begrenzende vertikale Inzision erfolgen: Falltürlappen. Cave: Verletzung der A. und/oder V. palatina

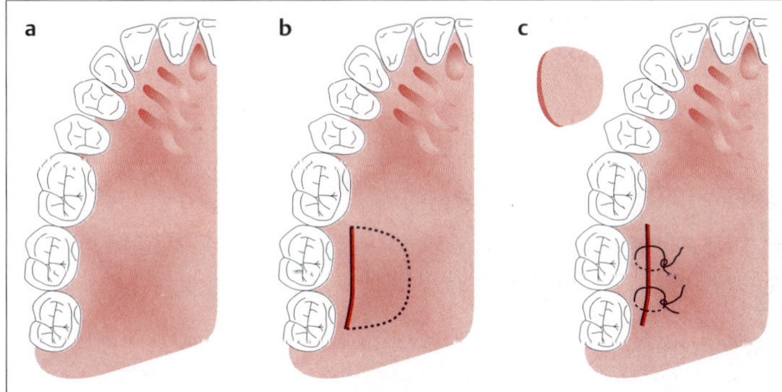

Abb. 11.**38** Bindegewebstransplantate.
a Topographie der Schleimhaut des harten Gaumens. Ausreichend dicke Mukosa findet sich im Bereich der Prämolaren und im Bereich des 2. und 3. Molaren. Barriere über der palatinalen Wurzel des 1. Molaren.
b Entnahme eines Bindegewebstransplantats aus dem distalen Bereich. 1. Inzision senkrecht zur Zahnachse auf den Knochen. 2. Inzision unterminierend parallel zum Knochen. Mobilisierung des umschnittenen Transplantats und vorsichtige Entnahme.
c Nahtverschluss.

   - Inzision mit Doppelklingenskalpell nach Harris ergibt gleichmäßig dicke Bindegewebstransplantate mit kleinem Epithelkragen.
 - Mobilisierung des Bindegewebes mit schmalem Raspatorium, Entnahme mit Pinzette.
 - Trimmen des Transplantats; Fixierung mit resorbierbaren Schlingnähten auf der Rezession.
 - Koronale Mobilisierung des Mukoperiostlappens und spannungsfreie Fixierung mit vertikalen Matratzennähten.
 - Versorgung der Gaumenwunde mit Knopfnähten.
- Übliche postoperative Infektionsprophylaxe und Nachbehandlung.

Semilunarer koronaler Verschiebelappen

- Indikationen für einen semilunaren koronalen Verschiebelappen nach Tarnow (1986):
  - lokalisierte flache (nicht tiefer als 3 mm) Rezessionen der Miller-Klasse I
  - v. a. bei Oberkieferzähnen.
- Kontraindikationen:
  - tiefe Rezessionen über 3 mm
  - Rezessionen der Miller-Klassen III oder IV.
- Vorgehen (Abb. 11.**39 a – c**):
  - Desinfektion.
  - Anästhesie.
  - Gründliche instrumentelle und ggf. chemische Bearbeitung der Wurzeloberfläche.
  - Inzisonen:
    - intrakrevikuläre Inzison im Bereich der Rezession zur Entfernung des Saumepithels
    - semilunare Inzision apikal der Rezession in der Alveolarmukosa. Der Abstand zum Weichgewebsrand soll der Rezessionstiefe plus etwa 2 – 3 mm entsprechen
    - unterminierende Inzision zur Präparation eines gespaltenen Lappens.
  - Spannungsfreie Mobilisation des gespaltenen Lappens nach koronal. Kompression mit in physiologischer Kochsalzlösung getränktem Gazetupfer für 2 – 3 min.
  - Kein Nahtverschlusss.
  - Parodontalverband (CoePak oder Barricaid) schützt den apikalen Wundbereich.
- Übliche postoperative Infektionsprophylaxe und Nachbehandlung.

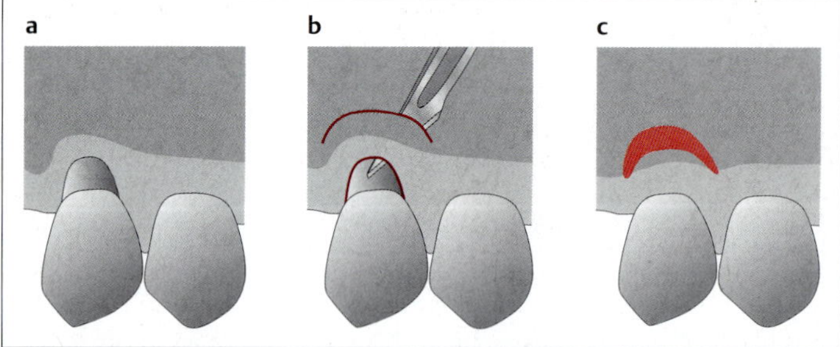

Abb. 11.**39** Semilunarer koronaler Verschiebelappen.
a Singuläre Rezession der Miller-Klasse I. Scaling der freiliegenden Wurzeloberfläche und ggf. Konditionierung mit Citronensäure (pH 1) oder gesättigter Tetracyclinlösung.
b Semilunare Inzision im Vestibulum. Distanz zum Gingivarand beachten (Rezessionstiefe und 2 – 3 mm). Scharfe Präparation eines Mukosalappens mit marginaler Perforation der Gingiva.
c Koronale Mobilisierung und Kompression mit Gazetupfer für etwa 3 min. Kein Nahtverschluss der apikalen Wunde.

Envelope-Technik

- Indikationen für die Envelope-Technik nach Raetzke (1985):
  - lokalisierte, eher flache Rezessionen der Miller-Klassen I oder II
  - besonders bei dünner Gingiva.
- Kontraindikationen:
  - tiefe Rezessionen über 3 mm
  - Rezessionen der Miller-Klassen III oder IV.
- Vorgehen (Abb. 11.**40 a** – **c**):
  - Desinfektion
  - Anästhesie
  - gründliche instrumentelle und ggf. chemische Bearbeitung der Wurzeloberfläche
  - Inzisionen:
    - intrakrevikuläre Inzision zur Entfernung des Saumepithels
    - scharfe, unterminierende Präparation einer supraperiostalen Tasche im Umfeld der Rezession
  - Gewinnung des Bindegewebstransplantats aus der mastikatorischen Mukosa des harten Gaumens (s. S. 193)
  - das getrimmte Transplantat wird in die präparierte Tasche („envelope") gesteckt
  - evtl. Fixierung mit Gewebekleber (Histoacryl)
  - Versorgung der Gaumenwunde mit Knopfnähten.
- Übliche postoperative Infektionsprophylaxe und Nachbehandlung.

Gesteuerte Geweberegeneration

- Verwendung besonders konzipierter Membranen zur Schaffung eines ausreichenden Raums, in den Zellen aus dem umliegenden Desmodont proliferieren können:
  - einfache ePTFE-Membran mit Schlingnaht oder mit einem Titankreuz verstärkte ePTFE-Membran:
    - um Kollaps auf der Wurzeloberfläche zu vermeiden
    - Nachteil: muss während eines Zweiteingriffs nach 4 – 6 Wochen entfernt werden
  - spezielle resorbierbare Membran mit Platzhalterfunktion: Guidor PPS.

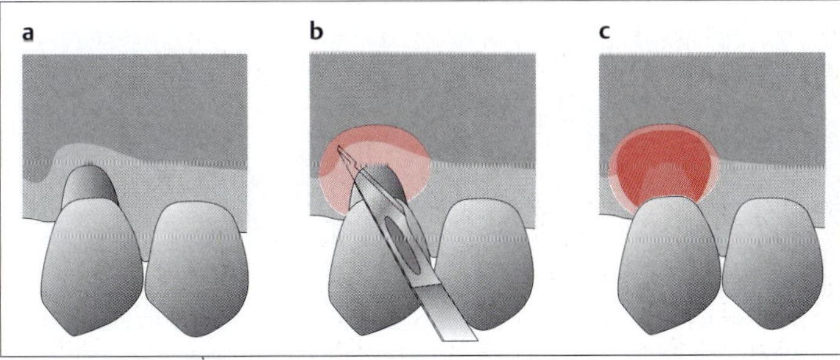

Abb. 11.**40** Envelope-Technik.
a Singuläre Rezession der Miller-Klasse I. Scaling der freiliegenden Wurzeloberfläche und ggf. Konditionierung mit Citronensäure (pH 1) oder gesättigter Tetracyclinlösung.
b Intrakrevikuläre Inzision zur Entfernung des Saumepithels. Unterminierende, supraperiostale Präparation einer Tasche („envelope") zur Aufnahme des Bindegewebstransplantats.
c Transplantat liegt zum größten Teil innerhalb der Tasche. Fixierung mit Histoacrylgewebekleber.

- Indikationen:
  - lokalisierte oder nebeneinander liegende, tiefe Rezessionen der Miller-Klassen I oder II
  - insbesondere bei Eckzähnen und Prämolaren im Oberkiefer
  - ggf. bei Vorliegen flacher Black-Klasse-V-Kavitäten, auch wenn bereits eine Restauration gelegt wurde (explorative Entfernung der Restauration).
- Kontraindikationen:
  - flache Rezessionen
  - flaches Vestibulum
  - Rezessionen der Miller-Klassen III oder IV.
- Vorgehen (Abb. 11.**41 a** – **f**):
  - Desinfektion.
  - Anästhesie.
  - Gründliche instrumentelle und ggf. chemische Bearbeitung der Wurzeloberfläche:
    - zur Anfrischung der dem Mundmilieu ausgesetzten Rezession
    - zur konkaven Gestaltung der Wurzelfläche z. B. mit rotierendem, fein- oder feinstkörnig diamatierten Schleifkörper (15 – 40 µm)
    - evtl. Konditionierung mit Citronensäure (pH 1) oder gesättigter Tetracyclinlösung.
  - Festlegung der neuen Papillenspitzen:
    - Rezessionstiefe mit der Parodontalsonde bestimmen
    - den Betrag von den Papillenspitzen im Operationsbereich subtrahieren.
  - Inzisonen:
    - intrakrevikuläre Inzison im Bereich der Rezessionen zur Entfernung des Saumepithels
    - interdental horizontale Inzision zur Umschneidung der neuen Papillenspitze
    - Begrenzung der intrakrevikulären Inzision durch 2 leicht divergierende Inzisionen in die Alveolarmukosa
    - palatinal bzw. lingual intrakrevikuläre Inzision.
  - Mukoperiostlappen präparieren:
    - palatinal oder lingual Mobilisation der Papillen
    - vestibulär Mobilisierung des trapezförmig umschnittenen Lappens bis über die mukogingivale Grenze
    - Durchtrennung des Periosts und Präparation eines gespaltenen Lappens.

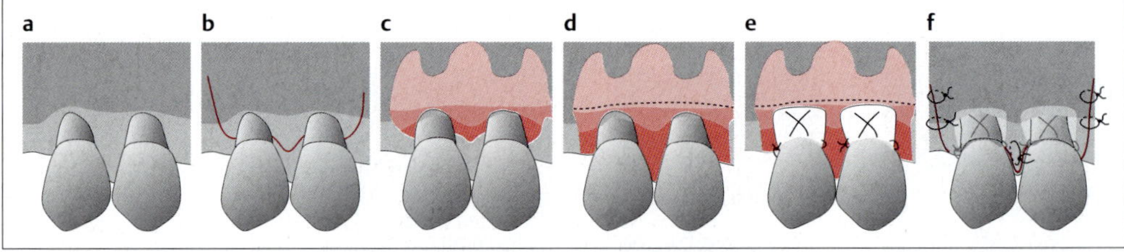

Abb. 11.**41** Rezessionsdeckung und gesteuerte Geweberegeneration.
a Nebeneinander liegende Rezessionen der Miller-Klasse I. Scaling der freiliegenden Wurzeloberfläche und ggf. Konditionierung mit Citronensäure (pH 1) oder gesättigter Tetracyclinlösung.
b – d Inzisionen, Lappenbildung und Periostdurchtrennung wie beim koronalen Verschiebelappen.
e Getrimmte, hier titanverstärkte ePTFE-Membranen sind mit Schlingnähten fixiert.
f Koronale Mobilisierung des Lappens und spannungsfreie Fixierung mit vertikaler Matratzennaht (interdental) und Knopfnähten (Entlastungsinzisionen). Membranen müssen nach 4 – 6 Wochen operativ entfernt werden.

- Nichtresorbierbare, titanverstärkte ePTFE-Membran oder spezielle resorbierbare Membran auswählen:
  - Trimmen der Membran (soll die Rezession und Dehiszenz apikal etwa 2 mm, lateral etwa 1 mm überlappen)
  - Fixierung der Membran durch Schlingnaht (ist bei Guidor-Membran integriert).
- Spannungsfreie Mobilisation des vestibulären Lappens nach koronal.
- Sorgfältiger Nahtverschluss:
  - Knopfnähte bei lateralen Inzisionen
  - interdental vertikale Matratzennaht (s. Abb. 11.**11**) z. B. mit ePTFE-Nahtmaterial.
- Kein Parodontalverband.

➤ Postoperative Infektionsprophylaxe:
- **Merke**: keine routinemäßige Antibiotikaprophylaxe
- Patient spült zweimal täglich mit 0,1 – 0,2 %iger CHX-Lösung für etwa 4 – 6 Wochen
- während der ersten 2 postoperativen Wochen Kontrolle der Wundheilung im Abstand von 2 – 3 Tagen; ggf. vorsichtige Entfernung von Plaque im Bereich des Gingivarands
- kommt es zum Freiliegen der Membran, sollte der Patient zweimal täglich ein 1 %iges CHX-Gel applizieren. Keinesfalls Versuch einer sekundären Deckung.

➤ Bei resorbierbarer Membran Nahtentfernung nach 2 – 3 Wochen.

➤ Falls eine nichtresorbierbare Membran implantiert wurde, erfolgt die chirurgische Entfernung nach 4 – 6 Wochen:
- intrakrevikuläre Inzision
- Bildung eines kleinen Mukoperiostlappens
- Durchtrennung der Schlingnaht
- Entfernung der Membran mit der Pinzette
- vorsichtige Kürettage der Lappeninnenseite
- koronale Resposition und Fixierung des Lappens mit interdentalen Knopfnähten.

Kritische Beurteilung der Rezessionsdeckung

➤ V. a. in den letzten 20 Jahren sind neue Methoden und Modifikationen zur operativen Rezessionsdeckung entwickelt worden:
- Rezessionen der Miller-Klassen I und II lassen sich mit verschiedenen Verfahren erfolgreich decken (80 – 100 %).
- Bei Miller-Klassen III (approximale Attachmentverluste) oder IV (Zahnfehlstellung) sind keine zufrieden stellenden Ergebnisse zu erwarten.
- Tiefe und v. a. breite Rezessionen lassen sich nicht so gut decken wie flache und schmale Läsionen.
- Gesteuerte Geweberegeneration führt v. a. bei tiefen Rezessionen zu akzeptablen Ergebnissen von mehr als 80 % Deckung.
- Freie Bindegewebstransplantate sind v. a. bei flachen Rezessionen erfolgreich.

➤ Qualität der neuen dentogingivalen Verbindung:
- Bei gesteuerter Geweberegeneration kann mit neuem bindegewebigen Attachment gerechnet werden.
- Wundheilung bei allen anderen Methoden zur Rezessionsdeckung resultiert im Wesentlichen in der Ausbildung eines langen Saumepithels.
- Allerdings: Aufgrund der relativ großen Fläche, von der eine Regeneration ausgehen kann (apikal und lateral der Rezession), wurde auch bei koronalem Verschiebelappen teilweise neues bindegewebiges Attachment und neues Wurzelzement gefunden.

➤ Zunahme der Breite und v. a. Dicke der Gingiva:
- bei Verwendung von Bindegewebstransplantaten und/oder koronalem Verschiebelappen nach vorheriger Verbreiterung des Vestibulums mit freiem Gingivatransplantat

- hat v. a. bei Neigung zu Verletzungen präventive Bedeutung
- keine Verbreiterung der Gingiva nach gesteuerter Geweberegeneration; resorbierendes Granulationsgewebes führt während der Abbauphase der Membran zu reversibler Verdickung des Gewebes.

Frenulektomie

- Operative Korrektur von Lippen- und Wangenbändchen (Abb. 11.**42 a**):
  - V-Y-Plastik
  - Z-Plastik
  - freies Gingivatransplantat (s. S. 187).
- Indikationen:
  - vor oder während kieferorthopädischer Maßnahmen zum Diastemaschluss
  - bei Interferenz marginal ansetzender Bänder:
    - mit einer effektiven Mundhygiene
    - mit der Wundheilung nach parodontalchirurgischen Eingriffen.

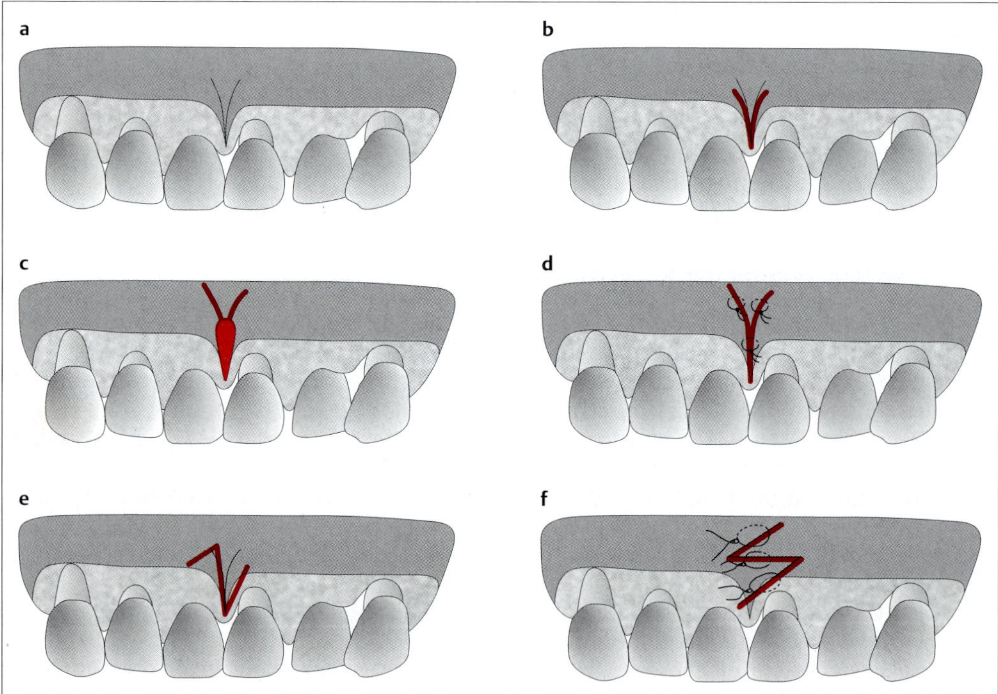

Abb. 11.**42** Frenulektomie.
a Geplante Entfernung eines nah marginal ansetzenden, störenden Lippenbändchens.
b – d V-Y-Plastik. V-förmige Umschneidung (**b**); Supraperiostale Präparation eines Mukosalappens und apikale Verschiebung (**c**); Nahtfixation der resultierenden Schenkel (Y; **d**).
e und **f** Z-Plastik. Z-förmige supraperiostale Inzision. Präparation von 2 dreieckigen Mukosaläppchen (**e**); Vertauschen der Läppchen und Nahtfixation (**f**).

- Vorgehen bei der *V-Y-Plastik* (Abb. 11.**42 b – d**):
  - Desinfektion
  - Anästhesie
  - Inzision:
    - V-förmige Umschneidung des Lippenbändchens
    - supraperiostale Präparation eines Mukosalappens und Durchtrennung der Muskelzüge
  - apikale Mobilisation des Lappens und Nahtfixierung.
- Vorgehen bei der *Z-Plastik* (Abb. 11.**42 e – f**):
  - Desinfektion
  - Anästhesie
  - Z-förmige Inzision durch das Bändchen
  - supraperiostale Präparation von 2 Dreieckslappen
  - Position der beiden Lappen vertauschen
  - Nahtfixierung.
- Bei beiden Verfahren ist ein Parodontalverband nicht erforderlich.
- Übliche postoperative Infektionsprophylaxe und Nachbehandlung.

Okklusales Trauma

- Okklusale Kräfte können diverse Strukturen des stomatognathen Systems in Mitleidenschaft ziehen:
  - marginales und apikales Parodont
  - Pulpa-Dentin-Komplex
  - Kauflächenkomplex
  - Kiefergelenk
  - neuromuskuläres System.
- Ursachenkomplexe für okklusale Traumen, die z. T. in Kombination auftreten:
  - *psychische Spannungszustände*; sie bewirken häufig Parafunktionen wie Pressen und Knirschen
  - *okklusale Ursachen*: vorzeitige Kontakte und Interferenzen, Gleithindernisse
  - andere Formen funktioneller Belastung: *unphysiologische Belastung*, z. B. bei unzweckmäßigem Zahnersatz.
- Experimentelle Untersuchungen beim Menschen und in Tiermodellen hatten folgende Resultate ergeben:
  - Ein okklusales Trauma ist nicht in der Lage, entzündliche Veränderungen am marginalen Parodont auszulösen.
  - Bei exzessiven (Schaukel-)Kräften kann sich die Progression einer bestehenden Parodontitis allerdings beschleunigen.
  - Erhöhte Zahnbeweglichkeit beeinflusst die ökologischen Bedingungen in der Tasche, sodass bestimmte Parodontalpathogene überproportional proliferieren können.
  - **Merke**: Die ätiopathogenetische Bedeutung des parodontalen okklusalen Traumas wird eher gering eingestuft.
- Hinweise auf ein bestehendes parodontales okklusales Trauma sind:
  - starke Auslenkung des Zahnes während der Artikulation
  - progressiv zunehmende Zahnbeweglichkeit
  - Erweiterung des Parodontalspalts am Limbus alveolaris und gelegentlich periapikal.
  - **Merke**: Zunahme der Zahnbeweglichkeit bei vorliegenden Störkontakten ist im Wesentlichen Ausdruck einer *physiologischen Kompensation:* Der Zahn kann bei erhöhter Beweglichkeit den exzessiven Kräften während der Artikulation ausweichen.
- Die Auslenkung der Zahnkrone wird z. B. mit dem *Periodontometer* nach Mühlemann gemessen. Man unterscheidet 2 Arten der Zahnbeweglichkeit:
  - *Desmodontale (initiale) Zahnbeweglichkeit:* Bei kleinen Kräften bis etwa 1 N kommt es als Folge der Verlagerung des Zahnes im Parodontalspalt zu einer linear zunehmenden Auslenkung der Zahnkrone zwischen 0,05 und 0,1 mm.
  - *Parodontale (sekundäre) Zahnbeweglichkeit:* Bei Kräften bis 5 N wird die Zahnkrone durch Verformung und Kompression des Alveolarfortsatzes 0,08 – 0,15 mm ausgelenkt. Die sekundäre Zahnbeweglichkeit:
    - variiert von Zahntyp zu Zahntyp (Schneidezähne > Eckzähne > Prämolaren > Molaren)
    - ist bei Kindern größer als bei Erwachsenen
    - ist bei Frauen größer als bei Männern
    - nimmt gegen Ende der Schwangerschaft zu.
- Elimination des okklusales Trauma im Rahmen der Parodontalbehandlung:
  - kleine orthodontische Maßnahmen
  - vorübergehende Eingliederung einer Okklusionsschiene zur Minimierung des Einflusses von schädlichen Parafunktionen
  - okklusales Einschleifen
  - semipermanente oder permanente Schienung von Zähnen

- Stabilisierung des Restzahnbestands und Ersatz verloren gegangener Zähne im Rahmen der endgültigen restaurativen Versorgung.

Okklusionsschiene

➤ Zur kurzfristigen Unterbrechung parafunktioneller Angewohnheiten bei bestehender Verspannung der Kiefer-Gesichts-Muskulatur:
  - Relaxierung der verspannten Muskulatur
  - Stabilisierung der Okklusion in zentrischer Relation
  - vor selektivem Einschleifen; vor umfangreicher restaurativer Kauflächengestaltung. **Merke**: Vor der irreversiblen Änderung des Kauflächenkomplexes durch z. B. selektives Einschleifen sollte grundsätzlich eine Schienentherapie erfolgen.

➤ Herstellung einer Kunststoffschiene (z. B. Michigan-Schiene) für den Oberkiefer (bei Progenie auch Schiene im Unterkiefer möglich):
  - Schädel-Gelenk-bezügliche Montage der Kiefermodelle in teiladjustierbarem Artikulator
  - auf geringe, für den Patienten akzeptable Bisserhöhung achten
  - zentrische Stopps und Eckzahnführung aufbauen
  - interferenzfreies Gleiten der Zähne im Sinne einer „freedom in centric".

➤ Schiene soll in den ersten 3 Wochen ständig getragen werden.

Okklusales Einschleifen

➤ Die klinische Okklusionsanalyse ergibt gelegentlich Hinweise auf ein okklusales Trauma:
  - Leitsymptom ist die sich progressiv erhöhende Zahnbeweglichkeit.
  - Weitere Hinweise: fühl- und sichtbare Auslenkung des Zahnes in habitueller Okklusion und bei Artikulationsbewegungen.
  - **Merke**: Bei stark gelockerten Zähnen ergibt die Modellanalyse im Artikulator in aller Regel keine brauchbaren Informationen über das Vorliegen von Störkontakten.

➤ Zahnbeweglichkeit ist eine Funktion der:
  - Höhe des Alveolarknochens
  - Breite des Parodontalspalts
  - Morphologie des Wurzelkomplexes.

➤ Differenzialdiagnose erforderlich. **Merke**: Aufgrund weit fortgeschrittenen Knochenabbaus stark gelockerte Zähne können sich nach Einschleiftherapie nicht festigen.

➤ Zähne ändern bei progressiver Parodontitis häufig ihre Position:
  - Aufgrund des einseitigen Drucks des Granulationsgewebes im Bereich von Knochentaschen bewegt sich der Zahn weg von der parodontalen Läsion.
  - Die resultierende Okklusionsstörung kann zu einem parodontalen Trauma führen, bei dem der Zahn während der Funktion ständig in die eine oder andere Richtung bewegt wird („jiggling").
  - Derartige störende Kontakte sollten frühzeitig durch Einschleifen entfernt werden.

➤ Selektives Einschleifen erst *nach* abgeschlossener Parodontalbehandlung:
  - Entfernung störender Kontakte in zentrischer Okklusion
  - Elimination von Balancekontakten
  - Harmonisierung der Kontakte auf der Arbeitsseite.

➤ Mögliche Indikationen für okklusale Feinkorrekturen:
  - Prävention und Verringerung exzessiver Parafunktionen wie Pressen und Knirschen
  - Stabilisierung der Kauebene
  - Korrekturen nach kieferorthopädischer und vor restaurativer Behandlung

- nur sehr selten parodontale Indikation
- **Merke**: Eine durch selektives Einschleifen oder restaurative Maßnahmen herbeigeführte „ideale Okklusion“ ist für sich genommen *kein* anzustrebendes Therapieziel.

Semipermanente Schienungsmaßnahmen

- Erhöhte Zahnbeweglichkeit als Folge eines reduzierten Parodonts ist solange akzeptabel, wie die Okklusion stabil und der Kaukomfort nicht beeinträchtigt sind.
- Bei ungünstigem Verhältnis der klinischen Krone zur Gesamtzahnlänge kann es während der Funktion zu erheblichen Kräften im Bereich des Limbus alveolaris und des Apex kommen (Abb. 11.**43 a**, **b**): sog. *sekundäres okklusales Trauma.*
- Schienungsmaßnahmen führen in diesen Fällen wieder zu einer Reduktion der Breite des Parodontalspalts, da die schädigenden Kräfte auf weitere Zähne verteilt werden.
- *Indikationen* für semipermanente Schienungsmaßnahmen:
  - weitgehende Reduktion des Zahnhalteapparats
  - progressive Zahnbeweglichkeit
  - Gefahr des Zahnverlusts während der Funktion.
- Vorgehen:
  - Verblockung mittels Komposit nach Anätzen größerer Schmelzareale des betreffenden Zahnes und der Nachbarzähne; bei bereits vorliegenden Kavitäten sind gelegentlich Zahnseideligaturen oder die Armierung mit Draht- oder Kunststoffnetzen vorteilhaft.
  - Kleine bewegliche Einheiten schaffen (Abb. 11.**44**); bei Verbund von mehr als 3 Zähnen steigt die Frakturgefahr; Schiene bricht am relativ festen Zahn.
  - Okklusion beachten; bei Schienung von Oberkiefer-Frontzähnen kann eine ästhetisch unakzeptable Situation entstehen.
  - Parodontalhygiene gewährleisten: Reinigung mit Interdentalbürsten oder Zahnseide (Superfloss) darf nicht behindert werden.
- Schienen, die ästhetisch und funktionell nicht stören, können auch permanent in situ verbleiben.

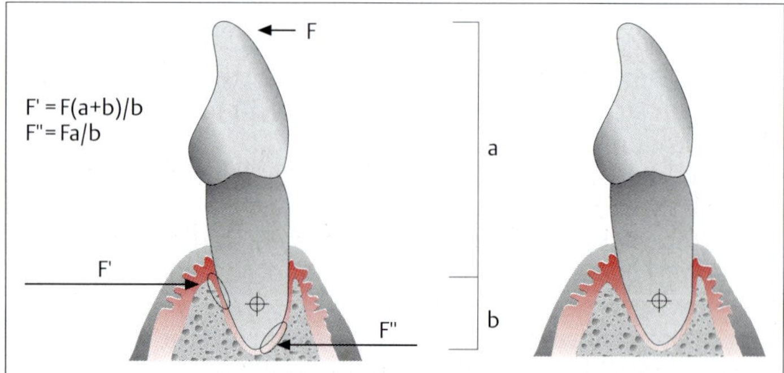

Abb. 11.**43** Sekundäres okklusales Trauma.

a Bei ungünstigem Verhältnis der Länge der klinischen Krone (a) zur Gesamtlänge des Zahnes (a + b) kommt es während der normalen Funktion zu erheblichen Kräften am Limbus alveolaris und am Periapex, die eine Schienung des Zahnes erforderlich machen können.

b Ist die parodontale Infektion unter Kontrolle, haben kompensatorische Knochenresorptionen im Bereich des Limbus alveolaris und periapikal jedoch auch hier zur Folge, dass der Zahn den schädlichen Kräften ausweichen kann, ohne dass Attachmentverluste zu befürchten sind. Klinisch kommt es zu einer weiteren Lockerung des Zahnes.

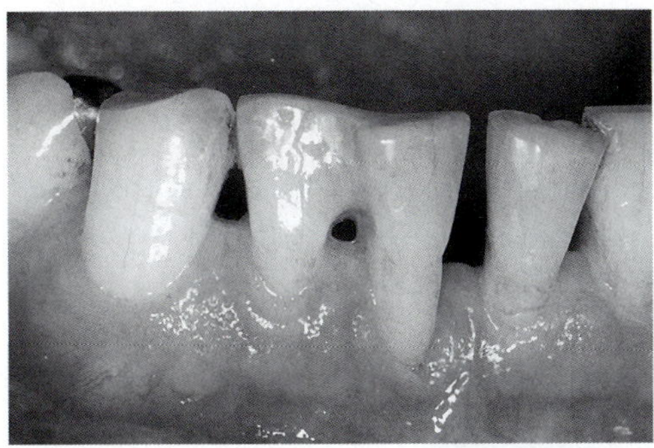

Abb. 11.**44** Schienung der Zähne 41 und 42 mittels Komposit: eine kleine, immer noch leicht bewegliche Einheit ist weniger frakturanfällig, da die Zähne bei funktioneller Belastung kompensatorisch ausweichen können. Die Parodontalhygiene ist gewährleistet.

Parodontalprothetische Aspekte

- Aggressive Formen der Parodontitis führen meist zum frühzeitigen Verlust der Molaren. Der Restzahnbestand weist in der Regel eine stark erhöhte Zahnbeweglichkeit auf.
- Neben dem notwendigen Ersatz fehlender Zähne zur Wiederherstellung der Kaufunktion und der Verbesserung der Ästhetik steht bei der restaurativen Versorgung die Stabilisierung des Restzahnbestands im Vordergrund:
  - **Merke**: Erhöhte Zahnbeweglichkeit und fortgeschrittener Verlust des parodontalen Zahnhalteapparats sind per se keine Kontraindikationen für festsitzenden Zahnersatz.
  - Bei erhöhter Zahnbeweglichkeit kann der Kaumkomfort durch eine permanente Schienung im Rahmen eines Brückenverbands beträchtlich verbessert werden.
  - Bei reduziertem Zahnbestand und ausgeprägter Zahnbeweglichkeit hat festsitzender Zahnersatz gegenüber herausnehmbaren Konstruktionen häufig erhebliche Vorteile:
    - größere Stabilität der Konstruktion
    - bessere Verteilung der Kaukräfte.
  - V.a. ab der 6. oder 7. Lebensdekade sollte die Möglichkeit einer verkürzten Zahnreihe (Prämolarenokklusion) konsequent in Betracht gezogen werden (Abb. 11.**45 a**, **b**).
  - Eine Stabilisierung der Okklusion kann bei unilateral oder bilateral verkürzter Zahnreihe auch über distale Extensionen erreicht werden:
    - wenn möglich im Rahmen von zirkulären Brücken
    - bei unilateralen Brücken sollten mindestens 2 verblockte Pfeiler vorliegen
    - Kontraindikation bei geringer Retention der Brückenanker
    - um Retentionsverlust zu vermeiden weitgehend parallele Präparation der Pfeilerzähne mit Neigung entgegen des Extensionsglieds.
  - U.U. kann eine orthodontische Distalisierung des endständigen Prämolaren mit anschließender Brückenversorgung erwogen werden.
  - Festsitzender Zahnersatz kann häufig mit oralen Implantaten kombiniert werden.
- Mit der restaurativen Versorgung sollte etwa 4 – 6 Monate nach Abschluss der parodontalchirurgischen Phase der Behandlung begonnen werden.
- *Vorgehen* bei der Herstellung von festsitzendem Zahnersatz in Gebissen mit erheblicher Zahnbeweglichkeit. Empfehlenswert ist ein zweizeitiges Vorgehen, bei dem zunächst ein Kiefer (hier z.B. der Oberkiefer) restauriert wird:
  - Planungsmodelle in teiladjustierbaren Artikulator Schädel-Gelenk-bezüglich in habitueller Okklusion montieren.
  - Ggf. Registrierung der Front-Eckzahn-Führung.
  - Herstellung eines Registrierbehelfs aus Autopolymerisat im Artikulator. Auf minimale Anhebung des Stützstifts achten.

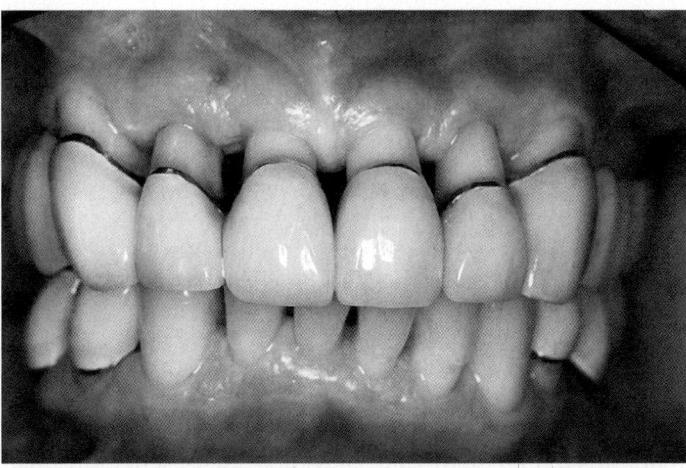

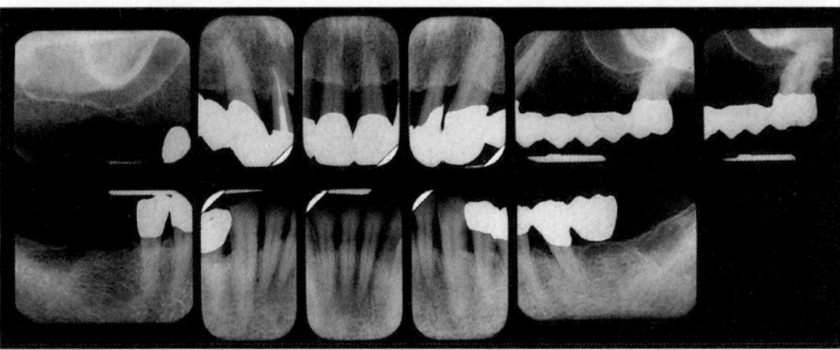

Abb. 11.**45** Patientin mit weit fortgeschrittenem Knochenabbau v.a. im Oberkiefer. Parodontalbehandlung und restaurative Versorgung abgeschlossen.

- Präparation der Pfeilerzähne. Präparationshöhe von mehr als 4 mm anstreben, um maximale Retention der Anker zu erreichen:
  - ist bei langer klinischer Krone in der Regel realisierbar
  - v. a. bei stark divergierenden Pfeilerzähnen sind Devitalisierung, Wurzelkanalbehandlung und Eingliederung von Stiftaufbauten manchmal unumgänglich.
- Abformung:
  - Doppelmischabformung (Siliconabformmaterial) mit perforiertem Löffel.
  - Cave: Hydrokolloidabformung. Zähne mit ausgesprochener Wurzeldenudation haben ein hohes Risiko einer irreversiblen thermischen Pulpaschädigung.
  - Vorsicht bei sehr fest werdenden, additionsvernetzenden Siliconen oder Polyethern: Probleme bei der Entfernung der Abformung aus dem Mund und beim Abziehen des Gipsmodells.
- Alginatabformung des Gegenkiefers mit Rimlock-Löffel.
- Herstellung des Meister- und Gegenkiefermodells.
- Bei stark gelockerten Zähnen ist es erforderlich, die Impressionen der Zahnreihen auf dem Registrierbehelf mit Hilfe des Meistermodells herzustellen:
  - Auftragen einer Zinkoxid-Eugenolpaste (z. B. Temp-Bond) auf die Registrierplatte
  - gewässertes Meistermodell in die weiche Paste setzen
  - Paste aushärten lassen.
- Kürzen der Impressionen mit dem Skalpell und Überprüfung der Passgenauigkeit im Mund des Patienten.
- Registrierplatte auf der Gegenkieferseite einschleifen, bis es in zentrischer Okklusion lokal zu einer kleinen Perforation kommt (bedeutet minimale Sperrung).

- Zentrisches Registrat:
  - Auf die Unterkieferseite der Registrierplatte im Bereich der mittleren Schneidezähne etwas erhitzte, thermoplastische Kompositionsmasse auftragen.
  - Unterkiefer in zentraler Relation gegen die eingesetzte Registrierplatte führen. Frontaler Stopp in der thermoplastischen Masse soll Kontakt zur Registrierplatte gerade eben aufheben.
  - Patient soll ohne Probleme sowohl geführt als auch selbstständig in zentraler Relation in die Impressionen in der thermoplastischen Masse finden.
  - Im Seitenzahnbereich der Registrierplatte Zinkoxid-Eugenol-Paste auftragen. Platte im Oberkiefer einsetzen; Patient in zentrischer Relation schließen lassen. Impressionen der Unterkiefer-Seitenzähne erfolgen drucklos in der Registrierpaste.
- Nach Erhärten der Registrierpaste Entfernung der Platte. Beseitigung des frontalen Stopps mit dem Skalpell; Kürzung der Impressionen bis auf Höckerspitzenniveau.
- Überprüfung der Passgenauigkeit von Meister- und Gegenkiefermodell.
- Montage des Oberkiefermodells nach arbiträrer Gesichtsbogenübertragung.
- Montage des Gegenkiefers mittels zentrischem Registrat.
- Kontrolle der Montage anhand der klinischen Situation.

➤ Bei der Herstellung des Brückenzahnersatzes Frakturrisiko berücksichtigen:
- Auf ausreichende Dimensionen der Zwischenglieder achten; Parodontalhygiene gewährleisten.
- Lotstellen vermeiden; stattdessen an geeigneter Stelle Geschiebe einplanen (stressbrechende Funktion).
- Wenn möglich, Endpfeilerbrücken eingliedern; Anhänger sind grundsätzlich möglich, erhöhen aber das Risiko für einen Misserfolg.
- Kombinationen mit Implantaten sind vielfach die bessere Alternative.

➤ **Merke**: Subgingivale Kronenränder sind mit parodontaler Gesundheit nicht vereinbar.
- Im nicht sichtbaren Bereich sollte, wenn möglich, ein supragingivaler Kronenrand platziert werden (ggf. nach chirurgischer Kronenverlängerung).
- Im sichtbaren Bereich aus ästhetischen Gründen Kompromisse suchen:
  - Etwa 0,5 mm subgingivale, technisch perfekte Kronenränder (Randspalten bei etwa 50 µm) sind tolerabel.
  - *Biologische Breite* beachten: Zwischen dem Limbus alveolaris und dem Restaurationsrand soll eine ausreichende Distanz von 2,5 – 3 mm liegen; die biologische Breite ist bei Menschen mit schmaler und dünner Gingiva kleiner.
  - **Merke**: Bei Missachtung der biologischen Breite sind Attachmentverluste oder rezidivierende, häufig granulomatöse Entzündungen der Gingiva zu erwarten.

➤ Misserfolge nach Eingliederung festsitzender Konstruktionen zur Stabilisierung parodontal geschädigter Gebisse gehen praktisch ausschließlich auf technische und biophysikalische Faktoren zurück:
- Verlust der Retention der Anker
- Fraktur des Metallgerüsts
- Wurzelfraktur nach Eingliederung eines Stiftaufbaus
- **Merke**: Beste Voraussetzung für langfristigen Erfolg ist in jedem Falle die Kontrolle der parodontalen Infektion.

Risikoabschätzung, -kommunikation und -management

Allgemeines

- Bei parodontal anfälligen Patienten besteht ein hohes Risiko für eine erneute Infektion mit *Parodontalpathogenen*. Nach Abschluss der korrektiven Phase ist daher eine lebenslange Nachsorgetherapie auf individueller Basis zu organisieren:
  - Nach der parodontalchirurgischen Phase erfolgen wöchentliche bis zweiwöchentliche Kontrollen des Heilungsverlaufs.
  - Parodontale Reevaluation nach 2 – 3 Monaten. Anschließend Beginn der *unterstützenden Nachsorgetherapie* (Phase III der Parodontalbehandlung).
- Risikoabschätzung, -kommunikation und -management sind die Eckpfeiler der unterstützenden Nachsorgetherapie. *Ziele* der früher „Erhaltungstherapie" genannten Phase III sind:
  - risikoorientierte Anamnese und Befundung
  - Remotivation des Patienten, kontinuierliche ärztliche Unterstützung
  - rechtzeitige, angemessene Intervention bei wieder auftretender Parodontitis
  - Vermeidung von Unter- oder Überbehandlung.
- **Merke**: Der langfristige Erfolg jeder Parodontalbehandlung hängt weniger von der im Einzelfall angewendeten parodontalchirurgischen Maßnahme oder verwendeten Hilfsmitteln, als vielmehr von der Qualität der unterstützenden Nachsorgetherapie ab.

Risikoabschätzung

- Bei der Behandlung der meisten komplexen, multifaktoriell verursachten, chronischen Krankheiten steht die *Reduktion* der schädlichen Einflüsse etablierter *Risikofaktoren* im Mittelpunkt. Dies betrifft in besonderem Maße die marginale Parodontitis:
  - Ausbruch und Progression werden maßgeblich von Risikofaktoren bestimmt:
    - Risikofaktoren sind entweder *Teil der Kausalkette* oder *exponieren* den Betroffenen entsprechend.
    - **Merke**: Nach Ausbruch der Erkrankung führt die Elimination des Risikofaktors nicht in jedem Fall zur Heilung.
  - Beurteilung des Risikos für wieder auftretende Parodontalerkrankung auf 3 Ebenen:
    - Bestimmung des *lokalen Risikos*
    - Erfassung *dentitionsbezogener Risiken*
    - wenn möglich, Modifikation *allgemeiner Risikofaktoren*.

Lokale Risikofaktoren

- *Rötung* und *Schwellung* der Gingiva sind kardinale Symptome der Entzündung und sollten bei jeder parodontalen Untersuchung eingehend beurteilt werden:
  - sichtbare Zeichen der entzündlichen Reaktion v. a. auf den supragingivalen Anteil der dentogingivalen Plaque
  - kommen als diagnostische Tests für parodontale Aktivität daher nicht infrage.
- *Bluten nach Sondieren* bis auf den Boden des Sulkus oder der Tasche (Abb. 12.**1 a**, **b**):
  - Einfach zu erhebender lokaler Befund.
  - Ergibt bei Verwendung einer druckkalibrierten Sonde (etwa 0,25 N, z. B. ClickProbe) einen zuverlässigen Eindruck über die lokale Entzündung im Bereich des Sulkus.
  - Beurteilung als *diagnostischer Test* für Attachmentverluste während der unterstützenden Nachsorgetherapie: *häufiges Bluten nach Sondieren* ist:
    - wenig sensitiv (relativ viele falsch negative Befunde), aber relativ spezifisch (wenig falsch positive Befunde)
    - ständiges Bluten nach Sondieren erhöht das Risiko für Attachmentverluste etwa 2 – 3-mal; Abwesenheit von Bluten nach Sondieren signalisiert stabile Verhältnisse.

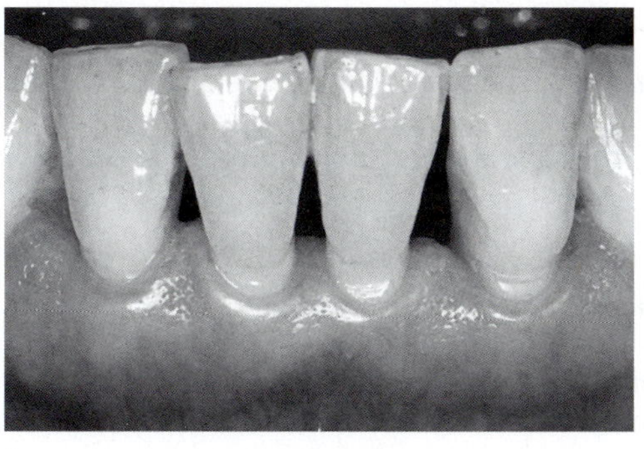

a

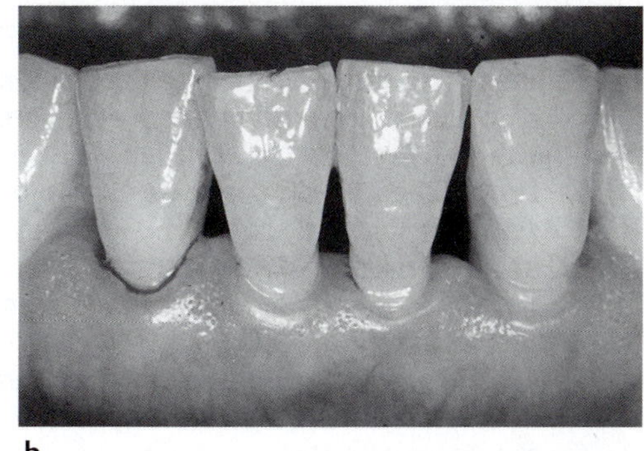

b

Abb. 12.**1** Bluten nach Sondieren.
a Klinisch entzündungsfreie Verhältnisse.
b Profuse Blutung nach Sondierung bei Zahn 42 distal. Kleine Blutungspunkte bei Zahn 41 distal und Zahn 31 distal. Häufiges Bluten nach Sondieren ist ein wenig sensitiver, aber relativ spezifischer Test für parodontale Aktivität nach erfolgter Therapie.

- *Purulentes Exsudat:*
  - ehemals namengebendes Symptom: Alveolarpyorrhö; Ausdruck eines an polymorphkernigen Granulozyten reichen Exsudats
  - wird während der unterstützenden Nachsorge eher selten beobachtet; wegen fehlender Sensitivität (viele falsch negative Befunde) kein prognostischer Indikator
  - purulentes Exsudat soll immer therapeutische Maßnahmen nach sich ziehen.

➤ *Erhöhte Sondiertiefen:* Nach Parodontalbehandlung werden erhöhte Sondiertiefen von mehr als 3 mm häufiger beobachtet. Differenzialdiagnostische Unterscheidung:
- Erhöhte Sondiertiefen aufgrund eines *langen Saumepithels* nach Parodontalchirurgie: keine entzündliche Veränderung, insbesondere kein Bluten nach Sondieren.
- Erhöhte Sondiertiefen aufgrund parodontaler Taschen: entzündliche Veränderungen, insbesondere Bluten nach Sondieren.
- Stark erhöhtes Risiko für weitere Attachmentverluste besteht nur bei residualen, nach Sondieren blutenden parodontalen Taschen.
- Daher kombinierte Befunde dokumentieren: Bluten nach Sondieren wird z.B. durch (rotes) Unterstreichen der Sondiertiefe gekennzeichnet (vgl. Abb. 7.**6**).

➤ Lokaler Nachweis von *Parodontalpathogenen:*
- Zellzahlen von $> 10^4$ für A. actinomycetemcomitans und $> 10^5$ für P. gingivalis können das Risiko für lokale Attachmentverluste stark erhöhen.
- Mikrobiologische Tests an einzelnen Zahnflächen verursachen allerdings erhebliche Kosten.

➤ *Offene Furkationen* verschlechtern die Prognose des betroffenen Zahnes v.a. bei gleichzeitig vorhandener erhöhter Zahnbeweglichkeit erheblich.

➤ Persistierende *Knochentaschen* haben ein leicht (etwa 30%) erhöhtes Risiko für weitere Attachmentverluste.

Dentitionsbezogene Risikofaktoren

- Anteil der *plaquebedeckten Zahnflächen* (nach Anfärbung mit Plaquerevelator); Anteil der nach Sondieren *blutenden Gingivaeinheiten:*
  - Während der unterstützenden Nachsorgetherapie werden hohe Anforderungen an die persönliche Mundhygiene des Patienten gestellt.
  - **Merke**: In plaqueinfizierten Gebissen ist nicht mit einem Stopp der Progression der Parodontitis zu rechnen.
  - Der Anteil der nach Sondieren blutenden Gingivaeinheiten reflektiert den Entzündungszustand der Gewebe.
  - Die *Relation zwischen beiden Parametern* kann das Risiko für weitere Attachmentverluste besser beschreiben (z. B. das Blutungs-Plaque-Verhältnis oder die flächenspezifische Assoziation):
    - geringer Anteil plaquebedeckter Zahnflächen aber hoher Anteil von Bluten nach Sondieren: hohes Risiko
    - hohe Prozentwerte für supragingivale Plaque bei niedrigen Werte für Bluten nach Sondieren: eher geringes Risiko
    - **Merke**: Raucher haben bei vergleichbarer Plaquemenge in der Regel mehr Zahnstein als Nichtraucher. Bluten nach Sondieren tritt allerdings nicht so häufig auf: maskierender Effekt des Rauchens kann zur Fehleinschätzung des Risikos führen.
- Zahl *residualer Taschen*, Zahl *offener Furkationen:*
  - Vergrößerung der ökologischen Nische für obligat anaerobe Parodontalpathogene.
  - **Merke**: Zahlreiche residuale parodontale Taschen ≥ 5 mm und offene, nicht angemessen behandelte Furkationen erhöhen das Parodontitisrisiko für die gesamte Dentition.
- Intraorale Belastung der Mundhöhle mit *Parodontalpathogenen:*
  - Eine gepoolte Probe der 4 tiefsten Taschen kann einen Überblick über die orale Belastung mit ausgewählten Parodontalpathogenen geben: z. B. A. actinomycetemcomitans, P. gingivalis, P. intermedia, B. forsythus und T. denticola.
  - Informationsgewinn insbesondere bei:
    - aggressiven Formen
    - therapierefraktären Fällen chronischer Parodontitis
    - der Nachweis einer persistierenden Infektion der Mundhöhle mit A. actinomycetemcomitans hat v. a. bei aggressiver Parodontitis prognostische Bedeutung.
  - **Merke**: Mikrobiologische Tests sollen nicht routinemäßige durchgeführt werden. Informationsgewinn in Relation zu den anfallenden Kosten einschätzen.
- *Zahnverlust* durch Parodontitis. Das Risiko für weitere Zahnverluste ist erhöht, wenn bereits zahlreiche Zähne durch entzündliche Parodontitis verloren gegangen sind:
  - **Merke**: Die Entscheidung für und gegen eine Extraktion wird nicht immer ausschließlich auf der Basis der Erhaltungsfähigkeit des Zahnes getroffen
  - daher ist eine genaue Eruierung des Extraktionsgrunds notwendig.
- *Abbau des Alveolarknochens* in Relation zum Alter:
  - hohes Risiko für weitere Attachmentverluste bei fortgeschrittenem, generalisierten Abbau des Alveolarknochen in jungen Jahren
  - demgegenüber nur geringes Risiko bei leichtem bis mäßigem Knochenabbau im mittleren und hohen Lebensalter.
- Komplexe restaurative Versorgungen bergen eine Reihe von *Risiken*, die regelmäßig abgeschätzt werden müssen:
  - okklusale Instabilität, insbesondere zunehmende Zahnbeweglichkeit
  - Frakturanfälligkeit der Konstruktion; Anforderungen an die Parodontalhygiene
  - Zahnfrakturen
  - endodontische Probleme.

Allgemeine Risikofaktoren

- Aggressive und früh beginnende Formen der marginalen Parodontitis sind während der unterstützenden Nachsorgetherapie anders zu beurteilen als eher chronische Verläufe:
  - genetische Disposition (vgl. Tab. 7.**4**)
  - persistierende Infektion mit schwer zu eliminierenden Parodontalpathogenen, z.B. A. actinomycetemcomitans.
- Einige systemische Erkrankungen sind wichtige Risikofaktoren der Parodontitis:
  - daher: ständige Aktualisierung der Anamnese insbesondere bei älteren Patienten
  - im Rahmen der unterstützenden Nachsorgetherapie Kooperation mit Fachärzten:
    - Diabetes mellitus metabolisch kontrollieren
    - ggf. hormonelle Substitution bei klimakterisch bedingter Osteoporose
    - enge Kooperation mit den behandelnden Ärzten bei bestehender HIV-Infektion.
- Risikofaktor Rauchen konsequent reduzieren:
  - Erfragen und Dokumentation des Rauchverhaltens (s. Tab. 8.**4**)
  - ärztliche Beratung und Hilfestellung, falls der Patient sich überzeugen lässt, mit dem Rauchen aufzuhören.

Kommunikation

- Bekannte und vermutliche Risiken für die Entstehung und Progression der marginalen Parodontitis (Tab. 12.**1**) lassen sich im Rahmen von multidimensionalen Risikodiagrammen anschaulich darstellen (Abb. 12.**2**):

Tabelle 12.1 Bekannte und vermutliche Risiken für Entwicklung und Progression der marginalen Parodontitis

Risiken	Beispiele	Relatives Risiko
Ätiologische Faktoren	• schlechte Mundhygiene • Parodontalpathogene – A. actinomycetemcomitans – P. gingivalis – B. forsythus	2 2–20
Genetische Anfälligkeit	• IL-1-Haplotyp • Fcγ-RIIa-131-R/H-Polymorphismus • Fcγ-RIIIb-NA1-NA2-Polymorphismus	2,5–19
Medikamente	• Immunsuppressiva – Cyclosporin A – Tacrolimus • Ca^{2+}-Antagonisten	
Verhalten	• emotionale Stressbewältigung	1,5–2
Hintergrundvariablen	• Alter • Geschlecht • Rasse	im Alter ↑ M > F Afrikaner > Asiaten > Kaukasier
Internistische Erkrankungen	• Diabetes mellitus • Osteopenie/Osteoporose	2,8–3,4
Externe Exposition	Rauchen	2,5–6
Sozioökonomische Faktoren	• Ausbildung • finanzielle Möglichkeiten	

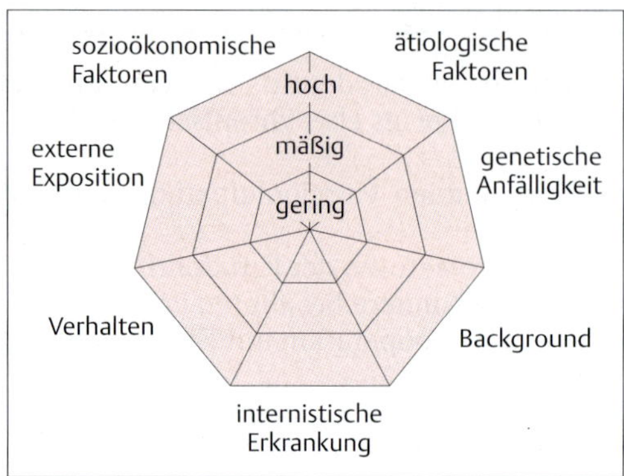

Abb. 12.**2** Multidimensionales Risikodiagramm zur Beurteilung komplexer Erkrankungen. Die jeweiligen Sektoren repräsentieren Cluster unterschiedlicher Faktoren (vgl. Tab. 12.**1**). Polygonzüge verbinden vergleichbare geringe, mäßige und hohe Risiken. Das individuelle Risiko kann auf diese Weise anschaulicher dargestellt werden (nach Tonetti 1998).

- Visualisierung des individuellen Risikos
- Erleichterung der Kommunikation mit dem Patienten:
  - Motivation zur erneuten Verbesserung der Mundhygiene
  - ggf. Änderung des Rauchverhaltens
- ermöglichen die *gemeinsame Planung* des weiteren Vorgehens:
- **Merke**: Dentitionsbezogene und (übergeordnete) allgemeine Risiken sollten in separaten Risikodiagrammen dargestellt werden.

➤ Mit entscheidend für eine lang andauernde Compliance des Patienten ist, ob die vorgeschlagenen Maßnahmen nachvollziehbar sind.

Risikomanagement

➤ Recallstunde:
- *Befundung* (etwa 15 min):
  - Erhebung einer aktuellen Anamnese
  - intraorale, insbesondere parodontale Befundung (s. Abb. 7.**6** und 7.**11**)
  - Risikoabschätzung.
- Eingehende *Beratung* (etwa 15 min):
  - ggf. Motivation zur Verbesserung der Mundhygiene
  - ggf. Hilfestellung bei der Raucherentwöhnung
  - Besprechung des weiteren Vorgehens.
- *Aktive Maßnahmen* (etwa 30 min):
  - supragingivales Scaling
  - subgingivales Scaling nur bei Sondiertiefen >3 mm *und* Bluten nach Sondieren **Merke**: Subgingivales Scaling in flachen Taschen führt zu Attachmentverlust; häufiger Substanzabtrag kann Überempfindlichkeit zur Folge haben
  - insbesondere offene Furkationen ggf. nach lokaler Anästhesie sorgfältig mit hand-, ultraschall- oder druckluftbetriebenen Instrumenten reinigen
  - Politur mit Polierpaste; Lokalfluoridierung mit hochdosiertem Fluoridgel.

➤ Evtl. notwendige parodontalchirurgische Maßnahmen, z. B. bei mehr als 4 über 4 mm tiefen Taschen, sollten in einer unabhängigen Sitzung vorgenommen werden.

➤ Recall in Relation zum individuellen Risiko:
- Bei *hohem Risiko* im Abstand von 2 – 3 Monaten:
  - kombinierte allgemeine und verhaltensbedingte Risiken
  - aufwendige parodontalprothetische Versorgungen

- ständige Abgrenzung zum Parodontitisrezidiv erforderlich
- Anteil der Patienten in parodontologischer Praxis nicht über 10%.

– Bei *mäßigem Risiko* im Abstand von 4–6 Monaten:
  - einzelne gut beherrschbare Risiken
  - in Praxen mit parodontologischem Schwerpunkt etwa 60% der Patienten.

– Bei geringem Risiko reichen jährliche Kontrollen aus.
  Merke: Überbehandlungen und Verunsicherung der Patienten vermeiden.

Systemisch angewendete Antibiotika

- Antimikrobielle Therapien basieren auf dem infektiösen Charakter der meisten entzündlichen Parodontalerkrankungen, deren Ursache eine begrenzte Zahl von Bakterien ist.
- Unterscheidung zwischen:
  - gezielter, d. h. *mikrobiologisch orientierter* Chemotherapie nach Erregernachweis
  - *empirisch orientierter* Chemotherapie.
- Parodontale Infektionen sind keine lebensbedrohlichen Erkrankungen und lassen sich in den meisten Fällen ohne den Einsatz von Antibiotika beherrschen:
  - **Merke**: Bei der chronischen marginalen Parodontitis sollte keine empirisch orientierte Chemotherapie erfolgen.
  - Bei aggressiven und therapieresistenten Fällen ermöglicht eine mikrobiologische Diagnostik (s. S. 99.) den gezielten Einsatz von Antibiotika. Ein verantwortungsvoller Einsatz berücksichtigt:
    - mögliche *Resistenzbildung*
    - *Toxizität* der Antibiotika
    - Gefahr der *Sensibilisierung*.
- Vor *unterstützender* systemischer Antibiotikatherapie muss der dentogingivale Biofilm mechanisch zerstört werden – Scaling und Glättung der Wurzeloberflächen:
  - Die strukturierte Plaque im Bereich der Tasche ist bis zu 0,4 mm dick. Es ist unwahrscheinlich, dass ein Antibiotikum diese Massen auf der Wurzeloberfläche penetriert.
  - Aufgrund der hohen Bakterienzahl in parodontalen Taschen werden Antibiotika im Gingivaexsudat sehr schnell aufgebraucht.
  - Metabolismus und Teilungsrate der Bakterien im Biofilm sind stark eingeschränkt. Minimale Hemmkonzentrationen der Antibiotika liegen daher 100- bis 1000fach über den in planktonischen Kulturen ermittelten Werten.
  - Daher besonders große Gefahr der Entwicklung von Resistenzen.
- *Ziele* der unterstützenden systemischen Antibiotikatherapie:
  - Reduktion oder Elimination spezifischer Parodontalpathogene
  - möglichst keine grundlegende Änderung der physiologischen Flora
  - Vermeidung von Superinfektionen.
- Indikationen:
  - aggressive (Abb. 13.**1**), insbesondere früh beginnende Formen der Parodontitis
  - therapieresistente Fälle chronischer Parodontitis (Abb. 13.**2**)
  - nekrotisierende ulzerative Gingivitis/Parodontitis, insbesondere bei Auftreten von Fieber und/oder Lymphadenitis
  - Parodontalabszess, insbesondere bei Auftreten von Fieber und/oder Lymphadenitis
  - schwere Formen generalisierter Parodontitis bei systemischen Erkrankungen:
    - Dysfunktionen neutrophiler Granulozyten
    - Diabetes mellitus
    - HIV-Infektion mit $< 200/mm^3$ CD4-Zellen
  - Indikationen für eine Antibiotikaprophylaxe s. S. 111.
- Bei chronischer Parodontitis ist zunächst zu prüfen, ob die Infektion nicht durch konventionelle Therapie kontrolliert werden kann; sorgfältige Analyse des relativen Misserfolgs:
  - Ist die Mundhygiene ausreichend?
  - Wurde der Furkationsbefall angemessen behandelt?
  - Raucht der Patient?
  - Liegt eine systemische Erkrankung vor?
- An ein unterstützend zur Parodontalbehandlung einzusetzendes Antibiotikum sind die folgenden Anforderungen zu stellen:

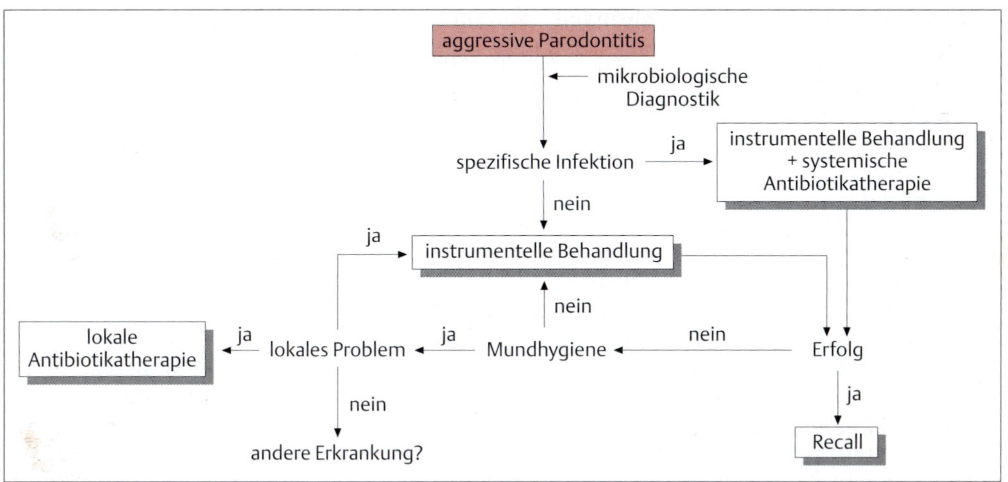

Abb. 13.**1** Entscheidungsdiagramme für eine mögliche, die instrumentelle Behandlung unterstützende systemische oder lokale Antibiotikatherapie bei aggressiver Parodontitis. Beachte die Differenzialdiagnostik anderer Erkrankungen (z. B. maligne Erkrankungen, Langerhans-Histiozytose, Mundschleimhauterkrankungen, mit Korrosionsphänomenen assoziierte entzündliche Veränderungen etc.).

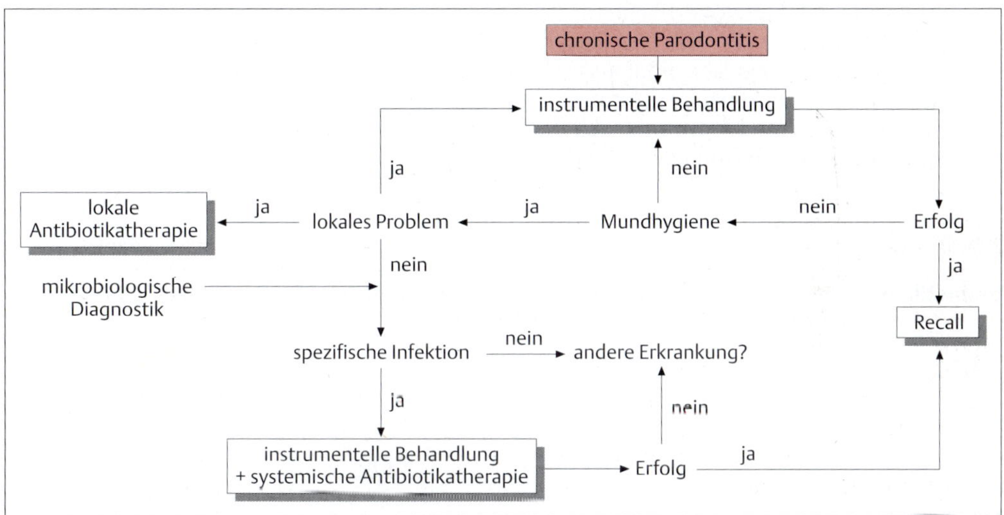

Abb. 13.**2** Entscheidungsdiagramme für eine mögliche unterstützende systemische oder lokale Antibiotikatherapie bei chronischer Parodontitis.

- *Spezifität:* Es sollten möglichst keine Antibiotika verwendet werden, die in der Allgemeinmedizin als Reserveantibiotikum eingesetzt werden.
- *Effektivität:* Mikrobiologische Diagnostik (z. B. Kultur) mit Resistenzbestimmung verbinden. Antibiotika sollten besser bakterizid statt bakteriostatisch wirken.
- *Substantivität:* Am Wirkungsort (in der parodontalen Tasche) muss das geeignete Antibiotikum in ausreichender Konzentration auftreten.
- *Sicherheit:* Geringe Toxizität, kleines Risiko der Sensibilisierung.

- Möglichkeit der *peroralen Anwendung:* Parenteral oder intramuskulär zu verabreichende Antibiotika sind für ambulant behandelte Patienten nicht geeignet.
- *Stabilität.*

➤ Zur unterstützenden Therapie (Tab. 13.**1**) der marginalen Parodontitis können folgende Antibiotika eingesetzt werden. Entsprechende Kontraindikationen sind zu berücksichtigen:

- *Penicilline:*
  - interferieren mit der Zellwandsynthese der Bakterien
  - sind in vitro gegen die meisten Parodontalpathogene wirksam
  - in der Tasche befindet sich allerdings in der Regel ausreichend Betalactamase (Penicillinase), die den Betalactamring der Penicilline spaltet und somit die Wirkung von Penicillin aufhebt; wird u.a. von einigen Parodontalpathogenen produziert
  - **Merke**: Bei Einnahme von Penicillinen, die nicht betalactamasefest sind, kann eine unbehandelte Parodontitis exazerbieren; multiple Parodontalabszesse möglich.
- *Betalactamasefeste Penicilline:*
  - das Breitspektrumpenicillin Amoxicillin wird mit der nicht antimikrobiell wirksamen, den Betalactamring tragenden Clavulansäure kombiniert (Augmentan); Betalactamasegruppen werden irreversibel blockiert.
- *Tetracycline:*
  - bakteriostatische Antibiotika mit breitem Wirkungsspektrum, die mit der Proteinsynthese der Bakterien interferieren
  - hohe Substantivität. Systemisch verabreichtes Tetracyclin bindet im Bereich der Tasche an der Wurzeloberfläche und wird dort auch nach Absetzen freigesetzt
  - führt bei Tetracyclin-HCl und Doxycyclin-HCl zu etwa 2- bis 4-mal höheren Konzentrationen im Gingivaexsudat als im Blut (Abb. 13.**3**). Bei Minocyclin noch höhere Konzentrierung; wird nach systemischer Medikation auch im Speichel nachgewiesen
  - unabhängig von der antimikrobiellen Wirkung der Tetracycline kommt es zur Hemmung der Gewebskollagenase (siehe unten).

Tabelle 13.1 Empfohlene Dosierungen zur unterstützenden systemischen Antibiotikatherapie

Antibiotikum	Dosierung für Erwachsene (70 kg)	Dauer der Medikation
Tetracycline:		
• Tetracyclin-HCl	4 × 250 mg/d	14–21 d
• Doxycyclin-HCl	1 × 200 mg/d, danach 1 × 100 mg/d	1 d, 13–20 d
• Minocyclin-HCl	1 × 200 mg/d	14–21 d
Metronidazol	3× 400 mg/d	7–10 d
Amoxicillin plus Clavulansäure (Augmentan)	3 × 500 mg/d	7–10 d
Ciprofloxacin	2 × 500 mg/d	7–10 d
Clindamycin	4 × 300 mg/d	7 d
Azithromycin	2 ×250 mg/d	3 d
Kombinationen:		
• Metronidazol plus	3 × 400 mg/d	7–10 d
• Amoxicillin	3 × 500 mg/d	
• Metronidazol plus	2 × 500 mg/d	7–10 d
• Ciprofloxacin	2 × 500 mg/d	

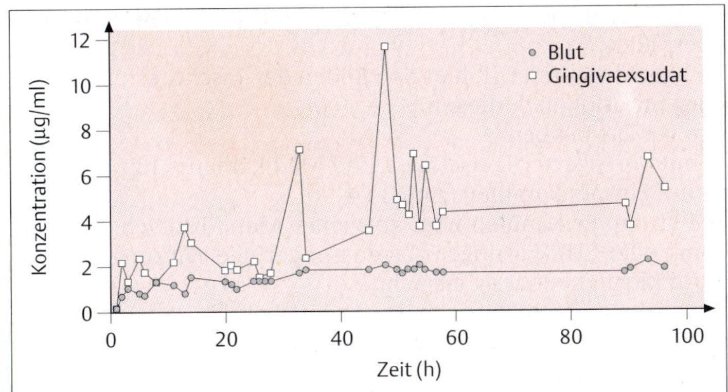

Abb. 13.**3** Verglichen mit erreichbaren Blutspiegeln werden im Gingivaexsudat etwa 2- bis 4-mal höhere Konzentrationen von Tetracyclin-HCl beobachtet. Dosierung: alle 6 h 250 mg (nach Gordon et al. 1981).

- *Nitroimidazolderivate* (Metronidazol, Ornidazol):
  - interferieren mit der Nucleinsäuresynthese der Bakterien; genauer Mechanismus unbekannt
  - kleines Wirkungsspektrum gegen Protozoen (z. B. Trichomonaden) und obligat anaerobe Bakterien
  - Antibiotikum der Wahl bei nekrotisierender ulzerativer Gingivitis/Parodontitis und therapierefraktären Infektionen mit obligat anaeroben Parodontalpathogenen
  - Mutagenität und Kanzerogenität im Tierversuch. Alkoholunverträglichkeit.
- *Clindamycin:*
  - interferiert mit Proteinsynthese
  - besonders wirksam gegen gramnegative, obligat anaerobe Bakterien
  - zur unterstützenden Behandlung therapierefraktärer Fälle, die nicht mit E. corrodens assoziiert sind (ist resistent)
  - Cave: pseudomembranöse Kolitis nach Superinfektion des Darmtraktes mit Clostridium difficile; kommt nur bei Unverträglichkeit anderer Antibiotika in Frage.
- *Azalide*, neue Generation der Makrolide, v. a. Azithromycin:
  - antimikrobielle Aktivität gegen anaerobe und gramnegative Bakterien
  - erreichen hohe Konzentrationen im Speichel und in der Gingiva.
- *Quinolone*, z. B. Ciprofloxacin, Ofloxacin:
  - Hemmung der DNA-Gyrase
  - Ciprofloxacin weist exzellente Aktivität gegen zahlreiche fakultativ anaerobe, gramnegative Bakterien (z. B. gegen Problemkeim Pseudomonas aeruginosa) auf
  - **Merke**: Quinolone sollten wegen der Gefahr der Resistenzentwicklung nicht routinemäßig in der Zahnmedizin eingesetzt werden.
- *Kombinationen:*
  - Metronidazol und Amoxicillin v. a. bei parodontalen Infektionen mit *A. actinomycetemcomitans*
  - bei Penicillinallergie kann in diesen Fällen ausnahmsweise Ciprofloxacin mit Metronidazol kombiniert werden.

Lokale Anwendung antimikrobiell wirkender Substanzen

➤ Zur Anwendung lokaler Antiseptika in Mundspüllösungen und Zahnpasten s. S. 131.

➤ Die marginale Parodontitis tritt in der Regel lokal auf. Konsequenterweise besteht daher die Möglichkeit, lokal wirksame antimikrobielle Medikamente einzusetzen.

- Um pharmakologisch wirksam zu sein, müssen lokal applizierte antimikrobielle Substanzen die folgenden Kriterien erfüllen:
  - das Medikament muss den gewünschten Ort, hier den Boden der Tasche, erreichen
  - es muss in wirksamen Konzentrationen vorliegen
  - es muss ausreichend lange vor Ort bleiben.
- Taschenspülung, Präparate mit verzögerter Freisetzung und Medikamente mit kontrollierter Freisetzung können zum Einsatz kommen (Abb. 13.**4**):
  - *Taschenspülungen* mithilfe stumpfer Kanülen oder spezieller Mundduschen z.B. mit Iodpräparaten (Betaisodona) oder CHX-Lösungen zeigen nur geringe Wirkung:
    - der Boden der Tasche wird nicht zuverlässig erreicht
    - die Verweildauer der eingesetzten Medikamente ist unzureichend.
  - Präparate mit *verzögerter Freisetzung* des Medikaments können über längere Zeiträume eine bakterizide Wirkung entfalten:
    - 25% Metronidazolbenzoat in einem Gel aus Glycerylmonooleat und Sesamöl (Elyzol). Das Gel wird mit einer stumpfen Kanüle 2-mal im Abstand von 1 Woche appliziert und erhärtet unter dem Einfluss von Gingivaexsudat.
    - 2% Minocyclin-HCl in einer Salbe aus Hydroxyethylcellulose, Aminoalkylmethacrylat, Triacetin und Glycerin (Dentomycin, Periocline).
  - Präparate mit *kontrollierter Freisetzung* des Medikaments:
    - 25% Tetracyclin-HCl in einem nichtresorbierbaren Faden aus Kunststoffpolymer (Actisite), der mit speziellen Stopfern in die Tasche appliziert und nach 7–10 Tagen wieder entfernt wird. Sicherung des Fadens mit Cyanoacrylatkleber und/oder Parodontalverband. Tetracyclinkonzentrationen im Gingivaexsudat liegen für mindestens 1 Woche bei über 1000 μg/ml.
    - Gelatinechip mit 34% CHX (PerioChip). Der biologisch abbaubare Chip ist 5 mm lang, 5 mm breit, etwa 1 mm dick und wird entsprechend der Taschenmorphologie zurechtgeschnitten. Bei einer Liegedauer von 1 Woche werden CHX-Konzentrationen im Gingivaexsudat von etwa 125 μg/ml erreicht.
    - 10% Doxycyclinhyclat in einem biologisch abbaubaren Träger aus Poly-DL-lactid und *N*-Methyl-2-pyrrolidon (Atridox).
- *Kritische Beurteilung* – insbesondere Präparate mit kontrollierter Freisetzung können alternativ zur instrumentellen Bearbeitung der Wurzeloberflächen eingesetzt werden:
  - Während der unterstützenden Nachsorge bei ausgeprägter Dentinhypersensibilität.
  - Bei bereits aufgetretenem Hartsubstanzverlust durch wiederholtes Scaling.
  - **Merke**: Kombinationstherapie (Scaling und Wurzelglättung plus lokal antimikrobiell wirksame Medikamente) hat in den meisten Fällen keinen zusätzlichen Effekt. Mögliche Ausnahme sind tiefe parodontale Taschen, die bisher nicht auf instrumentelle Therapie reagiert haben:

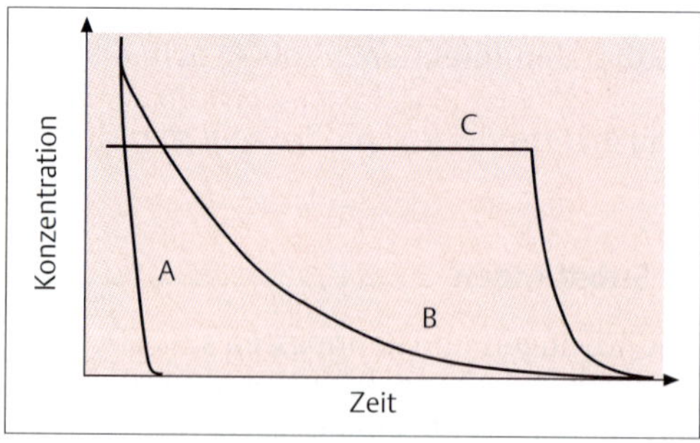

Abb. 13.**4** Clearance eines intrakrevikulär applizierten antimikrobiellen Medikaments.
A Taschenspülung.
B Medikamententräger, der eine verzögerte Freisetzung gewährleistet.
C Kontrollierte Freisetzung des Medikaments (nach Tonetti 1997).

    - offene Furkationen
    - tiefe Knochentaschen.
  - Allerdings: Parodontalpathogene besiedeln in der Regel nicht nur parodontale Taschen, sondern weite Bereiche der Mundhöhle.
  - Insbesondere bei schwer zu eliminierenden, möglicherweise invasiven Bakterien wie A. actinomycetemcomitans ist eine lokale Antibiotikatherapie nicht indiziert.
- *Lokale antimykotische Therapie:*
  - Diagnostik der oralen Candidiasis:
    - weiße, abwischbare Beläge oder diffuse erythematöse Areale
    - Kultur von Abstrichen direkt auf Nickerson-Medium: Beurteilung nach 24 und 48 h bei Zimmertemperatur
    - Zytologie von Abstrichen: Nachweis des Myzels, ggf. Hyphen in Epithelzellen
    - bei chronischer Candidiasis auch Biopsie und Serologie.
  - Verbesserung der Mund- und ggf. der Prothesenhygiene. Dies kann zunächst durch die Verwendung von CHX-Präparaten unterstützt werden.
  - In hartnäckigen Fällen lokale antimykotische Therapie (Lutschtabletten, Spüllösung, Kaugummi, Gel, Salbe, Prothesenlack) mit:
    - Nystatin
    - Amphotericin B
    - Miconazol.
  - Bei immunsupprimierten Patienten ist eine antimykotische Prophylaxe der oralen Candidiasis indiziert. Erfolgt nicht gleichzeitig eine Sanierung des Darmtrakts, ist eine Reinfektion wahrscheinlich.

Inhibitoren der Gewebskollagenase

- Neuer Therapieansatz zur Unterstützung der instrumentellen/mechanischen Parodontalbehandlung. Nutzt die inhibierende Wirkung der Tetracycline auf Matrixmetalloproteinasen v. a. neutrophiler Granulozyten, z. B. bei Acne conglobata:
  - peritherapeutische, länger dauernde systemische Anwendung nicht antibakteriell wirkender Dosen von Tetracyclinderivaten wie Doxycyclinhyclat (Periostat): 2-mal 20 mg/d für bis zu 9 Monate
  - Risiko der Resistenzentwicklung?
- Zurzeit Entwicklung nicht antimikrobiell wirkender Tetracyclinderivate.

Nichtsteroidale Antiphlogistika

- Metaboliten der Arachidonsäure sind eng mit der Entwicklung entzündlicher Veränderungen am Parodont und der Modulierung und Regulation von Entzündungszellen verbunden:
  - NSAID (nichtsteroidale antiinflammatorische Medikamente) interferieren mit dem Cyclooxygenasepfad und somit der Produktion von Prostaglandinen (s. S. 28).
  - Prostaglandininhibitoren üben einen stark hemmenden Einfluss auf destruktive Prozesse während der akuten Entzündung aus.
  - Der Effekt systemisch verabreichter NSAID wie Ibuprofen, Naproxen oder Flurbiprofen auf das posttherapeutische Ergebnis hält sich allerdings in Grenzen.
  - Von einer routinemäßigen Verordnung ist aufgrund häufig auftretender Nebenwirkungen abzuraten:
    - gastrointestinale Beschwerden
    - Ulzera der Magen- und/oder Darmschleimhaut
    - Schädigung des hämatopoetischen Systems.
- Selten auftretende postoperative Beschwerden (Schmerzen, Schwellungen) können unter Beachtung evtl. Kontraindikationen mit Paracetamol oder Ibuprofen kontrolliert werden:
  - Paracetamol: Erwachsenendosis 1 – 4-mal 500 mg/d
  - Ibuprofen: Erwachsenendosis 1 – 4-mal 200 mg/d
  - Cave: erhöhte postoperative Blutungsneigung bei Medikation von Acetylsalicylsäure (Aspirin).

Lokale Glucocorticosteroide

- Ausgeprägte antiinflammatorische und immunsuppressive Wirkung. Hemmung der frühen und späten entzündlichen Reaktionen:
  - Inhibition von Vasodilatation, Ödembildung, Exsudation neutrophiler Granulozyten
  - Unterdrückung der Kapillarproliferation, Fibroblastenproliferation, Kollagenbildung
  - Verhinderung exzessiver Freisetzung lysosomaler Enzyme durch Stabilisierung der Membranen
  - Hemmung der Synthese proinflammatorischer Zytokine und Mediatoren wie IL-1, TNF-α, PGE_2
  - hemmender Einfluss auf die Aktivierung von T-Lymphozyten.
- Kurzfristig lokale Anwendung von z. B. Prednisolon bei bakteriellen, akut entzündlichen, schmerzhaften Prozessen (z. B. Dontisolon P Mundheilpaste, Corti-Dynexan-Gel):
  - nekrotisierende ulzerative Gingivitis/Parodontitis
  - perikoronaler Abszess.
- Mittelfristige lokale Therapie schmerzhafter Formen des oralen Lichen planus:
  - 0,1 % Betamethasonvalerat und 0,5 % Vitamin-A-Säure in geeigneter Haftsalbe
  - in den ersten 3 Wochen 3-mal täglich auftragen, anschließend im Verlauf der nächsten Wochen langsam ausschleichen.

1 Anatomie und Physiologie

Lindhe J, Karring T, Lang NP, eds. Textbook of clinical periodontology and implant dentistry. 3rd ed. Copenhagen: Munksgaard; 1997.

McNeal RL, Somerman MJ. Development and regeneration of the periodontium: parallels and contrasts. Periodontol 2000. 1999; 19: 8 – 20.

Rateitschak KH & EM, Wolf HF: Farbatlanten der Zahnmedizin. Band. I: Parodontologie. 2. Aufl. Stuttgart: Thieme; 1989 (3. Aufl. in Vorb.).

Schroeder HE. Biological problems of regenerative cementogenesis: synthesis and attachment of collagenous matrices on growing and established root surfaces. Int Rev Cytol. 1992; 142: 1 – 59.

Schroeder HE. Orale Strukturbiologie. 4. Aufl. Stuttgart: Thieme; 1992.

Schroeder HE, eds. Biological structure of the normal and diseased periodontium. Periodontol 2000. 1997; 13: 7 – 148.

Ten Cate AR. Oral histology. Development, structure, and function. 4th ed. St. Louis: Mosby; 1994.

2 Orale Mikrobiologie

Carlsson J. Microbiology of plaque-associated periodontal disease. In: Lindhe J, ed. Textbook of clinical periodontology. 2nd ed. Copenhagen: Munksgaard; 1989: 129 – 52.

Haffajee AD, Socransky SS. Microbial etiological agents of destructive periodontal diseases. Periodontol 2000. 1994; 5: 78 – 111.

Lally ET, Kieba, IR, Golub EE, Lear JD, Tanaka JC. Structure/function aspects of *Actinobacillus actinomycetemcomitans* leukotoxin. J Periodontol. 1996; 67: 298 – 308.

Müller HP, Heinecke A, Borneff M, Knopf A, Kiencke C, Pohl S. Microbial ecology of *Actinobacillus actinomycetemcomitans*, *Eikenella corrodens* and *Capnocytophaga* spp. in adult periodontitis. J Periodontal Res. 1997; 32: 530 – 42.

Slots J. *Actinobacillus actinomycetemcomitans* and *Porphyromonas gingivalis* in periodontal disease. Periodontol 2000. 1999; 20: 7 – 362.

Socransky SS. Criteria for the infectious agents in dental caries and periodontal disease. J Clin Periodontol. 1979; 6 (Special Issue): 16 – 21.

Socransky SS, Haffajee AD, Dzink JL, Hillman JD. Associations between microbial species in subgingival plaque samples. Oral Microbiol Immunol. 1988; 23: 1 – 7.

Socransky SS, Haffajee AD, Cugini MA, Smith C, Kent RL Jr. Microbial complexes in subgingival plaque. J Clin Periodontol. 1998; 25: 134 – 44.

Zambon JJ. Periodontal diseases: microbial factors. Ann Periodontol. 1996; 1: 879 – 925.

3 Pathogenese der plaqueinduzierten Parodontalerkrankungen

Darveau RP, Tanner A, Page RC. The microbial challenge in periodontitis. Periodontol 2000. 1997; 14: 12 – 32.

Kinane DF, Lindhe J. Pathogenesis of periodontitis. In: Lindhe J, Karring T, Lang NP, eds. Textbook of clinical periodontology and implant dentistry. 3rd ed. Copenhagen: Munksgaard; 1997: 189 – 225.

Offenbacher S. Periodontal diseases: pathogenesis. Ann Periodontol. 1996; 1: 821 – 78.

Page RC, Kornman KS, eds. The pathogenesis of periodontitis. Periodontol 2000. 1997; 14: 9 – 248.

Page RC, Schroeder HE. Structure and Pathogenesis. In: Schluger S, Yuodelis R, Page RC, Johnson RH, eds. Periodontal diseases. 2nd ed. Philadelphia: Lea & Febinger; 1990: 183 – 220.

Schroeder HE, Listgarten MA. The gingival tissues: the architecture of periodontal protection. Periodontol 2000. 1996; 13: 91 – 120.

4 Epidemiologie der Parodontalerkrankungen

Ainamo J, Barmes D, Beagrie G, Cutress T. Martin J, Sardo-Infiri J. Development of the World Health Organization (WHO) Community Periodontal Index for Treatment Needs (CPITN). Int Dent J. 1982; 32: 281 – 91.

Albandar JM, Brunelle JA, Kingman A. Destructive periodontal disease in adults 30 years of age and older in the Unites States, 1988 – 1994. J Periodontol. 1999; 70: 13 – 29.
Albandar JM, Kingman A. Gingival recession, gingival bleeding, and dental calculus in adults 30 years of age and older in the United States, 1988 – 1994. J Periodontol. 1999; 70: 30 – 43.
Carlos JP, Wolfe MD, Kingman A. The extent and severity index: a simple method for use in epidemiologic studies of periodontal disease. J Clin Periodontol. 1986; 13: 500 – 5.
Lang NP. Commonly used indices to assess oral hygiene and gingival and periodontal health and disases. In: Lang NP, Attström R, Löe H, eds. Proceedings of the European workshop on mechanical plaque control. Berlin: Quintessence; 1998: 50 – 71.
Lange DE. Die Anwendung von Indices zur Diagnose der Parodontopathien. Dtsch Zahnärztl Z. 1978; 33: 108 – 11.
Löe H, Brown LJ. Early onset periodontitis in the United States of America. J Periodontol. 1991; 62: 608 – 16.
Löe H, Anerud A, Boysen H, Morrison E. Natural history of periodontal disease in man. Rapid, moderate and no loss of attachment in Sri Lankan laborers 14 to 46 years of age. J Clin Periodontol. 1986; 13: 431 – 40.
Marshall-Day CD, Stephens RG, Quigley LF, Jr. Periodontal disease: prevalence and incidence. J Periodontol. 1955; 26: 185 – 203.
Massler M, Cohen A, Shour I. Epidemiology of gingivitis in children. J Am Dent Assoc. 1952; 45: 319 – 24.
Micheelis W, Reich E, Hrsg. Dritte Mundgesundheitsstudie (DMS III). Köln: Institut der Deutschen Zahnärzte; 1999.
Okamoto H, Yoneyama T, Lindhe J, Haffajee A, Socransky S.Methods of evaluating periodontal disease data in epidemiological research. J Clin Periodontol. 1988; 15: 430 – 39.
World Health Organization. Oral health surveys: basic methods. 4.th ed. Wien: WHO; 1997.

5 Prävention der Parodontalerkrankungen

Axelsson P, Lindhe J, Nyström B. On the prevention of caries and periodontal disease. Results of a 15-year longitudinal study in adults. J Clin Periodontol. 1991; 18: 182 – 9.
Hujoel PP, Lerous BG, Selipsky H, White BA. Non-surgical periodontal therapy and tooth loss. A cohort study. J Periodontol. 2000; 71: 736 – 42.
Sheiham A. Public health aspects of periodontal diseases in Europe. J Clin Periodontol. 1991; 18: 362 – 9.

6 Klassifikation der Parodontalerkrankungen

American Academy of Periodontology. International workshop for a classification of periodontal diseases and conditions. Ann Periodontol. 1999; 4: 1 – 112.
Rees TD, ed. Disorders affecting the periodontium. Periodontol 2000. 1999; 21: 7 – 209.

7 Diagnostik der Parodontalerkrankungen

Ainamo J, Bay I. Problems and proposals for recording gingivitis and plaque. Int Dent J. 1975; 25: 229 – 35.
Armitage GC. Periodontal diseases: diagnosis. Ann Periodontol. 1996; 1: 37 – 215.
Haffajee AD, Socransky SS. Microbial etiological agents of destructive periodontal diseases. Periodontol 2000. 1994; 5: 78 – 111.
Hamp SE, Nyman S, Lindhe J. Periodontal treatment of multirooted teeth. Results after 5 years. J Clin Periodontol. 1975; 2: 126 – 35.
Kornman KS, Crane A, Wang HY et al. The interleukin-1 genotype as a severity factor in adult periodontal disease. J Clin Periodontol. 1997; 24: 72 – 7.
Miller PD. A classification of marginal tissue recession. Int J Periodontics Restor. Dent. 1985; 5(2): 9 – 13.
Müller HP. Anspruch an die klinische Diagnostik in der Parodontologie. Dtsch Zahnärztl Z. 1999; 54: 149 – 53.
Müller HP, Eger T. Furcation diagnosis. J Clin Periodontol. 1999; 26: 485 – 98.
Müller HP, Eger T. Masticatory mucosa and periodontal phenotype. J Clin Periodontol. 2000; 27: 621 – 6.

Murray PA, French CK. DNA probe detection of periodontal pathogens. In: Myers HM, ed. New biotechnology in oral research. Basel: Karger; 1989: 33–53.

O'Leary TJ, Drake RB, Naylor JE. The plaque control record. J Periodontol. 1972; 43: 38.

Roed-Petersen B, Renstrup G. A topographical classification of the oral mucosa suitable for electronic data processing. Its application to 560 leukoplakias. Acta Odontol Scand. 1969; 27: 681–95.

Slots J. Rapid identification of important periodontal microorganisms by cultivation. Oral Microbiol Immunol. 1986; 1: 48–55.

Tarnow D, Fletcher P. Classification of the vertical component of furcation involvement. J Periodontol. 1984; 55: 283–4.

8 Allgemeinmedizinische Implikationen

American Academy of Periodontology. Position paper. Diabetes and periodontal diseases. J Periodontol. 2000; 71: 664–78.

American Academy of Periodontology. Position paper. Tobacco use and the periodontal patient. J Periodontol. 1999; 70: 1419–27.

Beck JD, Garcia RG, Heiss G, Vokonas P, Offenbacher S. Periodontal disease and cardiovascular disease. J Periodontol. 1996; 67 (Suppl.): 1123–37.

Dajani AS, Taubert KA, Wilson W et al. Prevention of bacterial endocarditis. Recommendations by the American Heart Association. J Am Med Assoc. 1997; 277: 1784–1801.

Grossi SG, Genco RJ. Periodontal disease and diabetes mellitus: a two-way relationship. Ann Periodontol. 1998; 3: 51–61.

Hujoel PP, Drangsholt M, Spiekerman C, DeRouen TA. Periodontal disease and coronary heart disease risk. J Am Med Assoc. 2000; 284: 1406–10.

Müller HP. Rauchen oder parodontale Gesundheit. Gesundheitswesen. 2000; 62: 400–8.

Pallasch TJ, Slots J. Antibiotic prophylaxis and the medically compromised patient. Periodontol 2000. 1996; 10: 107–38.

Rose LF, Genco RJ, Cohen DW, Mealey BL. Periodontal medicine. Hamilton: BC Decker Inc; 2000.

Wu T, Trevisan M, Genco RJ, Dorn JP, Falkner KL, Sempos CT. Periodontal disease and risk of cerebrovascular disease. The First National Health and Nutrition Examination Survey and its follow-up study. Arch Intern Med. 2000; 160: 2749–55.

10 Phase I – kausale Therapie

Badersten A, Nilvéus R, Egelberg J. Effect of nonsurgical periodontal therapy. II. Severely advanced periodontitis. J Clin Periodontol. 1984; 11: 63–76.

Haffajee AD, Cugini MA, Dibart S, Smith C, Kent RL Jr, Socransky SS. The effect of SRP on the clinical and microbiological parameters of periodontal diseases. J Clin Periodontol. 1997; 24: 324–34.

Mongardini C, van Steenberghe D, Dekeyser C, Quirynen M. One stage full- versus partial-mouth disinfection in the treatment of chronic adult or generalized early-onset periodontitis. I. Long-term clinical observations. J Periodontol. 1999; 70: 632–45.

Müller HP, Hartmann J, Flores-de-Jacoby L. Clinical alterations in relation to the morphological composition of the subgingival microflora following scaling and root planing. J Clin Periodontol. 1986; 13: 825–32

Pattison AM. The use of hand instruments in supportive periodontal treatment. Periodontol 2000. 1996; 12: 71–89.

Quirynen M, Mongardini, C. Pauwels M, Bollen CML, van Eldere J, van Steenberghe D. One stage full- versus partial-mouth disinfection in the treatment of chronic adult or generalized early-onset periodontitis. II. Long-term impact on microbial load. J Periodontol. 1999; 70: 646–56.

11 Phase II – korrektive Maßnahmen

Bernimoulin JP, Lüscher B, Mühlemann HR. Coronally repositioned periodontal flap. Clinical evaluation after one year. J Clin Periodontol. 1975; 2: 1–13.

Cochran DL, Wozney JM. Biological mediators for periodontal regeneration. Periodontol 2000. 1999; 19: 40–58.

Cortellini P, Pini Prato G, Toneti M. The modified papilla preservation technique. A new surgical approach for interproximal regenerative procedures. J Periodontol. 1995; 66: 261 – 6.
Cortellini P, Pini Prato G, Tonetti M. Periodontal regeneration of human intrabony defects with bioresorbable membranes. A controlled clinical trial. J Periodontol. 1996; 67: 217 – 23.
Friedman N. Periodontal osseous surgery: osteoplasty and ostectomy. J Periodontol. 1955; 26: 257 – 69.
Friedman N. Mucogingival surgery. The apically repositioned flap. J Periodontol. 1962; 33: 328 – 40.
Grupe J, Warren R. Repair of gingival defects by a sliding flap operation. J Periodontol. 1956; 37: 491 – 5.
Hammarström L. Enamel matrix, cementum development and regeneration. J Clin Periodontol. 1997; 24: 658 – 68.
Käyser AF. Limited treatment goals -- shortened dental arches. Periodontol 2000. 1994; 4: 7 – 14.
Kirkland O. The suppurative periodontal pus pocket; its treatment by the modified flap operation. J Am Dent Assoc. 1931; 18: 1462 – 70.
Langer B, Langer L. Subepithelial connective tissue graft technique for root coverage. J Periodontol. 1985; 56: 715 – 20.
Lynch SE, Genco RJ, Marx RE, eds. Tissue engineering. Applications in maxillofacial surgery and periodontics. Chicago: Quintessence; 1999.
Müller HP, Eger, T. Furkationsbehandlungen. Berlin: Quintessenz; 1998.
Nabers CL. Repositioning the attached gingiva. J Periodontol. 1954; 25: 38 – 9.
Nyman SR, Lang NP. Tooth mobility and the biological rationale for splinting teeth. Periodontol 2000. 1994; 4: 15 – 22.
Nyman S, Lindhe J, Karring T, Rylander H. New attachment following surgical treatment of human periodontal disease. J Clin Periodontol. 1982; 9: 290 – 6.
Raetzke P.B. Covering localized areas of root exposure employing the “envelope” technique. J Periodontol. 1985; 56: 397 – 402.
Ramfjord SP, Nissle RR. The modified Widman flap. J Periodontol. 1974; 45: 601 – 7.
Rosling B, Nyman S, Lindhe J. The effect of systematic plaque control on bone regeneration in infrabony pockets. J Clin Periodontol. 1976; 3: 38 – 53.
Rosling B, Nyman S, Lindhe J, Jern B. The healing potential of the periodontal tissues following different techniques of periodontal surgery in plaque-free dentitions. A 2-year clinical study. J Clin Periodontol. 1976; 3: 233 – 55.
Takei HH, Han TJ, Carranza FA Jr, Kenney EB, Lekovic V. Flap technique for periodontal bone implants. Papilla preservation technique. J Periodontol. 1985; 56: 204 – 10.
Tarnow DP, Semilunar coronally repositioned flap. J Clin Periodontol. 1986; 13: 182 – 5.
Westfelt E, Bragd L, Socransky SS, Haffajee AD, Nyman S, Lindhe J. Improved periodontal conditions following therapy. J Clin Periodontol. 1985; 12: 283 – 93.

12 Phase III – unterstützende Nachsorgetherapie

Lang NP, Tonetti MS. Periodontal diagnosis in treated periodontitis. Why, when and how to use clinical parameters. J Clin Periodontol. 1996; 23: 240 – 50.
Tonetti MS. Cigarette smoking and periodontal diseases: etiology and management of disease. Ann Periodontol. 1998; 3: 88 – 101.
Wilson TG Jr, ed. Supportive periodontal treatment and retreatment in periodontics. Periodontol 2000. 1996; 12: 7 – 140.

13 Medikamentöse Therapie

Gordon JM, Walker CB, Murphy JC, Goodson JM, Socransky SS. Tetracycline levels achievable in gingival crevice fluid and in vitro effect on subgingival organisms. Part I. Concentrations in crevicular fluid after repeated doses. J Periodontol. 1981; 52: 609 – 11.
Mombelli A, van Winkelhoff AJ. The systemic use of antibiotics in periodontal therapy. In: Lang NP, Karring T, Lindhe J, eds. Proceedings of the 2nd European Workshop on Periodontics. Berlin: Quintessence; 1996: 38 – 77.
Salvi GE, Collins JG, Lang NP, Williams RC, Offenbacher S. Non-steroidal anti-inflammatory drugs (NSAIDs). In: Lang NP, Karring T, Lindhe J, ed. Proceedings of the 2nd European Workshop on Periodontics. Berlin: Quintessence; 1996: 174 – 91.

Tonetti MS. The topical use of antibiotics in periodonatl pockets. In: Lang NP, Karring T, Lindhe J, eds. Proceedings of the 2nd European Workshop on Periodontics. Berlin: Quintessence; 1996: 78 – 109.

Van Winkelhoff AJ, Rams TE, Slots J. Systemic antibiotic therapy in periodontics. Periodontol 2000. 1996; 10: 45 – 78.

A

B

C

H

I

J

K

L

M

N

Q

R

S

T

U

V

W

Z